Wir sind
ÜBERDOSIERT

Wir sind ÜBERDOSIERT

Barry I. Gold

Wir sind Überdosiert

Copyright © 2025 von Barry I. Gold. Alle Rechte vorbehalten.

Kein Teil dieser Veröffentlichung darf ohne die vorherige schriftliche Genehmigung des Autors in irgendeiner Form oder mit irgendwelchen Mitteln, einschließlich Fotokopie, Aufzeichnung oder anderen elektronischen oder mechanischen Methoden, reproduziert, verbreitet oder übertragen werden, außer im Fall kurzer Zitate in kritischen Rezensionen und bestimmten anderen nichtkommerziellen Nutzungen, die durch das Urheberrecht zulässig sind.

ISBN 978-1-64133-996-4 (hc)
ISBN 978-1-64133-997-1 (sc)
ISBN 978-1-64133-998-8 (e)

2025.01.22

Dieses Buch ist auf säurefreiem Papier gedruckt.

Der Inhalt dieser Arbeit, einschließlich, aber nicht beschränkt auf die Genauigkeit der dargestellten Ereignisse, Personen und Orte; geäußerte Meinungen; Erlaubnis zur Nutzung zuvor veröffentlichter Materialien enthalten; Alle erteilten Ratschläge oder befürworteten Maßnahmen liegen ausschließlich in der Verantwortung des Autors, der die gesamte Haftung für das Werk übernimmt und den Herausgeber von allen Ansprüchen freistellt, die sich aus der Veröffentlichung des Werks ergeben.

Blue Ink Media Solutions
1111B S Governors Ave
STE 7582 Dover,
DE 19904

www.blueinkmediasolutions.com

Inhaltsverzeichnis

Der Fluch der Sucht: Hören wir auf zu fluchen 1
Pflanzensaft 25
Morphin, Farbstoffe & Aspirin
   Die Geburt der pharmazeutischen Industrie 32
Morphin & Heroin 43
Wie gelangen so viel Heroin und Fentanyl in die USA?
   China und die Opioide 49
Gute Aufnahme 59
Sublimaze, Philly Dope und China White 65
Der große D 76
Europa ruft 85
Alles in deinem Kopf 94
Fühlt sich an wie eine Erkältung 104
Gibt es einen Ausweg? 109
Neue Stimmen, altes Problem 114
Oklahoma ist OK 126
Marketing und Drogenhandel 134
Was kann ich tun? 141
Unsere Zukunft ist voreingenommen 147
Purdue Frederick 156
Soziale Verbindungen 170
Primum Non Nocere 174
Ein Blick nach vorn 188
Ist die Zukunft psychedelisch? 203
Strategische Veränderung in einer Welt nach Covid 212
Wie geht es uns? 220
Ist Opium wirklich so einfach anzubauen? 225
SAMADHI 228
Wer ist verantwortlich? 232
Referenzen 241

Der Fluch der Sucht

Hören wir auf zu fluchen

Meine Schülerin, eine junge blonde Frau, vielleicht dreißig Jahre alt und nicht allzu groß, aber mit traurigen Augen und ohne Lächeln, stellte ihr Tablett auf meinen Tisch, setzte sich mir gegenüber, beugte sich zu mir und fragte: „Warum unterrichten Sie diesen Kurs?" Sie runzelte erwartungsvoll die Stirn, betonte die Frage und wartete auf meine Antwort. „Ihre aufrichtige Neugier zeigte sich darin, dass sie sich ohne Einladung zu mir setzte."

Tatsächlich war mein Mund offen, als ich begann, in mein Sandwich zu beißen. Alles, was ich tun konnte, war zu nicken und „Hallo" zu murmeln, während ich meinen Bissen kaute.

Sie war eine meiner Studentinnen im Wochenendkurs „Pharmakologie von Drogenmissbrauch", den ich am Jersey City State College unterrichtete. Ich nenne sie Sally. Sie nahm einen Schluck aus einer Tasse Suppe, bevor sie weitermachte: „Ich bin seit zwei Jahren clean." Sie nahm noch einen Schluck und wiederholte fast flehend: „Wirklich, warum unterrichten Sie diesen Kurs? Sind Sie auch süchtig?"

Die gesamte Klasse war interessiert und folgte ihrem Beispiel. Sie zogen Stühle von benachbarten Tischen, um sich uns anzuschließen. Bald umringte mich meine gesamte Klasse. Obwohl ich niemanden eingeladen hatte, fühlte ich mich geschmeichelt, weil sie mir in die Cafeteria gefolgt waren und meinen Tisch umringten, was darauf hinwies, dass sie meinen Kurs genossen und neugierig auf mich waren.

Sally starrte mich weiterhin mit diesen traurigen blauen Augen an, als würde sie auf mein Urteil warten. Ich glaube, ihre Augen erinnerten mich an meine eigene Tochter. Ich bin nicht urteilend, also schenkte ich ihr einfach weiterhin meine Aufmerksamkeit, während ich kaute.

„Ja", fragte ein anderer Student, „sind Sie auch süchtig?" Es war klar, dass sie sich über mich wunderten, zum Teil, so erklärten sie abwechselnd, weil so viele Menschen sie in ihrem Leben abgeschrieben hatten. Sie alle waren süchtige Menschen in der Genesung, die zu Drogenberatern ausgebildet wurden und sich alle neu dazu verschrieben hatten, andere davon abzuhalten, diesen Sackgasse-Weg zu betreten, den sie alle kannten—die Suchtstraße. Ihr früheres Leben als Drogenabhängige führte dazu, dass sie Aufmerksamkeit nur von anderen Konsumenten oder der Polizei erwarteten. Vor langer Zeit hatte der Rest der Gesellschaft sie als wertlose Junkies abgeschrieben, und sie trugen diese Ablehnung wie eine stets offene Wunde.

Ich schluckte und antwortete kopfschüttelnd: ‚Nein, ich bin nicht süchtig. Ich unterrichte einfach gerne', erklärte ich mit einem Lächeln und fügte hinzu: „Ich gebe etwas an die Gemeinschaft zurück, weil die Regierung meine postdoktorale Ausbildung finanziert hat. Dieser Kurs hält mich auch in Kontakt mit jungen Leuten, und das genieße ich ebenfalls. Ich unterrichtete an einer medizinischen Fakultät, als ich meine Karriere begann, und ich war gut darin, aber das Unterrichten war der einzige Teil meiner Mitgliedschaft im Lehrkörper, den ich je vermisst habe."

Paradoxerweise war das Unterrichten, wenn ich zurückdenke, auch der kleinste Teil meiner Mitgliedschaft im Lehrkörper der medizinischen Fakultät zu Beginn meiner Karriere. Damals hielt ich vier Stunden pro Jahr Vorlesungen im Pharmakologiekurs des zweiten Jahres. Ich betreute auch zwei Doktoranden, einer von ihnen promovierte während meiner sechs Jahre an der Universität, sodass mein Labor voll war. Mein eintägiger Kurs für angehende Suchtberater dauerte sieben Stunden, was fast meine gesamte Lehrbelastung eines Jahres in einem Tag verdoppelte.

Keiner meiner Medizinstudenten folgte mir je freiwillig zum Mittagessen.

Wir waren in der Cafeteria der heutigen New Jersey City University, wo ich an Wochenenden einen Überblick über die Pharmakologie häufig missbrauchter Drogen für meine angehenden Suchtberater gab. Es war lohnend und faszinierend, diese Menschen zu unterrichten, aber auch anspruchsvoll, da der Kurs mich das ganze Wochenende beschäftigte und zusätzlich zu meinem Beruf in Europa noch 2-stündige Pendelzeiten an Freitagen und Sonntagen erforderte. Diese Zeitplanung verlängerte meine Arbeitswoche auf sieben Tage, und ich verbrachte zwei Wochen pro Monat in Europa, weil ich auch dort Verantwortung hatte. Das bedeutete, dass ich den ganzen Tag arbeitete, nachdem ich die ganze Nacht geflogen war. Ich war damals jünger.

Mein Lebensunterhalt kam vom Management von zwei Arzneimittelentwicklungsprogrammen—zentralnervöse Medikamente und Impfstoffe, die wir „Biologicals" nannten—in den USA und Europa in meiner Position bei einem großen Pharmaunternehmen mit Hauptsitz an der „Mainline" von Philadelphia. Ich genoss das Leben an der Mainline und besaß ein 200 Jahre altes Bauernhaus auf drei Morgen Land, das ich mit meinen Eltern und meinem älteren Sohn bewohnte. Ich liebte das Unterrichten, alte Häuser und Großfamilien, also war ich ein überwiegend glücklicher Mann. Meine erste Ehe war einige Jahre vor dem Kauf des Bauernhauses beendet worden, und ich war auch wieder in New Jersey mit einer Frau liiert, sodass ich auch dort einen Ort hatte, wenn ich unterrichtete.

Ich hielt drei Stunden lang Vorlesungen am Morgen in Jersey City und machte dann eine Mittagspause, während der es regelmäßig vorkam, dass alle meine Studierenden sich zu mir gesellten, während ich aß. Meine erste Scheidung lag damals fünf Jahre zurück, und ich genoss den Kontakt zu jüngeren Menschen, auch weil ich durch diese Scheidung einige Jahre lang meine eigenen Kinder seltener sah. Mein Sohn zog zu mir, aber ich lebte immer noch 160 Kilometer entfernt von meiner Tochter. Ex-Ehefrau Joan lebte mit ihr in New Jersey, während ich mit unserem Sohn und meinen Eltern in meinem Bauernhaus in Pennsylvania lebte.

Mich beeindruckte immer, dass meine angehenden Suchtberater ein intellektuelles Interesse an dem hatten, was ich lehrte, das größer war als das Interesse, das meine Medizinstudenten zu Beginn meiner Karriere zeigten, als ich noch an der medizinischen Fakultät in Bethesda, MD, tätig war. Die Medizinstudenten waren überwältigt von ihrer Kursarbeit und der militärischen Ausbildung, während diese angehenden Suchtberater von den Entscheidungen überwältigt waren, die sie zu meinem Kurs brachten; ihr Interesse an meinem Fach war spürbar. Jeder Trainee begann neu als erholter Süchtiger, genoss die Chance, voll bewusst, aber unerschrocken angesichts der Herausforderung, anderen zu helfen und war dabei vollkommen selbstmotiviert.

Ihr induziertes Gefühl von geringem oder fehlendem Selbstwertgefühl, das wahrscheinlich familiäre Entfremdung, Drogenkonsum im Freundeskreis und das Gefühl, fehl am Platz zu sein, einschloss, wurde als Motivator für den Opioidkonsum identifiziert. „Wenn man nichts fühlen kann, kann einen auch nichts stören", war ihr häufiger Klagelied, wenn man sie fragte, warum sie mit Opioiden angefangen hatten.

Sie äußerten, dass sie, wann immer jemand fragte, „Warum nimmst du Drogen?", nie genau sagen konnten, welches Gefühl sie so sehr störte, dass sie es blockieren mussten, und sie es vorzogen, nichts zu fühlen. „Ich war gestresst und konnte mich nicht konzentrieren", war ihr gemeinsamer Faden.

Dr. Gabor Maté fasste in seinem ausgezeichneten Buch *In the Realm of Hungry Ghosts: Close Encounters With Addiction* die Motivation, Opioide zu nehmen, folgendermaßen zusammen: „Viel mehr als eine Suche nach Vergnügen ist der chronische Substanzgebrauch der Versuch des Süchtigen, dem Stress zu entkommen." Noch prägnanter schrieb er: „Es ist ihr Versuch, so glaube ich, dem höllischen Reich überwältigender Angst, Wut und Verzweiflung zu entkommen." Schaut man tief genug, könnten alle Opioidabhängigen eine Geschichte von Isolation, Schmerz oder anderen psychischen Verletzungen beschreiben

Ich fuhr am Sonntagabend erschöpft, begeistert und heiser nach Philadelphia zurück. Meine Kursteilnehmer belegten den Kurs aus unterschiedlichen Gründen. Einige waren da, weil ihnen beigebracht wurde, dass sie, um clean zu bleiben, etwas zurückgeben müssten. Für andere jedoch war der Kurs mehr als nur der nächste Schritt in ihrer eigenen Genesung. Die Suchtberatung war zu ihrer Berufung geworden.

An jenem Tag, als Sally sich zu mir setzte, hatte ich sie gefragt: „Warst du es leid, krank und müde zu sein?" Sie nickte langsam. Diese Frage hatte ich gelernt, als ich mich auf den Kurs vorbereitete. Dann fragte ich sie: „Was hat dich dazu bewegt, damit anzufangen?" Diese Frage bleibt für mich bis heute die interessanteste, wann immer ich mich auf einen Kurs vorbereite, als eingeladener Redner auftrete oder einen erholten Süchtigen interviewe.

Aber was ist Sucht? Ich dachte darüber nach, als ich neulich ein 1,1 kg schweres Glas gesalzener Cashewnüsse kaufte. Innerhalb weniger Tage hatte ich das Glas geleert. Wenn ich eine Tüte Kartoffelchips kaufte, öffnete ich sie meist und begann zu knuspern, bevor ich überhaupt vom Supermarkt nach Hause kam.

Kann man sagen, dass ich nach Cashewnüssen oder Kartoffelchips süchtig bin?

Die einfache Antwort lautet nein. Sie schmecken einfach gut, fühlen sich auf meiner Zunge gut an, und ich mag das Salz und das Knuspern. Sie zu essen, ist wie jede schlechte Angewohnheit… einfach nur eine schlechte Angewohnheit

Wenn das Wiederholen einer Handlung, weil sie sich gut anfühlt, gut schmeckt oder gut klingt, keine Sucht ist, was ist dann Sucht?

Die American Psychiatric Association definiert Sucht als ‚eine Hirnerkrankung, die sich in zwanghaftem Substanzgebrauch zeigt, obwohl schädliche Folgen bekannt sind".

Das National Institute on Drug Abuse (NIDA), ein Teil der US-amerikanischen National Institutes of Health (NIH), bietet eine ähnliche Definition„ als eine chronische, rückfällige Störung, die durch zwanghaftes Suchen und Konsumieren von Drogen trotz nachteiliger Folgen gekennzeichnet ist. Sie gilt als Hirnstörung…" Das ist ein wichtiger Aspekt: Drogenabhängigkeit ist eine Krankheit, kein Verbrechen, das bestraft werden sollte.

Diese Definitionen liefern wichtige Erkenntnisse. Drogenabhängigkeit ist chronisch und zwanghaft. Es gibt schädliche Folgen, und es ist eine Hirnstörung.

Mich mit Kartoffelchips oder gesalzenen Cashewnüssen vollzustopfen hat keine schädlichen Folgen, außer dass ich an Gewicht zunehme, meine Einkaufskosten steigen oder ich durstig werde, daher bin ich von der süchtigen Konsumation befreit. Das Verlangen kann reduziert werden.

Opioidabhängige haben eine gleitende Skala schädlicher Folgen, und früh in ihrer Sucht könnten sie sagen: „Ich muss sie weiter nehmen, weil ich mich sonst miserabel fühle."

Sich miserabel fühlen ist die schädliche Folge, die sie durch wiederholte Einnahme der Droge zu vermeiden versuchen. Obwohl es noch andere schädliche Folgen gibt, enthält dieser theoretische Monolog einen Teil der Definition von Sucht. Es ist Substanzmissbrauch, und die missbrauchten Substanzen sind Drogen. Das Gefühl der Elendigkeit, wenn sie sie nicht nehmen, deutet auch auf ein weiteres Merkmal der Opioidsucht hin: das Absetzen führt zu Entzugserscheinungen. Das ist das miserable Gefühl, das sie zu vermeiden versuchen, der Beginn des Entzugs. Es ist unvermeidlich, und der einzige Weg, den sie kennen, um es zu verhindern, ist, die Droge wieder zu nehmen.

NIDA, das National Institute on Drug Abuse, sagt, der Hauptgrund, warum Menschen Drogen nehmen, sei, sich gut zu fühlen. Benutzer sagen: „Ich genieße es, high zu sein." Andere sagen: „Ich will weniger Stress fühlen." Sie nehmen auch Drogen, weil sie gehört haben, dass eine Droge ihre Leistung verbessern könnte. Schließlich nehmen Menschen Drogen, weil Freunde, Verwandte, Klassenkameraden oder Mitbewohner sagen: „Probier das, es ist großartig." Ich habe bereits Matés Kommentar erwähnt: „… um dem höllischen Reich überwältigender Angst, Wut und Verzweiflung zu entkommen."

Das Hauptproblem ist, dass der chronische Gebrauch vieler Drogen in Abhängigkeit resultiert. Diese Drogen, die bei chronischem Gebrauch eine Sucht erzeugen, sind bekannt und umfassen die Opiate Morphin und Codein, Heroin sowie die Drogen Nikotin, Amphetamine, Alkohol und einige Inhalationsmittel, Kokain, Beruhigungsmittel, Hypnotika und Tranquilizer. Die Liste ist lang, aber überschaubar, und synthetische Opioide verdienen einen Platz ganz oben auf der Liste neben den natürlichen Opiaten Morphin und Codein. Der Punkt ist, dass die Drogen den Benutzer in ihren Bann ziehen. Die Sucht schleicht sich an sie heran.

In den USA sind Opioide „eingestuft", was bedeutet, dass sie entsprechend ihres Risikos bewertet und einer Liste von Kategorien zugeordnet wurden, die von der Drug Enforcement Administration (DEA) entwickelt wurde. Ganz oben auf der Liste stehen die sogenannten Schedule-1-Drogen, die keine aktuelle medizinische Verwendung haben—sie können rechtlich von niemandem verschrieben werden—und ein hohes Missbrauchspotenzial haben. Heroin ist eine Schedule-1-Droge, zusammen mit LSD, Ecstasy und Marihuana, das seit 1937 auf Bundesebene verboten ist. Viele Staaten, einschließlich New Jersey, meinem eigenen Staat, haben begonnen, Marihuana für den Gebrauch innerhalb des Bundesstaates zu legalisieren, einschließlich des Freizeitkonsums. Es gibt noch weitere Drogen, und alle Schedule-1-Drogen passen zur Beschreibung eines hohen Missbrauchspotenzials und keiner medizinischen Verwendung. Sie sind alle häufig in den Nachrichten. Die Überraschung mag sein, dass Alkohol nicht auf derselben Liste wie Heroin und Kokain steht, obwohl Schätzungen zufolge 14,4 Millionen Amerikaner an einer Alkoholgebrauchsstörung leiden. Alkohol ist in den USA nicht eingestuft, aufgrund des 21. Verfassungszusatzes, der 1933 ratifiziert wurde. Er gab die Kontrolle über Alkohol an die Staaten und hob den Änderungsantrag auf, der die Prohibition geschaffen und unterstützt hatte. Es wird geschätzt, dass 60 % der erwachsenen amerikanischen Männer einmal im Monat stark trinken oder Binge-Drinking betreiben. Ich habe keine Statistiken für weibliche Trinker.

Schedule-2-Drogen sind die nächste Gruppe auf der Liste. Ihre Einträge sind zum Nachdenken anregend, da die Drogen nicht nur eine anerkannte medizinische Verwendung haben, das heißt, sie können von einem Arzt verschrieben werden, sie haben auch ein hohes Missbrauchspotenzial. Die Liste liest sich wie die Schlagzeile eines Drogendeals, da sie Morphin, Fentanyl, OxyContin, Demerol und Dilaudid, unter anderem, aufführt. Jede dieser Drogen hat einen medizinischen Zweck, doch jede wird auch auf dem Schwarzmarkt gehandelt, weil Menschen sie routinemäßig missbrauchen. Eine der Theorien des OxyContin-Missbrauchs war beispielsweise, dass sein weit verbreiteter Missbrauch teilweise durch die Marketingbemühungen des Herstellers, Purdue Pharma, befeuert wurde, Ärzte mit Vorträgen und hohen Vergütungen zu umwerben sowie durch bezahlte Teilnahme an Schmerzmanagementseminaren. Ihnen wird vorgeworfen, seine Popularität mit diesen und anderen Taktiken auszunutzen, und Purdue Pharma war wöchentlich, wenn nicht täglich, in den Nachrichten, bevor die Coronavirus-Pandemie die Schlagzeilen beherrschte.

Purdue Pharma wird in einem späteren Kapitel eingehender behandelt.

Schedule-3-Drogen haben ebenfalls eine medizinische Verwendung und eine geringere Tendenz zum Missbrauch auf dem Markt. Tylenol mit Codein steht auf dieser Liste.

Schedule-4- und -5-Drogen haben kaum eine Tendenz, auf dem Markt missbraucht zu werden.

Sally saß still, während sie ihr Mittagessen beendete. Sie sah mich an, blickte dann aber zu den anderen Studenten, die um uns herum saßen, bevor sie ihre eigene Geschichte begann: „Wir fingen im College an, zu feiern. Ich nahm OxyContin, und ziemlich bald bekam die Droge mich in ihren Bann." Sie sah mich weiterhin direkt an, und es war unheimlich, denn obwohl andere Studenten ähnliche Geschichten hatten, unterbrach sie niemand. Ich erfuhr nie, wofür Sally im College ausgebildet wurde oder was sie beruflich machte. Die anderen Studenten hörten aufmerksam zu und nickten zustimmend, als wären ihre eigenen Geschichten wie ihre. Ich bedaure, dass ich den Kontakt zu meinen Studenten nicht gehalten habe, weil mein Leben mir in die Quere kam, bevor ich in den Ruhestand ging und anfing zu schreiben.

„Die Droge bekam mich in ihren Bann" ist gleichbedeutend mit „Ich wurde süchtig nach der Droge".

„Wie kann ich meinen Bruder davon abhalten, das zu tun, was ich getan habe?", fragte schließlich jemand anders. Es war die Frage eines Beraters, der versuchte, einen geliebten Menschen davon abzuhalten, die Sackgasse der Suchtstraße zu betreten. Einen geliebten Menschen davon abzuhalten, die Suchtstraße zu betreten, ist ein beliebtes Thema für alle Eltern, Geschwister, Ehepartner und Partner. Sally schaute auf ihr Essen hinunter und nahm ihre Gabel wieder auf, dankbar oder erleichtert über die Unterbrechung.

Das war vor mehr als zwanzig Jahren. Heute sind Drogenmissbrauch und Todesfälle durch Drogen noch bedrohlicher, weil der Opioidkonsum so weit angestiegen ist, dass im Jahr 2020 bis zu siebzigtausend Amerikaner daran gestorben sind, die Zahl der Todesfälle jedes Jahr in Zehntausender-Schritten liegt und jährlich steigt. Im Jahr 2021 erreichten die Todesfälle durch Überdosierungen 100.000, und im Jahr 2022 waren es 108.000 in den USA. Die gesamte Coronavirus-Pandemie hatte einen festen Anfang und das Ende könnte in Sicht sein. Nicht so bei der Opioidabhängigkeit. Tatsächlich werde ich später darauf eingehen, wie die Opioidabhängigkeit während der Coronavirus-Epidemie weiter zugenommen hat.

Bis jetzt habe ich jedoch um die Sucht herumgeredet, ohne sie direkt anzugehen. Worin unterscheidet sie sich davon, dass ich eine ganze Tüte Kartoffelchips esse, nur weil ich sie geöffnet habe? Wann wird eine schlechte Angewohnheit zur Sucht, oder wird sie das überhaupt?

Das große Merkmal der Sucht ist, dass die Patienten per Definition körperlich von einer Droge abhängig sind. Sie können ohne sie nicht funktionieren. Es wird auch als chemische oder Drogenabhängigkeit bezeichnet, oder formeller als Substanzgebrauchsstörung (SUD). Es unterscheidet sich vom Essen von Kartoffelchips aufgrund dieser körperlichen Abhängigkeit. Das Essen von Kartoffelchips ist eine Gewohnheit, obwohl ich nicht beleidigt wäre, wenn man es meine Obsession nennt. Ich mag auch Brezeln, aber wenn man mir meine Kartoffelchips oder Brezeln wegnimmt, hätte ich keine körperliche Entzugsreaktion. Ich könnte etwas trinken, Kaugummi kauen und mich wiegen, denn das Essen von Kartoffelchips führt, wie gesagt, einfach zu Durst und Gewichtszunahme. Der Missbrauch von Opioiden mündet häufig in eine Abhängigkeit, und wenn das Opioid abgesetzt wird, führt dies zu Entzugserscheinungen, die Genesende als elend oder krank bezeichnen. Sobald Opioidkonsumenten beginnen, auf die Uhr zu schauen und sich ängstlich auf ihre nächste Dosis zu freuen, hat die Sucht begonnen, sich festzusetzen.

„Nahezu 44.000 Amerikaner pro Jahr—120 pro Tag—sterben jetzt an Drogenüberdosierungen", berichtete die New York Times in einem Artikel aus dem Jahr 2015 mit dem Titel *Heroin, Survivor of War on Drugs, Returns With New Face*. Der Artikel setzte diese Todesrate auch in Perspektive. In den USA gab es in jenem Jahr mehr Todesfälle durch Opioidüberdosierungen als durch Schusswaffen oder sogar Verkehrsunfälle. Denken Sie darüber nach, denn als ich anfing, dieses frühe Kapitel zu schreiben, gewann eine Präsidentschaftswahl an Fahrt und der amtierende Kandidat trat mit einer Anti-Einwanderungsplattform an, und die Coronavirus-Pandemie begann gerade erst. Das Thema begann an Fahrt aufzunehmen, dass die USA Sturmgewehre verbieten sollten, obwohl uns Statistiken sagen, dass mit mehr Menschen, die an Opioidüberdosierungen sterben als an Schusswaffen, es besser wäre, mit einer Anti-Opioid-Plattform zu kandidieren. Vielleicht sollte ich auf dieser Plattform kandidieren. Die Debatte über Sturmgewehre tobt immer noch, verschärft durch Massenerschießungen, während die Todesfälle durch Opioidüberdosierungen weiter steigen.

Sowohl die menschlichen als auch die finanziellen Kosten der Sucht sind sehr hoch. Um zu sehen, wie tief dieses Problem in die Gesellschaft eingedrungen ist, müssen wir uns nur ein paar weitere Statistiken ansehen. Was folgt, ist ein Zitat aus einem Bericht der Substance Abuse and Mental Health Administration (SAMHSA).

„Im Jahr 2011 schätzt DAWN (Drug Abuse Warning Network), dass etwa 2,5 Millionen Notaufnahmen (ED) durch medizinische Notfälle aufgrund von Drogenmissbrauch oder -missbrauch entstanden sind, was 790 ED-Besuchen pro 100.000 Einwohner entspricht. Für Personen unter 20 Jahren liegt die Rate bei 500 Besuchen; für Personen ab 21 Jahren liegt die Rate bei 903 Besuchen."

Das sind viele Notfälle nur durch Opioide, 2,5 Millionen in einem Jahr. Bereits vor mehr als einem Jahrzehnt war die Häufigkeit der Aufnahme wegen Opioiden bis zu siebenmal höher als bei gebrochenen Knöcheln.

Die Bedrohung der öffentlichen Gesundheit durch Opiate und Opioide ist kompliziert, da der Missbrauch verschreibungspflichtiger Opioidmedikamente genauso häufig ist wie der Missbrauch illegaler Drogen. Die US-amerikanischen Centers for Disease Control schätzen auf ihrer Website, dass „jeden Tag 44 Menschen an einer Überdosierung von verschreibungspflichtigen Opioiden sterben".

Am 18. Dezember 2015 berichtete Gina Kolata ebenfalls in der NY Times, dass „im Jahr 2014 doppelt so viele Amerikaner an Drogenüberdosierungen starben wie im Jahr 2000". Die Todesfälle durch Drogenüberdosierungen haben sich in vierzehn Jahren verdoppelt. Ugh!

Und es wächst weiter. In jüngerer Zeit wurde berichtet, dass die Todesfälle durch Opioidüberdosierungen in den USA mehr als 100.000 pro Jahr erreicht haben.

Es bestätigt, was ich bereits geschrieben habe: Drogenmissbrauch, der zur Sucht führt, ist weit verbreitet, gefährlich und teuer und verdient mehr unserer Aufmerksamkeit. Einige von uns zucken mit den Schultern und sagen: „Ich bin nicht überrascht", und der Rest von uns schüttelt den Kopf und sagt: „Wie schrecklich." Einige Menschen sehen immer noch grimmig aus und sagen: „Sie müssen ins Gefängnis", eine Position, gegen die ich bin, weil Drogenabhängigkeit ein medizinisches Problem ist und nicht in erster Linie ein rechtliches.

Wir sind uns jedoch alle einig, dass es ein großes Drogenmissbrauchsproblem gibt, das viele Ressourcen verbraucht, sowohl finanziell als auch medizinisch, ganz zu schweigen von einem massiven Verlust an Menschenleben. Es ist ein großes Problem der öffentlichen Gesundheit und eine Tragödie.

Obwohl ich die Opioidabhängigkeit als medizinisches Problem betrachte, unterscheidet sich die Drogenabhängigkeit auch in anderer Hinsicht von anderen Krankheiten. Einer dieser Unterschiede ist ein Merkmal namens Toleranz. Ich beschreibe Toleranz als einen Drang, der Menschen, die Opioide und andere abhängigkeitserzeugende Drogen einnehmen, dazu zwingt, ihre Dosen jedes Mal zu erhöhen, wenn sie die Droge einnehmen, weil die Droge bei wiederholtem Gebrauch an Wirksamkeit zu verlieren scheint. Das nennt man Toleranz, und ich kann kein Zeitlimit dafür setzen, aber einige Benutzer beklagen sich, dass sie sich nach einer Woche mit ein oder zwei Tabletten täglich plötzlich dabei ertappen, wie sie auf die Uhr schauen, während sie auf ihre nächste Dosis warten. Die Toleranz ist so ausgeprägt, dass sie als zentrales Merkmal der Drogenabhängigkeit gilt. Wenn der Patient seine Dosis erhöhen muss, um denselben Effekt wie bei der letzten Dosis zu erzielen, entwickelt der Patient eine Abhängigkeit von dieser Droge.

Schließlich gibt es noch andere Merkmale des Opioidmissbrauchs, und das erste ist eines, das alle Benutzer kennen, aber vermeiden, nämlich dass die Einnahme von Opioiden und anderen Drogen ihnen in irgendeiner Weise schaden wird. Es besteht die Gefahr, dass die Benutzer eine Überdosierung erleiden, dass ihre bevorzugte Droge mit einer anderen

Droge wie Fentanyl oder dessen Derivaten kontaminiert ist. Dessen Vorhandensein in Heroin und anderen Drogen ist mittlerweile üblich geworden, oder dass sie all ihre Ressourcen aufbrauchen, um ihre Droge des Missbrauchs zu kaufen, und um mehr zu kaufen, stimmen sie zu, die Droge zu verkaufen, bis sie als Drogendealer verhaftet werden. Die Motivation der Benutzer, weiterhin Opioide zu nehmen, ist stärker als ihr Urteilsvermögen, sie zu vermeiden, und das ist eine ihrer wohlbekannten und unvermeidlichen negativen Folgen.

Die 1960er Jahre waren eine Zeit des Experimentierens mit Drogen, und in einem „Was war zuerst da"-Paradoxon schauen wir zurück und sagen: „Drogen verursachten enorme soziale Veränderungen", während andere die Ursache und Wirkung umkehren und sagen: „Drogen begleiteten enorme soziale Veränderungen". Ich gewinne den Boomer-Preis, weil ich es aus erster Hand miterlebt habe, da ich in diesem Jahrzehnt sowohl die Highschool als auch das College durchlief und dieselben sozialen Erfahrungen machte wie der Rest meiner Generation. Ich sah den Film *Help!* mit den Beatles und hörte Sonny und Chers Version von Dylans „Like a Rolling Stone". Mein weißer Bart und mein salz- und pfefferfarbenes Haar verraten mein Alter.

Die Mitte dieses Jahrzehnts veränderte auch dramatisch, wie wir Opioidabhängigkeit betrachteten und behandelten. Damals wurden Süchtige erstmals mit Methadon behandelt, und der bekannte Ausdruck „Methadon-Erhaltungstherapie" trat in unseren Wortschatz ein.

Die Ausgabe vom 23. August 1965 des JAMA (Journal of the American Medical Association) veröffentlichte einen Artikel von zwei Forschern, dem Biochemiker Vincent Dole und der Psychiaterin Marie Nyswander, die an dem arbeiten, was heute Rockefeller University in New York City genannt wird. Sie stellten Amerika ihre paradoxe Behandlung der Heroinabhängigkeit vor, die sie Methadon-Erhaltungstherapie nannten. Sie würde kontrovers werden. Sie ist paradox, weil Methadon eine Opioiddroge ist, die zur Behandlung der Opioidabhängigkeit verwendet wird.

Ihr Artikel trug den Titel „Medical Treatment of Heroin Addiction" und in der Zusammenfassung dieses Artikels schrieben sie: „Mit diesem Medikament und einem umfassenden Rehabilitationsprogramm haben die Patienten eine deutliche Verbesserung gezeigt; sie sind wieder zur Schule gegangen, haben Jobs bekommen und sich mit ihren Familien versöhnt."

Aus unserer Perspektive mehr als ein halbes Jahrhundert später ist es schwierig zu erkennen, welch eine Umkehrung unserer Wertsysteme ihr medizinischer Bericht darstellte. Nach dem bestehenden US-amerikanischen Gesetz basierte die Behandlung von Drogenabhängigen bis zu ihrem JAMA-Artikel auf dem Harrison Narcotics Tax Act von 1914, der die Opioidabhängigkeit ausdrücklich als Verbrechen festlegte, zusammen mit der Verwendung von Opioiden allein zu Erhaltungszwecken, was bedeutete, dass vor Methadon jede Droge, die ausschließlich zur Vermeidung von Entzugserscheinungen verabreicht wurde, verboten war. Dole und Nyswander änderten alles. Beachten Sie bitte, dass sie in der Zusammenfassung ihres Artikels, den ich oben zitiert habe, damit begannen, ihre Studienteilnehmer als Patienten und nicht als Süchtige zu bezeichnen. Es war der Beginn der Behandlung der Opioidabhängigkeit als medizinische Erkrankung und nicht der Behandlung von Opioidkonsumenten als Kriminelle.

In dem halben Jahrhundert, das seit ihrem Bericht vergangen ist, hat sich Methadon als eine der Standardbehandlungen für Heroinabhängige in den USA etabliert. Aber wir müssen es etwas tiefer betrachten, um es zu verstehen.

Als Teil von Doles Forschung belebte er Methadon aus der Geschichte wieder. Es war eine deutsche Erfindung, die während des Zweiten Weltkriegs synthetisiert und vom Nazi-Regime Jahrzehnte zuvor als Schmerzmittel eingeführt wurde. Es war speziell ein Opioid, das entwickelt und synthetisiert wurde, um Morphin zu ersetzen, weil Deutschland im Rahmen seiner Kriegsstrategie versuchte oder gezwungen war, sich von internationalem Handel unabhängig zu machen. Methadon war ein deutsches Produkt, hergestellt von E. Merck, ursprünglich ein deutsches Unternehmen, obwohl ich später noch darüber sprechen werde, das ursprüngliche Mutterunternehmen des US-Unternehmens Merck. Auch über die lange und faszinierende Geschichte von Morphin werde ich in einem späteren Kapitel sprechen.

Vielleicht sagte Dole zwanzig Jahre nach dem Zweiten Weltkrieg: „Schauen wir uns Methadon als Behandlung der Heroinabhängigkeit an.

Ich bin sicher, dass mindestens einer seiner Doktoranden antwortete: „Was ist Methadon?"

Es begann als Produkt des I.G. Farben-Konzerns, selbst ein Zusammenschluss von Farbstoffherstellern, der am Ende des Ersten Weltkriegs gegründet wurde. Selbst der Name Farben ist ein Wortspiel mit dem deutschen Wort „Farbstoff", was Farbstoff bedeutet. Einige der bekannteren deutschen Unternehmen amalgamierten zu Farben, darunter mein ehemaliger Arbeitgeber BASF sowie Bayer, AGFA und Sanofi. Während des Zweiten Weltkriegs wurde I.G. Farben einer der größten Auftragnehmer des Nazi-Regimes und ist am bekanntesten, sozusagen, für die Einführung von Zyklon B, dem Mittel zur Massenvernichtung in den Konzentrationslagern. In einer der häufigen Ironien der Geschichte wurde Zyklon B ursprünglich von einem jüdischen Chemiker namens Fritz Haber als Pestizid synthetisiert.

Nach dem Zweiten Weltkrieg wurden die Vermögenswerte und das geistige Eigentum von I.G. Farben von den alliierten Mächten beschlagnahmt, und Methadon wurde von der US-amerikanischen Pharmafirma Eli Lilly übernommen. Sie nannten es Dolophine. I.G. Farben wurde aufgelöst und von der deutschen Regierung aufgeteilt. Ich arbeitete für eine Tochtergesellschaft von BASF.

Das Paradoxon, das Dole schuf, war sein Vorschlag, Methadon als Behandlung für Morphinabhängigkeit zu verwenden. Was zog ihn dazu an, es zu untersuchen und gegen den Wind zu segeln? Seine neuartige Idee war, Sucht als medizinisches Problem zu behandeln, als Krankheit, nicht als Verbrechen, moralische Aussage oder rechtlichen Verstoß. Es war das erste Mal, dass jemand diese Interpretation vorschlug. Dr. Dole tat sich mit Dr. Marie Nyswander zusammen, die in seinem Labor arbeitete, und ihre Partnerschaft wurde berühmt. Sie war wissenschaftlich erfolgreich durch die Verwendung von Methadon zur Behandlung von Opioidabhängigkeit und romantisch, weil sie auch verheiratet waren. Leider starb Dr. Nyswander 1986, und Dole überlebte sie um zwanzig Jahre.

Die Methadon-Erhaltungstherapie stoppt den Drogenkonsum der Süchtigen nicht; sie ersetzt einfach eine gemessene Dosis eines verschreibungspflichtigen Opioids durch eine Straßendroge. Das Methadon „erhält" die Patienten während ihrer Krankheit, indem es drogensuchendes Verhalten verhindert und den Entzug blockiert. Methadon hat den zusätzlichen Vorteil, dass es das drogensuchende Verhalten eliminiert, weil die Methadon-erhaltenen Süchtigen wissen, dass sie nicht „krank" werden, obwohl sie ihre „regulären" Straßendrogen nicht nehmen. „Krank werden" ist ein weiterer Ausdruck aus dem Straßenjargon, wie sich elend fühlen, für den Beginn des Entzugs.

Auf den ersten Blick scheint das keinen Sinn zu ergeben, aber wir sind gezwungen, die Argumentation und die Ergebnisse zu betrachten. Doles Argumentation begann mit seinem festen Glauben, dass Sucht ein medizinisches Problem sei, kein Verbrechen, und medizinisch behandelt werden sollte. Infolgedessen entfernte seine Idee nicht nur Süchtige aus dem illegalen Heroinhandel, sondern brachte sie auch in die Kliniken. Für sich genommen schuf es keine Ex-Süchtigen, aber es erfüllte Doles Vision, ihren Status von Kriminellen zu Patienten zu ändern. Ich habe bereits gesagt, dass es sie so aufrechterhielt. Bis das Programm etabliert wurde, wurden Heroinsüchtige von der Öffentlichkeit und den Medien als Menschen von niedrigem Charakter behandelt, moralisch ungeeignet und auf dem Weg ins Gefängnis, weil Drogenabhängigkeit nach dem Gesetz ein Verbrechen war. Methadon änderte den Status von Opioidabhängigen von Kriminellen zu medizinischen Patienten, die wegen einer Krankheit behandelt wurden. Es führte zu soziologischen Veränderungen.

Die Sucht unterstützte auch rassistische Vorurteile, denn in den 60er und 70er Jahren wurde Sucht hauptsächlich bei finanziell benachteiligten Menschen und in schwarzen Ghettos gesehen. Soziologisch gesehen war es, bevor sich die Drogenabhängigkeit auf die privilegierteren Klassen ausbreitete.

Es funktionierte einfach. Methadon ist doppelt so stark wie Heroin; daher reicht die halbe Dosis im Vergleich zu Heroin aus, um das durch Opioide verursachte Bedürfnis unseres Körpers zu befriedigen, den Entzug zu vermeiden. Der Wirkungseintritt ist langsam, sodass es keinen „Rausch" oder Kick gibt, im Gegensatz zu Heroin, das schnell wirkt und einen „Kick", auch bekannt als Buzz, und etwa drei Stunden Wirkung erzeugt. Die Wirkung von Methadon hält volle 24 Stunden an. Das blockiert jeden Rausch von Heroin in üblicher Dosis, sodass Methadon nicht nur den Entzug blockiert, sondern auch verhindert, dass Süchtige über ihre nächste Dosis nachdenken.

Ebenso würde die Verwendung von Heroin selbst in einem ähnlichen medizinischen Umfeld nicht so gut funktionieren wie Methadon. Die pharmakologischen Vorteile von Methadons höherer Potenz, längerer Dauer und fehlendem Buzz oder High geben Methadon immer noch den Vorteil.

Das Programm war eine brillante Idee, hatte jedoch einen kontroversen Nachteil. Methadon ist selbst zu einer Straßendroge geworden und ist aus denselben Gründen, die es zur Behandlung der Sucht nützlich machen, viel giftiger als Heroin, da es einen ganzen Tag lang wirkt und doppelt so stark ist wie Heroin. Infolgedessen landen viele Methadon-Missbraucher wegen Methadon im Krankenhaus und nicht wegen Heroin. Es hat sogar bekannte Straßennamen wie Dollies, Jungle Juice, Wafer oder mein Favorit, Chocolate Chip Cookies, ein Name, der sich von Kliniken ableitet, die Methadon auf Kekse streuen.

Ich kann nicht über die Erfolge meiner Suchtberater in Ausbildung berichten, weil meine Arbeit mich ein Jahrzehnt lang dominierte. Ich musste meinen Job in Pennsylvania aufgeben, als mein Unternehmen begann, Verhandlungen über den Verkauf der Division aufzunehmen, die mich beschäftigte. Mein Headhunter fand mir denselben Job im Bereich der Arzneimittelentwicklung, jedoch für ein deutsches Unternehmen, das meine Anwesenheit jede zweite Woche in Deutschland und Großbritannien sowie monatlich in Kalifornien erforderte. Dieser Zeitplan ließ keine Zeit, meine Wäsche zu waschen oder sogar ein Date zu haben, geschweige denn zu unterrichten. Das deutsche Unternehmen kaufte mir sogar mein Bauernhaus in Pennsylvania ab, damit ich keine Zeit mit dem Verkauf verbringen musste. Ich konnte meine gesamte Energie darauf konzentrieren, ihre internationalen Arzneimittelentwicklungsteams zu leiten.

Natürlich habe ich die Drogenabhängigkeit in den USA und Europa genau verfolgt, und ein jüngster Bericht des HHS hat mir etwas Faszinierendes beigebracht. Der zunehmende Opioidmissbrauch in den USA beschränkte sich jahrzehntelang auf ärmere und ländlichere Gebiete, hat sich jedoch inzwischen auch auf Mittel- und Oberschichtgebiete ausgebreitet. Während die Drogen bei weniger privilegierten Bevölkerungsgruppen als Ersatz für den Stress der wirtschaftlichen Chancen dienten, hat sich die Soziologie der Drogenabhängigkeit verändert und sie hat sich auf privilegiertere Bevölkerungsgruppen ausgebreitet, aus anderen Gründen als als Ersatz für wirtschaftliche Chancen. Menschen nutzen sie, um Geschäfts-, Reise- oder Familienstress zu bewältigen. Es wurde früher als Problem der städtischen Ghettos angesehen, aber ihr Gebrauch ist so weit verbreitet, dass es zu einem allgemeinen, bevölkerungsweiten Problem geworden ist. Später werde ich zeigen, dass es sich auch auf Europa ausgebreitet hat.

Drogenabhängigkeit wird als medizinisches Problem anerkannt und akzeptiert, aber jetzt können wir hinzufügen, dass es auch zu einem soziologischen Problem geworden ist. Es fordert uns immer noch heraus, fünfzig Jahre nachdem wir mit der Methadon-Erhaltungstherapie begonnen haben, und der Opioidkonsum breitet sich weiterhin aus.

Die Klasse am Jersey City State College, die ich unterrichtete, begann sich zu winden, und ich blickte auf meine Uhr. Es war fast drei Uhr nachmittags, und obwohl ich ihre Aufmerksamkeit immer noch hatte, begannen meine Füße zu schmerzen, und ich freute mich nicht darauf, nach Pennsylvania zurückzufahren. Also fragte ich: „Gibt es noch weitere Fragen, bevor wir schließen?"

Eines der Klassenmitglieder fragte: „Werden Sie während unserer Zertifizierung noch einen weiteren Kurs unterrichten?"

„Leider nicht, aber ich habe heute sehr genossen. Wenn Sie Fragen haben, steht meine E-Mail-Adresse an der Tafel. Vielen Dank an alle."

Diese Klasse hat mir dramatische Erinnerungen an ehemalige Süchtige hinterlassen, die hart daran arbeiten, anderen zu helfen, so wie ich, ein ehemaliger Lehrer, versuche, über Sucht zu schreiben. Ich sagte: „Vielen Dank an alle."

Sie applaudierten und es war vorbei.

Ich muss den Kontakt zu Studenten vermissen, weil ich immer noch gerne darüber spreche.

Ich habe auch gelesen, dass psychische Erkrankungen und Opioidabhängigkeit zu oft bei denselben Patienten zusammen auftreten. Der Gedanke ist nicht, dass die beiden Zustände korrelieren, wie ich an anderer Stelle diskutiere, sondern dass psychische Erkrankungen und Opioidmissbrauch auf dasselbe jugendliche Trauma zurückzuführen sind.

Psychische Erkrankungen sind unsere Reaktion auf dieses Trauma, das uns unfähig macht, als Erwachsene zu funktionieren, weil wir gleichzeitig mit dem Schmerz kämpfen, einschließlich, aber nicht beschränkt auf den Verlust eines Elternteils, Missbrauch durch einen Elternteil, dysfunktionales Familienleben, elterlicher oder familiärer Drogenkonsum, während wir die Aufgaben des täglichen Lebens bewältigen. Drogenabhängige versuchen, den psychischen Schmerz, den sie tragen, zu betäuben, indem sie alle Gefühle mit Drogen eliminieren. Es scheint mir, dass die beiden Krankheiten vielleicht sogar auf einem Kontinuum liegen.

Ich las über eine Psychiaterin aus Colorado, Dr. Paula D. Riggs, die eine Organisation gegründet hat, die sie Encompass: Integrated Mental Health/Substance Treatment genannt hat. Sie behandelt psychische Erkrankungen und Drogenabhängigkeit gleichzeitig, indem sie sich die Idee zunutze macht, dass die beiden Krankheiten gemeinsam auftreten.

Es ist nicht so morbide, wie es scheint. (Meine Versuche, mit ihr in Kontakt zu treten, scheiterten.)

Etwa 60 % der Süchtigen, SUD (Substance Use Disorder)-Patienten, weisen gleichzeitig eine psychische Erkrankung auf. Depression, generalisierte Angststörung, bipolare Störung und PTBS (posttraumatische Belastungsstörung) sind einige der häufigsten. Die Kehrseite davon ist, dass etwa 60 % der psychisch Kranken auch Drogen missbrauchen. Diese Zahlen gelten insbesondere für Jugendliche, ein beängigender Gedanke für diejenigen von uns mit Teenagern. Es deutet auch auf ein weiteres soziologisches Problem hin, nämlich dass Opioidmissbrauch bei jungen Menschen häufiger vorkommt.

Wir kratzen uns also metaphorisch am kollektiven Kopf und fragen: „Verursacht das eine das andere?"

Ich habe mehrmals betont, dass Korrelation nicht gleichbedeutend mit Kausalität ist, also müssen wir zu dem Schluss kommen, dass psychische Erkrankungen nicht zwangsläufig Drogenmissbrauch verursachen und umgekehrt. In einem späteren Kapitel werde ich erörtern, wie die Mordrate und der Eiskonsum im Sommer beide steigen, aber das eine nicht das andere verursacht. Beide steigen aufgrund des wärmeren Sommerwetters.

Sowohl psychische Erkrankungen als auch SUD werden durch einen dritten Faktor verursacht, von denen ich einige bereits erwähnt habe, Kindheitstrauma, elterlicher Missbrauch, Inzest oder Vergewaltigung, instabile Familie, familiärer Drogenkonsum, Verletzung und generalisierte Angststörung. Ein jugendliches Problem wie eines dieser zu haben und den Rest seines Lebens damit zu verbringen, ihm zu entkommen, gilt besonders für Menschen mit ADHS (Aufmerksamkeitsdefizit-Hyperaktivitätsstörung).

Was sollen wir tun?

Hilfe bekommen oder Hilfe anbieten, lieber früher als später. Haben Sie keine Angst einzugreifen.

Behandeln Sie Kindheits-ADHS oder machen Sie, wenn Sie es bei einem anderen Kind erkennen, dessen Eltern darauf aufmerksam. Wenn Sie Kindesmissbrauch beobachten, rufen Sie die Polizei oder die Kinderfürsorge, das ist ein öffentlicher Dienst. Wenn Ihr Familienleben instabil ist, tolerieren Sie es nicht, holen Sie sich Hilfe. Wenn es darüber hinausgeht, trennen Sie sich. Es ist nicht die Schuld Ihres Partners, dass Sie nicht zurechtkommen, es ist die Natur… die menschliche Natur.

Um das National Institute on Drug Abuse (NIDA.NIH.GOV) zu zitieren: „Obwohl Drogenkonsum und Sucht zu jeder Zeit im Leben eines Menschen auftreten können, beginnt der Drogenkonsum typischerweise in der Adoleszenz, einer Zeit, in der die ersten Anzeichen von psychischen Erkrankungen häufig auftreten."

Ich betone immer wieder, warten Sie nicht auf jemand anderen, übernehmen Sie die Führung. Sprechen Sie mit Eltern, rufen Sie die Behörden, helfen Sie dem Schüler, Hilfe zu suchen, oder sprechen Sie mit Ihrem Partner. Wie Peter, ein genesender Süchtiger, den ich in einem späteren Kapitel vorstelle, mir sagte, lassen Sie Ihr Ego draußen, zusammen mit Ihren wertenden Meinungen. Dann bieten Sie Hilfe an

Das Vorhandensein von zwei Krankheiten, wie psychische Erkrankungen und Drogenabhängigkeit, ist in der Medizin als Komorbidität bekannt.

Wie ich bereits sagte, ist es trotz des Namens nicht so morbide, wie es klingt.

Es gibt eine beängstigende Seite der Komorbidität von SUD und psychischen Erkrankungen. Eine medizinische Fachzeitschrift (BMC

Psychiatry), die 2019 veröffentlicht wurde, bestätigt, was ich oben gesagt habe. Die Autoren, Forscher aus Schweden und Norwegen, schrieben: „Die meisten Patienten hatten eine Familiengeschichte sozialer Störungen in der Kindheit, destruktiver häuslicher Bedingungen, psychiatrischer Störungen und anhaltenden Missbrauchs von Alkohol und Drogen." Dann kamen sie zu dem Schluss, dass von den mehr als tausend Patienten, die sie untersuchten, mehr als die Hälfte im Vergleich zur Allgemeinbevölkerung vorzeitig starb.

Das Vorhandensein einer psychischen Erkrankung und von Opioidmissbrauch und -abhängigkeit ist zwar nicht unbedingt ein Todesurteil, erhöht jedoch das Risiko eines frühen Todes.

Wie gesagt, ein beängstigendes Konzept.

Ihr Artikel zeigt auch, dass, als sich die Opioidabhängigkeit aus den amerikanischen städtischen Ghettos ausbreitete, sie nicht aufhörte, als sie sich auf privilegiertere Bevölkerungsgruppen ausdehnte, sondern sich bis nach Europa ausbreitete. Der Artikel in BMC Psychiatry brachte es am besten auf den Punkt: „Eine Studie in neun europäischen Ländern ergab ein allgemeines Mortalitätsverhältnis von SUD-Patienten, die illegale Drogen missbrauchten, das 10- bis 20-mal höher war als in der Allgemeinbevölkerung desselben Alters und Geschlechts."

Es ist nicht nur ein beängstigendes Konzept, es ist eine tödliche Gewohnheit.

Auch hierzulande beginnen Todesfälle durch Überdosierungen von Drogen ältere rassische Unterschiede widerzuspiegeln. Es ist fast paradox, dass sich die Drogenabhängigkeitsepidemie von weniger privilegierten auf privilegiertere Bevölkerungsgruppen ausbreitete, uns aber auch lehrte, dass Schwarze Erwachsene stärker gefährdet sind als Weiße Erwachsene.

Ich stütze diese Aussage auf einen Bericht, der 2020 von den U.S. Centers for Disease Control and Prevention veröffentlicht wurde, mit dem Titel *Drug Overdose Deaths rise, Disparities Widen*.

Ungleichheiten? Ich zitiere den Bericht: „In Landkreisen mit größerer Einkommensungleichheit waren die Todesfälle durch Überdosierung bei Schwarzen im Jahr 2020 mehr als doppelt so hoch wie in Landkreisen mit geringerer Einkommensungleichheit."

Im selben Jahr waren „die Todesraten durch Überdosierungen bei älteren Schwarzen Männern fast siebenmal so hoch wie bei älteren Weißen Männern…"

Was ist los? Warum töten Opiate mehr schwarze Männer als weiße Männer?

Eine der Theorien, die die CDC aufstellt, ist die Verfügbarkeit von Gesundheitsversorgung. Vielleicht ist sie unter der weißen Bevölkerung besser als unter der schwarzen Bevölkerung?

Der CDC-Bericht argumentiert subtil dagegen mit der Statistik: „Die Todesraten durch Überdosierungen bei jüngeren amerikanischen Indianerinnen und Alaska-Ureinwohnerinnen waren fast doppelt so hoch wie bei jüngeren weißen Frauen." Angenommen, der Indian Health Service bietet dasselbe Pflegeniveau wie die private Gesundheitsversorgung, warum töten Drogen dann mehr indianische Frauen als weiße amerikanische Frauen?

Vielleicht ist es die Verfügbarkeit oder Häufigkeit der Notfallversorgung. Das könnte untersucht werden, da dies gemessen werden könnte.

Sind mehr Drogen mit illegalem Fentanyl kontaminiert, was mit schwarzen Todesfällen in Verbindung steht? Auch das könnte gemessen werden.

Die öffentliche Gesundheit in den USA wird durch diese offensichtliche Ungleichheit bei Todesfällen durch Überdosierung von Drogen herausgefordert, die der höheren Bildung in den vierziger und fünfziger Jahren in den USA ähnelt. In einer modernen Gesellschaft, die mit der Dummheit des Ausschlusses aufgrund von Rasse fertig zu sein scheint, gibt es ein Problem der öffentlichen Gesundheit ohne eindeutige Ursache.

Es ist komplizierter als die einfache Bereitstellung oder Verfügbarkeit von Gesundheitsversorgung. Die CDC berichtet separat, dass die Prävalenz von Diabetes bei Schwarzen 11,5 % und bei Weißen 7,7 % beträgt. Diabetes ist genetisch stärker bedingt als illegaler Drogenkonsum, was darauf hindeutet, wenn wir aus diesen Zahlen irgendeine parallele Schlussfolgerung ziehen können, dass Unterschiede bei Todesfällen durch Überdosierung eher eine physiologische und keine soziologische Funktion sind.

Etwas passiert und wir verstehen es nicht sehr gut. Es bedarf weiterer Studien.

Pflanzensaft

DIE ALTE BIBLISCHE GESCHICHTE LEHRT ein grundlegendes Prinzip: Der jüdische Patriarch Abraham wurde in Ur geboren, der alten sumerischen Stadt, die heute Teil des Irak ist. Historiker sagen uns, dass diese Sumerer die erste moderne Zivilisation in der Region bildeten, die wir auch als Kleinasien bezeichnen. Sie wird auch Mesopotamien genannt. Wir haben in der Mittelstufe gelernt, dass Mesopotamien als „das Land zwischen den Flüssen" übersetzt wird, und diese Flüsse sind der Tigris und der Euphrat.

Eine Theorie über den Ursprung der Sumerer besagt, dass sie zu den ersten modernen Menschen gehörten, die aus Afrika migrierten. Wenn wir also sagen, dass die Sumerer schon lange in dieser Region leben, dann ist das wirklich eine sehr lange Zeit. Archäologische Beweise zeigen, dass die Sumerer das Gebiet mindestens vor 5000 Jahren besiedelten, und die Region, in der diese Flüsse zusammenfließen, ihr Zusammenfluss, ist auch historisch als Babylon bekannt, wo die biblische Geschichte von Noah stattfand. Dort soll er der Legende nach alle Tiere vor einer Flut gerettet haben, und diese Flut war offenbar das Hochwasser, das mit dem Zusammenfluss von Tigris und Euphrat verbunden ist.

Zu den physischen Beweisen, die Archäologen ausgegraben haben, gehören 5000 Jahre alte sumerische Tontafeln, die den Anbau von Mohn und die Zubereitung von Opium beschreiben. Fünftausend Jahre liegen weit vor der Zusammenstellung des Alten Testaments, zurück zu den Anfängen der geschriebenen Geschichte. Es ist nicht nur unser frühester Bericht über Mohn, sondern auch einer unserer frühesten absichtlich geschriebenen Aufzeichnungen überhaupt, weil die Sumerer uns auch die Handschrift in Form von Keilschrift hinterlassen haben, um Gedanken zu bewahren. Wir haben uns von feuchten Tontafeln über Bleistift und Papier, Schreibmaschinen, Laptops bis hin zu Handys mit Spracherkennung weiterentwickelt, während wir darum kämpfen, Gedanken zu bewahren, ohne unsere eigene Handschrift lesen zu müssen. Meine war schon immer unleserlich, und die meines dreizehnjährigen Kindes auch.

Während der langen Geschichte des Opiums ist der Rausch, den es erzeugt, eine Wirkung, die das rohe Medikament durchweg hervorruft. Ich nenne es auch den „Buzz" oder den „High". Obwohl dieser Rausch viele Menschen immer noch überrascht, ist er ein Teil des Grundes, warum Opium seit der Zeit vor der Bibel bei uns ist. Bis heute genießen Menschen diesen Rausch und suchen ihn. In manchen Kreisen, wie ich erwähnt habe, nennen Nutzer es einen „Buzz", und egal, wie sie es nennen, sie beschreiben es immer als angenehm und willkommen.

Mohnpflanzen sind auch dieselben Blumen, die wir seit der Zeit der Ägypter mit Tod und Bestattung in Verbindung bringen. John McCrea schrieb 1915 ein Gedicht, das mit den Worten beginnt: „In Flanders Field the poppies blow…" Sein Gedicht gedenkt einer Schlacht des Ersten Weltkriegs in Belgien und erklärt, warum Mohnblumen an Gedenktagen verteilt werden, um uns an gefallene Helden zu erinnern. Es ist alles so friedlich und zivilisiert.

Normalerweise, nachdem die Pflanzen ihre hübschen Mohnblumen produziert haben und Bienen angezogen haben, die tun, was sie tun, fallen die Blütenblätter ab und die Pflanzen scheinen stramm zu stehen, während alle grünen Samenkapseln gerade nach oben zeigen. Diese Samenkapseln erscheinen in klassischen frühen Skulpturen, weil Mohnpflanzen durch ihr genetisches Make-up sozusagen darauf programmiert sind zu warten, bis ihre Samenkapseln reifen, austrocknen, braun werden und aufplatzen, damit der Wind Mohnsamen verstreut, die im Frühling sprießen und die nächste Ernte hervorbringen. Menschen haben im Laufe der Jahre eingegriffen, um diese reifen Samen zu ernten und sie als Backgewürz zu verwenden, beispielsweise in Mohnbrötchen oder in den köstlichen Mohnkeksen meiner verstorbenen Großmutter mütterlicherseits.

Aber gelegentlich haben einige Menschen Ideen, die nichts mit dem Geschmack von Mohnsamen zu tun haben. Diejenigen im Drogenhandel haben gelernt, die Samenkapseln leicht einzuschneiden, während sie noch grün sind, was als Anritzen der Kapseln bezeichnet wird, und dann zu warten, normalerweise über Nacht und manchmal länger. Wie ich unten zeige, geben die Kapseln eine weiße, latexartige Substanz aus dem Einschnitt ab, und diese weiße Masse trocknet in der Sonne. Das Material, das die Pflanzen ausscheiden, wird in einigen Kulturen als Mohntränen bezeichnet, und mein Foto kann als Bild weinender Mohnkapseln interpretiert werden.

Wir nennen diese Mohntränen rohes Opium.

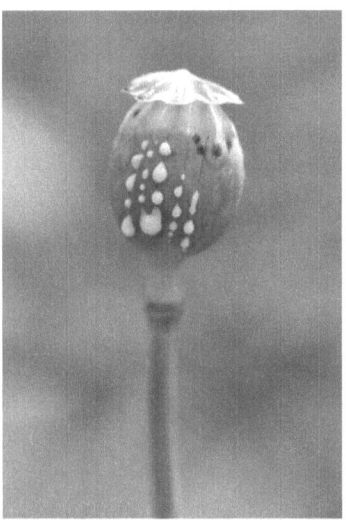

Wir haben den Schlafmohn den lateinischen Namen *Papaver somniferum* gegeben, und diese Sumerer entdeckten, wie man diese Mohntränen erntet. Man kann sehen, wie die Pflanzen eine milchige Substanz absondern, wie wir auf dem obigen Foto sehen. Diese milchige Substanz ist als rohes Opium bekannt. Wir wissen nicht, wer diesen kleinen Trick mit dem Einritzen der Samenkapsel und dem Sammeln der milchigen Substanz entdeckt hat, aber Mohnbauern machen es immer noch auf diese Weise.

Der Mohnanbau verbreitete sich von Mesopotamien nach Süden bis nach Ägypten und nach Osten, entlang dessen, was später als Seidenstraße bekannt wurde, nach China und Indien. Es ist unklar, ob Marco Polo während seines Aufenthalts in China auf den Opiumhandel stieß, aber so oder so wurde Opium entlang der gesamten Seidenstraße gehandelt. China hat ein großes Projekt angekündigt, um die alte Seidenstraße für den modernen Handel neu zu definieren. Es ist unklar, was das mit dem alten Opiumhandel machen wird oder ob sie ihn überhaupt identifizieren, geschweige denn zugeben werden.

Opium und Produkte, die auf Chemikalien aus dieser alten Pflanze des Nahen Ostens basieren oder darum herum entwickelt wurden, haben einen internationalen Markt geschaffen unter Menschen, die sich sonst nie getroffen oder Geschäfte miteinander gemacht hätten. Innovationen rund um die Chemikalien in der Pflanze haben sich weltweit verbreitet. Diese Chemikalien umfassen Morphin, Codein und Papaverin und haben uns unsere modernen chemischen und pharmazeutischen Industrien gegeben, die Zehntausende von Menschen beschäftigen und synthetische Opioide an Hunderttausende von ihnen vermarkten. Aber dieselben Chemikalien haben uns auch dazu gezwungen, gut bewaffnete Polizeikräfte zu finanzieren und eine Bevölkerung von kranken Menschen zu unterstützen, die alle scheinbar dasselbe Mantra wiederholen: „Ich will aufhören, dieses Zeug zu nehmen, aber ich kann nicht."

Ich sage oft, dass diese Droge einen packt und nicht mehr loslässt.

Zurückblickend, nur 2000 Jahre, verwendeten die Ägypter Opium sogar als Zahnungsmittel für Kinder, neben anderen Anwendungen. Ich bin sicher, es wirkte gut, obwohl ihre Gesellschaft nicht annähernd so gut überlebte. Vielleicht kauten zu viele ägyptische Kinder auf Mohnkapseln.

Noch vor kurzem schrieben die Griechen über Opium. Homer erwähnte es sowohl in der *Ilias* als auch in der *Odyssee*. Er schrieb, in einer Übersetzung seines griechischen Originals der *Ilias*: „…hilf mir zu meinem schwarzen Schiff und schneide den Pfeilkopf aus, und wasche das dunkle Blut von meinem Oberschenkel mit warmem Wasser, und streue heilende Kräuter mit Heilkräften auf meine Wunde, deren Gebrauch man sagt, du hast von Achill gelernt…" Seine „heilenden Kräuter" waren zweifellos Schlafmohn.

Ceres, die italienische Getreidegöttin, nach der das Wort „Getreide" benannt ist, nahm Opium, um ihren Schmerz zu lindern. Ich weiß nicht, was sie verletzte, aber ich bin sicher, die Droge heilte es, oder zumindest beklagte sie sich nicht mehr darüber.

Arabische Ärzte verwendeten Opium, und arabische Händler führten es um 800 n. Chr. in China ein. Das macht die stereotypischen chinesischen Opiumhöhlen zu einem arabischen Export, obwohl wir sehen werden, dass Großbritannien ebenfalls eine Rolle bei seiner Verbreitung in China spielte.

Das Wort „Opium" stammt vom griechischen Wort *opion*, das ungefähr als Pflanzensaft übersetzt wird. Mein Foto zeigt, wie genau dieser Saft aus der Frucht der Pflanze namens Opium quillt und uns dazu verleitet, das Sprichwort zu wiederholen: „Die Griechen hatten ein Wort dafür." Die Droge Morphin wurde nach Morpheus, dem griechischen Gott der Träume, benannt. Da die Griechen die Pflanze und ihr Hauptprodukt benannten, ist es logisch, dass sich die Opiumproduktion schnell von ihrem Ursprung in Kleinasien bis ins antike Griechenland verbreitete. Es gibt griechische Referenzen zum Mohnsaft aus dem dritten Jahrhundert v. Chr. Dieser Schriftsteller nannte es *meconium*, ein Wort, das wir heute noch verwenden, obwohl wir es jetzt verwenden, um den ersten Stuhlgang eines neugeborenen Babys zu beschreiben. Es ist unklar, wie Opium seinen Weg ins alte Sumer und nach Ägypten fand, aber es ist sicher zu schließen, dass der Opiumhandel mindestens so lange existiert, wie Menschen diesen Mohnsaft suchten.

Es ist leicht, sich darin zu verlieren, wer Opium verwendete und wie lange das her ist, ohne wirklich zu verstehen, was es ist oder wie es funktioniert.

Die Sumerer waren ein sehr kreatives und innovatives Volk, obwohl es heute schwer ist, das zu schätzen, wegen regional instabiler Regierungen, zerstrittenen religiösen Beziehungen und scheinbar endlosen Kriegen in der Region, die heute den modernen Irak, Iran, die Türkei und Syrien umfasst. Die Türkei ist das Modell der Stabilität in einer Region, die nicht für Stabilität bekannt ist.

Die Sumerer entwickelten Merkmale der modernen Zivilisation, die wir als selbstverständlich ansehen, einschließlich, aber nicht beschränkt auf das Rad, das zur Erfindung des Eselskarrens führte und direkt in Fahrräder, Züge, Straßenbahnen, Autos und Lastwagen überging. Sie begannen auch, Getreide wie Weizen anzupflanzen und zu ernten, und ihr Erfolg beim Getreideanbau gab der Region auch den Spitznamen „Fruchtbarer Halbmond". Wie ich erwähnt habe, erfanden sie die Handschrift in Form eines Textes, den wir als Keilschrift bezeichnen, weil sie ein spitzes Objekt verwendeten, um kleine Dreiecke in weichen Ton zu zeichnen, und diese Dreiecke keilförmig sind. Ihre Botschaften können wir heute noch in Museen sehen, einschließlich wie sie Symbole zum Zählen verwendeten, die früheste Mathematik. Historiker sagen uns, dass die Sumerer auch den Bogen erfanden und die frühesten Astronomen waren, weil sie begannen, den Nachthimmel zu betrachten. Das führte direkt zu Galileo und der Wissenschaft der Astronomie. Nicht schlecht für Leute, die auch vor etwa 3.400 Jahren begannen, Schlafmohn zusammen mit ihrem Weizen anzubauen. Dann handelten sie mit Mohnsamen nach Norden, bis nach Griechenland.

Einige tausend Jahre weiter in der Geschichte kolonialisierte Großbritannien Indien, zunächst durch die Britische Ostindien-Kompanie, gefolgt von dem, was als Britische Raj bekannt ist, von 1858 bis zur Unabhängigkeit Indiens im Jahr 1947. Raj ist Hindi für "Herrschaft" und der Wortstamm für Rajah. Während ihrer Dominanz in Indien handelten britische Kaufleute mit indischem Opium im Austausch für chinesischen Tee. Das führte nicht nur zu einer weit verbreiteten Opiumsucht unter den Chinesen, sondern auch dazu, dass Großbritannien zwei Opiumkriege mit China führte. Der weit verbreitete Gebrauch von Opium in China fiel ungefähr in die gleiche Zeit, als chinesische Arbeiter begannen, nach Amerika zu kommen. Diese neuen chinesischen Einwanderer brachten ihr Opium mit.

Laut dem U.S. DEA Museum kamen diese chinesischen Arbeiter im 19. Jahrhundert nach Amerika, um am kalifornischen Goldrausch teilzunehmen und auf den Eisenbahnen zu arbeiten, da der Zugverkehr sich schnell im ganzen Land ausbreitete, bis schließlich 1869 eine Eisenbahnverbindung die Westküste mit der Ostküste verband. Das beschleunigte die Verbreitung von Opium von Kalifornien bis nach New York, vielleicht ein unerwarteter Nebeneffekt der Schaffung einer Eisenbahnverbindung. Es ist erstaunlich, wie Opium der Verbreitung soziologischer und kultureller Veränderungen folgte.

Bis zum 19. Jahrhundert hatten jedoch alle Nutzer nur rohes Opium. An der Luft trocknete die milchig-weiße Substanz, die der Mohn absonderte, und wurde braun. Die Menschen rauchten es entweder oder kauten es. Es war chemisches Wissen erforderlich, um herauszufinden, dass rohes Opium tatsächlich ein Gemisch aus verschiedenen Wirkstoffen war.

Ich werde in späteren Kapiteln erklären, wie das funktionierte.

Eine Pflanze aus dem, was wir heute den Nahen Osten nennen, verbreitete sich also auf der ganzen Welt, weil die Menschen mochten, was die Pflanze hervorbrachte, aber sie waren darauf beschränkt, das Kraut zu rauchen oder irgendwie das weiße Harz zu konsumieren.

Wie auch immer, sie suchten denselben Rausch, den moderne Nutzer anstreben.

Morphin, Farbstoffe & Aspirin

Die Geburt der pharmazeutischen Industrie

BEREITS IM JAHR 1805 GELANG es einem deutschen Apotheker namens Friedrich Wilhelm Sertürner, Morphin aus Opium zu extrahieren. Er zeigte, dass Morphin dieselben schlaf- und traumfördernden Eigenschaften wie Opium hatte, und kam zu dem korrekten Schluss, dass die Wirkungen von Opium hauptsächlich auf seinem Morphingehalt beruhten.

Es wäre unvollständig, wenn ich Sertürners Übertretung bei der Erprobung seines reinen Morphins nicht erwähnen würde: Er testete es an einer Gruppe von siebzehnjährigen Jungen und an sich selbst. Aus heutiger moralischer Sicht fragen wir uns: „Wie konnte er das tun?"

Es gibt keine eindeutige Antwort, doch Jugendliche gehören nicht in eine klinische Studie mit Opioiden.

Dennoch gebührt Sertürner das Verdienst, als erster eine reine Substanz aus einer Pflanzenquelle isoliert zu haben. Seine Entdeckung ist einer der Faktoren für das Wachstum eines modernen, wiedererkennbaren Pharmaunternehmens.

Dieses Pharmaunternehmen begann, als eine deutsche Familie namens Merck im Jahr 1688 die Engel-Apotheke in Darmstadt, Deutschland, kaufte und sich schließlich E. Merck und Co. nannte. Nach fast 150 Jahren der Arzneimittelherstellung begann E. Merck ab 1830 mit der Herstellung von Sertürners Morphin und verwandelte sich von einer alten Familienapotheke in einen pharmazeutischen Hersteller synthetischer Medikamente.

Das Unternehmen wurde jedoch auch durch Politik und Kriege im Zuge seiner globalen Expansion verstrickt. Sehen wir uns an, wie das geschah.

Im Jahr 1891 kam Georg Merck, einer der Brüder, die das Unternehmen leiteten, in die USA und gründete eine Tochtergesellschaft von E. Merck in New York. Er nannte sie Merck and Company, aber ein Jahr vor dem Waffenstillstand, der den Ersten Weltkrieg beendete, im Jahr 1917, konfiszierte die US-Regierung die amerikanische Niederlassung von Merck and Company unter dem Trading With the Enemy Act von 1917, zusammen mit einer Reihe anderer deutscher Unternehmen. Heute gibt es daher zwei Unternehmen namens Merck. Eines ist das in den USA ansässige Big-Pharma-Unternehmen, das sich Merck nennt, und das andere ist das deutsche Unternehmen, das sich E. Merck, Darmstadt nennt. Sie sind nicht miteinander verbunden, obwohl sie von derselben Familie gegründet wurden.

Morphin verwandelte E. Merck von einer familiengeführten Apotheke in zwei globale Unternehmen, die Medikamente synthetisieren.

Ich werde Morphin und Heroin in einem späteren Kapitel ausführlicher behandeln.

Eine Generation nachdem Sertürner Morphin isoliert hatte, nahm ein weiterer Engländer namens Sir William Henry Perkin seinen ersten Job im Alter von fünfzehn Jahren an. Es war in den 1850er Jahren nicht ungewöhnlich, so jung zu arbeiten, doch was er erreichte, lässt mich den Kopf schütteln und fragen: „Wie hat er das geschafft? Ein bemerkenswerter junger Mann."

Er veränderte unsere Sicht auf die Welt, und das tat er, während er nach etwas anderem suchte.

Perkin wurde einem deutschen Chemiker, August Wilhelm von Hoffmann, als Lehrling zugeteilt. Von Hoffmann war auf Einladung nach England gezogen, um das Royal College of Chemistry zu gründen. Er wurde für diese Position rekrutiert, weil er angesehen war und unter Justus von Liebig studiert hatte.

Chemieschüler kennen von Liebig, weil sein Name mit dem „Liebig-Kühler" verbunden ist, der weltweit verwendet wird, um Gase in Flüssigkeiten zu kondensieren. Ich wurde in der Chemieklasse der Highschool damit bekannt gemacht, und es ist ein einfaches Gerät mit einem schraubenförmigen Glastubus innerhalb eines größeren Glastubus. Durch den größeren Tubus wird kaltes Wasser geleitet, um die Schraube zu kühlen, was dazu führt, dass das Gas in der Schraube kondensiert und am Ende heraustropft. Wenn ein Liebig-Kühler sehr groß gemacht wird, nennt man ihn eine Destille, die Art, die Menschen zur Herstellung von Schnaps verwenden. Es ist ein sehr nützliches Gerät, seit Liebig es erfunden hat.

Perkin war 1853 ein vielversprechender junger Mann aus East-London mit einer Vorliebe für Chemie, als er bei von Hoffmann als Forschungsassistent begann, aber er hatte auch die Neugier eines brillanten Teenagers. Von Hoffmann beauftragte ihn mit der Entwicklung von synthetischem Chinin und wollte, dass Perkin Steinkohlenteer als Ausgangsmaterial verwendete.

Diese Zeit, am Ende der industriellen Revolution, lag lange vor unserer modernen Ära, in der wir mit einem Wandschalter das Licht anschalten können, geschweige denn Kaffee brühen und mit Handy-Apps sehen, wer an der Haustür steht. Häuser wurden nachts mit Gaslampen beleuchtet, und Unternehmen stellten den Gasbrennstoff für diese Lampen aus Kohle her. Sie erhitzten die Kohle, bis sie das freisetzte, was sie passend Kohlegas nannten, sammelten dieses Gas und verkauften es, damit ihre Kunden es für Licht verbrennen konnten. Das Erhitzen der Kohle zur Gewinnung des Kohlegases hinterließ ein schwarzes Schlammprodukt, das sie Steinkohlenteer nannten und das möglicherweise der erste industrielle Abfall war.

Von Hoffmanns Idee war solide, weil Chinin bis dahin ein Naturprodukt war, das aus der Rinde des peruanischen Chinarindenbaums oder Quina gewonnen wurde, der ihm seinen Namen gab. Es war ein wichtiges Produkt, weil es Malaria verhinderte. Viele britische Kolonien lagen in tropischen Klimazonen, zur Hochphase des britischen Kolonialismus Mitte des 19. Jahrhunderts. Sie waren große Verbraucher von Chinin, da tropische Klimazonen von Malaria heimgesucht wurden. Es wäre ein großer Durchbruch gewesen, wenn Perkin es mit Steinkohlenteer hätte herstellen können, weil das Chinin zum ersten Medikament geworden wäre, das aus etwas anderem als Samen, Blüten, Pflanzen oder Bäumen hergestellt wurde. Und Steinkohlenteer war als Nebenprodukt billig, reichlich vorhanden und bereit zur Nutzung.

Die Gewinnung von Chinin aus Cinchona war ebenfalls teuer, sodass jeder, der einen synthetischen Ersatz erfand, viel Geld verdienen konnte, was einen doppelten Anreiz schuf. Doch Perkins Experimente verliefen nicht gut, und als von Hoffmann nicht im Labor war, ließ Perkin seine eigenen Ideen in die streng geregelte wissenschaftliche Umgebung einfließen. Schließlich war es die viktorianische Ära, und er war offensichtlich unverbesserlich.

Perkin entschied sich für Anilin für sein kleines Nebenprojekt. Es war eine Chemikalie, die 25 Jahre zuvor von einem anderen jungen deutschen Chemiker entdeckt worden war.

Anilin ist auch die einzelne, unerforschte Chemikalie, die zur Geburt der gesamten Farbstoffindustrie führte. Ironischerweise begann auch Anilin als Pflanzenprodukt, entdeckt von einem weiteren jungen deutschen Chemiker, der Indigo-Pflanzen destillierte und eine Substanz gewann, die er Kristallin nannte. Andere Forscher isolierten ähnliche Substanzen, und mehrere dieser Substanzen wurden blau, wenn die Forscher die Isolate mit Lauge oder anderen ätzenden Chemikalien behandelten. Jemand nannte die blauen Produkte Anilin, nach einer Pflanze namens Anil, die ebenfalls zur Gewinnung von Indigo destilliert werden konnte. Perkins Mentor von Hoffmann lehrte uns, dass alle diese blauen Isolate dasselbe Molekül waren: Anilin.

Perkin ersetzte Anilin durch den Steinkohlenteer, den er in seinen Experimenten verwendete, und versuchte, das Anilin mit Alkohol zu extrahieren. Der Alkohol färbte sich lila, und als er ein Stück Seide in den lila Alkohol tauchte, nahm die Seide den lila Farbstoff auf. Er nannte den Farbstoff Mauve, und er hatte unbeabsichtigt den ersten Anilinfarbstoff erfunden. Weder er noch jemand anders schaffte es jemals, kosteneffektives synthetisches Chinin zu erfinden.

Er war erst 18 Jahre alt, als er einen Patentantrag für den Farbstoff einreichte, und sein Vater erkannte sein Potenzial und vertraute ihm so sehr, dass sie ein Unternehmen namens Perkin and Sons gründeten. Innerhalb von zwei Jahren nach dem Patent begannen sie mit der kommerziellen Herstellung des Mauve-Farbstoffs, den sie unter dem Handelsnamen Mauveine verkauften. Innerhalb von fünf Jahren war er ein wohlhabender Mann, und innerhalb eines Jahrzehnts war die Farbstoffindustrie über den Ärmelkanal gezogen, da sich die wachsende Industrie in Deutschland, der Schweiz und Österreich konzentrierte. Perkin wird zugeschrieben, uns die gesamte Klasse der Chemikalien gegeben zu haben, die wir immer noch Anilinfarbstoffe nennen. Wir werden sehen, dass Anilinfarbstoffe uns zu Pharmazeutika führten, weil der zugrunde liegende Prozess zur Herstellung von Farbstoffen aus gewöhnlichen Chemikalien derselbe Prozess ist, den Chemiker verwenden, um Medikamente aus gewöhnlichen Chemikalien herzustellen.

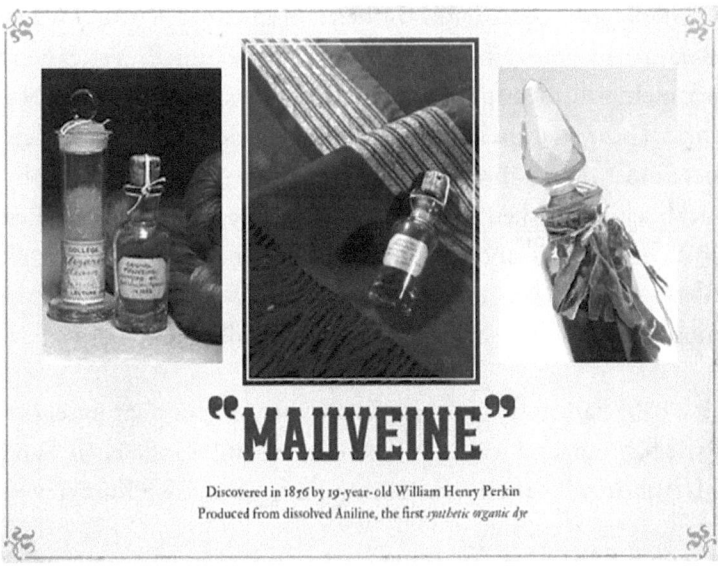

"MAUVEINE"

Discovered in 1856 by 19-year-old William Henry Perkin
Produced from dissolved Aniline, the first *synthetic organic dye*

Eine mechanische Erfindung spielte ebenfalls eine Rolle in der Geschichte der Opiate im mittleren 19. Jahrhundert. Die Verabreichungswege von Medikamenten wurden grundlegend erweitert, als ein schottischer Arzt, Dr. Alexander Wood, die Glasspritze und die hohle Nadel erfand und begann, Morphin seinen Patienten zu injizieren. Er behauptete stets, die Idee für Nadel und Spritze sei ihm gekommen, als er über Bienenstiche nachdachte, da Bienen ihre hohlen Stacheln verwenden, um Bienengift zu injizieren. Was auch immer seine Inspiration war, er schenkte uns das Wort subkutan und beschrieb seine Erfindung als Methode zur subkutanen Verabreichung. Inspiration aus der Natur.

Seine Erfindung hat jedoch eine traurige Nebenhandlung. Wood injizierte seiner Frau Morphin, und sie starb an einer durch Morphin verursachten Atemdepression. Es war möglicherweise der erste Todesfall durch eine injizierte Überdosis—und er wurde von dem Mann verursacht, der die Medikamenteninjektion erfunden hatte.

Das Timing war jedoch passend, da reines Morphin während des Amerikanischen Bürgerkriegs weit verbreitet verwendet wurde. Tatsächlich wird geschätzt, dass während und nach dem Krieg bis zu 400.000 Soldaten opiumsüchtig waren. Es war so häufig, dass

Opiumsucht als "Soldatenkrankheit" bezeichnet wurde. Während der Rekonstruktionszeit war es nicht ungewöhnlich, Veteranen mit Lederbeuteln voller Morphin um den Hals und Glasspritzen mit Nadeln zu sehen. Diese praktischen Lederbeutel wurden ihnen angeblich zur Schmerzlinderung bei ihrer Entlassung aus dem Militär gegeben, obwohl wir rückblickend denken können, dass sie während ihres Militärdienstes opiumsüchtig waren und ihre Sucht nach dem Dienst einfach weiter gefördert wurde. Es ist auch ein Beispiel dafür, vergangene Handlungen mit moderner Moral zu kritisieren, was ebenfalls ein Fehler ist.

Aber ich habe Farbstoffe und Aspirin erwähnt, die zur pharmazeutischen Industrie führten, und wir haben uns die Farbstoffe angesehen. Schauen wir uns Aspirin mit einem Seitenblick auf meinen eigenen Karriereweg an.

BASF ist ein deutsches Unternehmen, das als Farbstoffhersteller begann, weithin bekannt vor einer technischen Generation für ihre Marke von Videobändern und heute als größtes Chemieunternehmen der Welt. BASF ist ein Akronym für Badische Anilin- und Sodafabrik, was lose übersetzt Badens Anilin- und Sodafabrik bedeutet. Viele von uns haben schon von der Stadt Baden-Baden gehört, die hilft, das geographische Zentrum der Region zu definieren.

BASF ist auch die Muttergesellschaft meines ehemaligen Arbeitgebers. Aber zurück zu Aspirin.

Bevor ich für eine BASF-Tochtergesellschaft arbeitete, war ich bei einem großen amerikanischen Pharmaunternehmen beschäftigt und wurde beauftragt, eine Delegation von unserem Hauptsitz in Philadelphia ins deutsche Dresden zu führen, um ein Unternehmen namens AWD (Arzneimittelwerk Dresden) zu besuchen und eine Diskussion über die Lizenzierung eines ihrer neuen Medikamente zu leiten. Als ich durch eine Lobby ging, um an diesem Treffen teilzunehmen, sah ich eine Messingplakette an der Wand und blieb stehen, um sie zu lesen, weil ich ein Messingplaketten-Enthusiast bin—verzeihen Sie meine Beschreibung—und nicht an einer vorbeigehen kann, ohne sie zu lesen. Mein Deutsch war ausreichend. Die Plakette erinnerte an ihre Entdeckung dessen, was wir heute Aspirin nennen.

Ich bin froh, dass ich sie gelesen habe, aber mein deutscher Gastgeber wartete darauf, dass ich das Treffen eröffne, und er war sichtlich ungeduldig, obwohl ich pünktlich war. "Guten Morgen, Herr Gold, lassen Sie uns anfangen", sagte er und nickte in meine Richtung, da ich der Letzte war, der zum Treffen kam. Ich bin sicher, er murmelte unter seinem Atem, "Amerikaner!"

Von Dresden aus fuhr ich mit einem Kollegen für das Wochenende nach Prag.

Einige Jahrzehnte nachdem ich die Pharmaindustrie verlassen hatte, begann ich, über Medikamente zu schreiben, und fand eine alte Visitenkarte von AWD, dem Unternehmen, das mein Treffen vor so vielen Jahren ausrichtete. Ich schrieb an den Herrn, dessen Name auf der Karte stand, erinnerte ihn daran, wer ich war, und fasste zusammen: "… können Sie mir etwas über die Geschichte der Entdeckung von Aspirin erzählen, wie sie auf der Plakette in Ihrer Lobby gewürdigt wird?"

Er antwortete: "Wir sind das Unternehmen AWD Pharma in Dresden, und eine unserer Wurzeln war die ehemalige Chemische Fabrik von Heyden in Dresden und Radebeul bei Dresden. Sie lernten 1997 einen Teil dieses Unternehmens kennen, als Sie Dresden besuchten." Er schickte mir ein Buch, auf Deutsch, das die reiche Geschichte seines Unternehmens dokumentierte.

Ich bin immer noch erstaunt, dass er sich an mich erinnerte, und noch mehr, dass er noch dort war, als ich schrieb. Ich fragte nicht, welchen Eindruck ich hinterlassen hatte, aber ich habe das Buch immer noch und ich schaue noch immer hinein, obwohl mein Deutsch eingerostet ist. Es ist illustriert, und das hilft.

Friedrich von Heyden gründete 1874 sein Chemieunternehmen in Radebeul, nahe Dresden im Osten Deutschlands. Dresden wurde während des Zweiten Weltkriegs schwer bombardiert und war fünfzig

Jahre lang unter vernachlässigender Herrschaft Ostdeutschlands. Die große Kirche Dresdens, die Frauenkirche, war noch ein Trümmerhaufen, als ich dort war, obwohl sie inzwischen wieder aufgebaut wurde. Radebeul liegt auf halbem Weg zwischen Dresden und Meißen, und ich hatte auch Bilder von einem Abstecher zur Besichtigung der Meißner Porzellanmanufaktur im Kopf. Ich habe es nie geschafft und habe kein Porzellan aus ihrer Manufaktur in meiner Sammlung. Tatsächlich habe ich über die Jahre nur Glaswaren gesammelt.

Er nannte sein Unternehmen nach sich selbst: Chemische Fabrik von Heyden oder auf Englisch, Heyden's Chemical Factory, und er entwickelte eine industrielle Synthese von Salicylsäure. Von Heyden arbeitete mit einem Chemiker der Universität Marburg zusammen, der die Struktur von Salicylsäure, isoliert aus Weidenbäumen, bestimmt hatte. Er synthetisierte sie, wenn auch nur im Labormaßstab, und dann brachte Von Heyden die Synthese auf industrielle Ebene, um eine Quelle für etwas zu schaffen, das er verkaufen konnte. Die chemische Synthese von Medikamenten, wie die Synthese von Farbstoffen, ist einfacher, billiger und standardisierter als die Extraktion aus natürlichen Quellen, sodass die industrielle Synthese von Salicylsäure wünschenswerter war als die weitere Extraktion aus Weidenbäumen, der Gartenpflanze Spiraea oder ihren anderen natürlichen Quellen.

Von Heyden stellte Derivate der Salicylsäure her, und seine Chemische Fabrik von Heyden begann 1897 mit der Produktion von Acetylsalicylsäure. Wir kennen Acetylsalicylsäure als Aspirin, aber er nicht, und er nannte sein neues Produkt Acetylin nach der chemischen Reaktion, die er zur Synthese verwendete.

Es hätte ein kommerzieller Erfolg sein können, aber es stellte sich heraus, dass es das Pferd war, das als Zweites ins Ziel kam, denn heute hat niemand von Acetylin gehört.

Bayer, von den Deutschen als "Buy-er" ausgesprochen, wurde fast 400 Meilen entfernt in Barmen, Deutschland, gegründet. Im selben Jahr, als von Heyden mit der Herstellung von Acetylin begann, begann Bayer ebenfalls mit der Produktion von Acetylsalicylsäure. Die Laborbücher von Bayer datieren den Beginn auf den 10. August 1897. Bayer gab dem Produkt den Markennamen, den wir alle kennen: Aspirin, und sie vermarkteten es erfolgreich. Sie sagen, der Name stamme von Spirea, dem bekannten Gartenstrauch, der eine weitere Quelle für Salicylsäure ist, plus einem "A" für Acetyl. Der Name blieb haften. Heute würden wir sagen, Bayer und von Heyden hatten einen Streit um geistiges Eigentum, aber wir alle haben von Bayer-Aspirin gehört, und niemand kennt Acetylin, also war es vielleicht einfach Bayers gutes Marketing.

Die Geschichte von Bayer ist, dass sie einen Chemiker namens Felix Hoffmann einstellten, der nicht mit Perkins Mentor von Hoffmann verwandt war, und ihm die Aufgabe gaben, Techniken zu entwickeln, um Essigsäure hinzuzufügen. Essigsäure, die nur zwei Kohlenstoffatome hat, ist der aktive Bestandteil von Essig. Essigsäure und ihre chemischen Verwandten binden sich leicht an viele Chemikalien. Um herauszufinden, welche möglichen neuen oder verbesserten Produkte daraus entstehen könnten, fügte Hoffmann Essigsäure zu Salicylsäure hinzu, dem Produkt der Weidenbäume namens Salix oder der blühenden Sträucher namens Spirea, wie ich bereits sagte, beide gute Quellen dafür. Salicylsäure aus Weidenrinde hatte seit den Griechen den Ruf, ein gutes Mittel gegen Fieber und Schmerzen zu sein. Das Produkt, das Hoffmann herstellte, nannte er Acetylsalicylsäure (allgemein als ASA abgekürzt), und es war besser zur Heilung von Kopfschmerzen geeignet als Weidenrindenextrakte und auch bequemer.

Wir kennen Acetylsalicylsäure als Aspirin, und Bayer brachte es 1899 auf den Markt. Sie kreierten den Markennamen mit einem "A" für Acetyl und "spirin" für Spirea.

Der August 1897 war ein guter Monat für diesen Bayer-Chemiker, denn er experimentierte weiter mit dem chemischen Prozess der Acetylierung. Das ist der Name, der dem Anfügen von Essigsäure—wie bereits erwähnt, der aktive Bestandteil von Essig—an andere Chemikalien gegeben wird, und so stellte er Aspirin her, oder wie die Chemikalie bekannt ist, Acetylsalicylsäure. Elf Tage nachdem er Aspirin hergestellt hatte, fügte er Morphin Acetat hinzu. Es war der 21. August 1897, und andere Bayer-Mitarbeiter probierten es aus. Der Legende nach fühlten sie sich heldenhaft, heroisch auf Deutsch, also gab Bayer seiner neuen Chemikalie, genannt Diacetylmorphin, den Markennamen Heroin.

Das Probieren chemischer Erfindungen passte auch zu dem alten Stereotyp von Chemikern weltweit. Historisch gesehen probierten sie alle die Chemikalien, die sie erfanden, schmeckten sie oder schmierten sie auf. Heute macht man das nicht mehr so häufig, wegen der Risiken, die neuen Chemikalien innewohnen.

Es verbindet auch Aspirin mit Heroin, denn sie wurden vom selben Chemiker mit demselben Prozess bei derselben Firma erfunden.

Ich bespreche Heroin und Morphin im nächsten Kapitel.

Morphin & Heroin

Morpheus war ein griechischer Gott, und sein römisches Pendant war Somnus. Beide waren für Schlaf und Träume zuständig. Morpheus lieh seinen Namen dem Morphin, dem ersten reinen Medikament, das aus einer Pflanze isoliert wurde, während der Name von Somnus mit Schlaf assoziiert wird—das erste Wort, das einem einfällt, ist dessen Verlust, die Schlaflosigkeit, Insomnia. Ich diskutiere die Geschichte des Morphins an mehreren Stellen, teils, weil sie so interessant ist.

Heroin, erinnere ich, hat einen deutschen Akzent, erfunden von demselben Mann, der auch das Aspirin erfand, Bayer-Aspirin.

Schätzungen über den Missbrauch von Morphin lehren uns, dass 10 % der US-Bevölkerung Morphin aus rein rekreativen Gründen ausprobiert haben und dass diese Missbrauchsepidemie anhält. In den vier Jahren zwischen 2004 und 2008 hat sich die Zahl der Abhängigen in den USA mehr als verdoppelt und ist bis heute weiter gestiegen.

Morphin und Heroin, ja, alle Opiate und Opioide sind bekannt dafür, nicht nur Schlaf, sondern auch schöne Träume zu induzieren. Diese Träume nennen wir Halluzinationen.

Samuel Taylor Coleridge, neben anderen historischen Persönlichkeiten, ist bekannt dafür, Opium missbraucht zu haben. Er schrieb in "Kubla Khan", mit halluzinatorischen Bildern, die vermutlich von einem Opiumtraum inspiriert waren:

A damsel with a dulcimer

In a vision once I saw:
It was an Abyssinian maid
And on her dulcimer she played,
Singing of Mount Abora.
Could I revive within me
Her symphony and song,
To such a deep delight 'twould win me.

Bis 1817 war rohes Opium, also einfach getrockneter Mohnsaft, das einzige verfügbare Opiat. Menschen rauchten es in einer Pfeife oder einer Wasserpfeife oder kauten es. Dieser getrocknete Pflanzensaft war über tausende Jahre das Hauptprodukt im Drogenhandel, und eine der herausragenden Wirkungen von Opium war seine Fähigkeit, Schlaf zu induzieren. Die Mohnpflanze wurde gehandelt, Länder wurden erobert, und Schlaf wurde erzeugt. Die Philister brachten die Mohnpflanze zusammen mit Kümmel vor 3000 Jahren ins jüdische Königreich.

Wie ich bereits erklärt habe, isolierte Friedrich Wilhelm Adam Sertürner Morphin aus Opium und zeigte, dass es die gleichen Eigenschaften wie Opium hat, nämlich die Fähigkeit, Schlaf zu induzieren. Er benannte es nach Morpheus als "Morphium". Er stellte korrekt fest, dass der durch das Rauchen von Opium verursachte Schlaf auf das Morphin im Opium zurückzuführen ist. Es war das Jahr 1805, und er war der Erste, der die Idee vorbrachte, dass viele Pflanzen aktive Chemikalien enthalten, die wir extrahieren können—eine Praxis, die wir bis heute fortführen. Wie ich erklärt habe, war die Isolation von Morphin einer der Auslöser für die Entstehung der pharmazeutischen Industrie.

Ich möchte jedoch kritisieren, wie Sertürner die Wirkung seines Extrakts zeigte: Er testete ihn an siebzehnjährigen Jungen und nahm ihn gleichzeitig selbst ein. Nach heutigen moralischen Standards war das in vielerlei Hinsicht verwerflich.

Dennoch war er der erste Mensch, der ein reines Medikament aus einer Pflanze isolierte, und seine Entdeckung bildete die Grundlage für die Geburt der pharmazeutischen Industrie. Wir haben sogar einen modernen Begriff für Morphin, das aus Mohnsaft isoliert wird: Wir nennen es ein "Naturprodukt", ähnlich wie das Koffein im Kaffee, der Zucker im Zuckerrohr, das Atropin in Tollkirschen oder das Digitalis im Fingerhut.

Ich habe bereits in einem früheren Kapitel über den Einsatz von Morphin während des US-amerikanischen Bürgerkriegs gesprochen. Die Sucht im Militär wurde erneut während des Zweiten Weltkriegs hervorgehoben, als das Syrette erfunden wurde. Es handelte sich um das erste Einweg-Injektionsgerät, das mit einer gemessenen Dosis eines Medikaments geladen war. Nach der Injektion steckte der behandelnde Arzt oder die Krankenschwester das Syrette an den Kragen des Soldaten, um zu signalisieren, dass er bereits eine Dosis Morphin erhalten hatte. Es sagte visuell aus: "Er wurde dosiert. Keine weitere Dosis."

Morphin spielte eine zentrale Rolle bei der Gründung der pharmazeutischen Industrie. Morphin erzeugt schöne Träume.

Die Rolle von Morphin bei der Entwicklung physischer Abhängigkeit hängt von der Art und Weise ab, wie es verwendet wird. Wenn es als Freizeitdroge konsumiert wird, entwickeln die Benutzer eine Toleranz gegenüber seiner Wirkung, beginnen, sich häufiger zu dosieren, und verwenden es weiter, um die gefürchteten Entzugssymptome zu vermeiden. Dieses Dosismuster verursacht zuverlässig und reproduzierbar eine Sucht.

Wenn Morphin jedoch Krebspatienten zur Schmerzlinderung verabreicht wird, zeigen diese Patienten ebenfalls Toleranz und physische Abhängigkeit. Der Unterschied in dieser Nutzergruppe besteht darin, dass die Patienten selten Freizeit- oder Dauerkonsum zeigen, da ihre Motivation die Schmerzvermeidung und nicht das Streben nach einem Rausch ist.

Ein NIH-Bericht mit dem Titel "Development and Validation of the Current Opioid Misuse Measure" von sieben Wissenschaftlern erklärt: „Trotz internationaler Bemühungen zur Verbesserung der Schmerzbehandlung ist eine unzureichende Schmerzlinderung ein ernstes Problem für die öffentliche Gesundheit." Sie bezogen sich auf den Einsatz von Opiaten bei Krebspatienten sowie bei Nicht-Krebspatienten. Sie schrieben weiter: „Es ist auch wichtig für die erfolgreiche Behandlung chronischer nicht-krebsbedingter Schmerzen, Patienten unter Opioidbehandlung häufig zu überwachen und diejenigen zu identifizieren, die missbräuchliches Verhalten zeigen." Gleichzeitig kommen sie zu dem Schluss: „Opioide werden wahrscheinlich weiterhin eine entscheidende Rolle bei der Behandlung und dem Management chronischer nicht-krebsbedingter Schmerzen spielen."

Morphin und andere Opiate behandeln jedoch keine zugrunde liegenden Erkrankungen, sondern lediglich die durch diese Verletzungen oder Krankheiten verursachten Schmerzen. Morphin wurde sogar ohne Rezept verkauft, bis es 1914 als kontrollierte Substanz eingestuft wurde.

Schätzungen zufolge haben 10% der US-Bevölkerung Morphin aus Freizeitgründen ausprobiert.

Die 1930er Jahre erhielten ein Ausrufezeichen, als Sigmund Freuds Arzt ihn 1939 auf Freuds eigenen Wunsch hin mit einer Überdosis tötete—ein Fall von ärztlich assistiertem Suizid. Der berühmte Psychiater litt an den Schmerzen seines Kieferkrebses und wählte den Tod als dauerhafte Schmerzbehandlung.

Wie ich gezeigt habe, gibt es Heroin seit mehr als einem Jahrhundert, und seine Verwendung war in den USA während des größten Teils dieser Zeit verboten. Trotzdem bleibt es ein Problem. Heute wird es in den USA als Droge der Kategorie 1 eingestuft, die per Gesetz als hochgradig missbrauchsgefährdet und ohne medizinischen Nutzen gilt. Wie kann etwas, das illegal ist zu importieren, herzustellen oder zu verkaufen, und dessen Konsum tödlich sein kann, weiterhin ein Bestseller bleiben, wenn der Verkauf zu einer Verhaftung und der Konsum zum Tod führen kann?

Einer seiner Straßennamen ist „Horse", und es ist kein Gewinner—wetten Sie nicht darauf.

Zuerst gibt es eine Lieferkette, die außer Kontrolle geraten ist. Der Großteil des in den USA verkauften Heroins stammt aus Mexiko und Südamerika, mit einem kleinen Anteil aus Afghanistan, obwohl diese Quelle weniger wird. Offensichtlich wird es geschmuggelt, und obwohl unsere Grenzen immer stärker gesichert werden, scheinen sie durchlässiger zu sein. Die Abnahme der Einwanderung aus Lateinamerika hat die Verfügbarkeit von Heroin nicht verringert, was klar zeigt, dass diese Einwanderer das Heroin nicht in ihrem Gepäck mitbrachten. Es kommt auf andere Weise, oft auf dem Rücken illegaler Einwanderer, die mitten in der Nacht die Grenze überqueren, oder versteckt in Lastwagen und Autos, die die Grenze passieren.

Heroin bleibt ein Problem, weil es weiterhin einen Markt dafür gibt, und dieser Markt, bis vor kurzem, wird weiterhin durch seine Wirkung stimuliert: Es ist ein Opioid, das einen angenehmen Rausch erzeugt. Menschen, die diesen Rausch erlebt haben, suchen ihn erneut. Ich habe eine Arbeit gefunden, die sagte, ein Heroinrausch sei wie Liebe.

Die Drug Enforcement Administration (DEA) veröffentlichte im Dezember 2019 eine Pressemitteilung mit dem Titel: *Mehr als 1,2 Millionen Dollar Heroin beschlagnahmt; 15 Anklagen während einer Operation im Zusammenhang mit 15 Überdosierungen, davon drei tödlich.* Diese Beschlagnahmung fand auf Long Island, New York, statt und zeigt deutlich, dass es immer noch einen großen Markt gibt, und der Standort zeigt, wie sich die Nutzung auf die Vororte ausgeweitet hat.

Heroin fasziniert mich als Wissenschaftler wegen seiner Wirkungsweise. Konsumenten schlucken oder injizieren Heroin, und ihre Körper wandeln es sofort in Morphin um. Es erscheint im Urin der Konsumenten als Morphin. Das ist auch ein wenig verwirrend, denn Heroin ist doppelt so stark wie Morphin, das heißt, eine Heroindosis wiegt nur halb so viel wie eine Morphindosis. Dennoch wandeln unsere Körper das Heroin in Morphin um, und Konsumenten sagen, dass sie bei einer effektiv niedrigeren Dosis immer noch einen Rausch bekommen. Ich vermute, dass der Rausch durch die schnellere Wirkung von Heroin kommt, da er nicht von einer niedrigeren Dosis stammen kann.

Morphin war das erste natürliche Produkt, das aus einer Pflanze isoliert wurde. Heroin war eines der ersten vollständig synthetischen Medikamente. Morphin wird medizinisch verwendet. Heroin wird missbraucht.

Lassen Sie mich wissen, wenn weitere Änderungen oder Übersetzungen erforderlich sind!

Wie gelangen so viel Heroin und Fentanyl in die USA?

China und die Opioide

Opium ist nicht in China heimisch. Es stammt ursprünglich aus der Türkei und den umliegenden Regionen und wurde später nach China importiert. Das wirft die Frage auf, wie China 1500 Jahre später zur Hauptquelle von illegalem Fentanyl wurde, das nach Nordamerika geschmuggelt wird.

Gehen wir ein paar Jahrhunderte zurück. Selten in der Geschichte hat ein Drogenhandel direkt zu einer Führungsrolle im internationalen Handel, anschließend zu einem Krieg und durch die Finanzierung durch Heroinhandel zur Dominanz in der Region geführt. Der asiatische Riese Jardine Matheson hat all dies erreicht, auch wenn dies nicht als Anklage gemeint ist, sondern um zu zeigen, wie sich der Welthandel entwickelt hat.

Der Unternehmensriese Jardine Matheson wurde vom in Edinburgh ausgebildeten Arzt William Jardine gegründet, der 1784 geboren wurde. Er wurde Chirurg auf Schiffen der Britischen Ostindien-Kompanie, die im Indischen Ozean und darüber hinaus Handel trieben. Die Britische Ostindien-Kompanie, gegründet im 17. Jahrhundert, organisierte diesen Handel. Es war ein Unternehmen, das direkt zur Kolonialisierung Indiens durch Großbritannien führte, die später als British Raj bekannt wurde.

Jardine schloss sich mit James Matheson, ebenfalls ein Schotte, zusammen, und gemeinsam wurden sie die größten Importeure von Opium, das in Indien beschafft und dann nach China geschmuggelt wurde. Der Verkauf von Opium an Jardine Matheson, die es wiederum an China verkauften, hielt die britische Regierung auf Distanz zu dem Drogenhandel und ermöglichte dennoch Handel und Profit.

Opium wurde während der Tang-Dynastie durch den Handel mit arabischen Händlern nach China eingeführt, lange bevor Jardine Matheson existierte. Die Tangs regierten zwischen 618 und 907. Sie hatten nichts mit dem Tang-Getränk zu tun, das seit den 1950er Jahren auf dem Markt ist.

Der Opiumhandel mit Arabern wurde bald von den Portugiesen abgelöst, nachdem Vasco da Gama seine epischen Reisen nach Indien und in den Orient unternommen hatte. Die Portugiesen ließen sich Mitte des 16. Jahrhunderts in Macao nieder und übernahmen den Opiumhandel vollständig, obwohl Großbritannien weiterhin indirekt daran beteiligt war.

Die Hauptverwendung von Opium bestand damals als Aphrodisiakum, obwohl ich keine Informationen über seine Wirksamkeit zu diesem Zweck habe. Es wurde auch bei Angstzuständen und Schmerzen eingesetzt, und sein Gebrauch verbreitete sich langsam, aber stetig über die nächsten 900 Jahre. Im 18. Jahrhundert begann der Tabakkonsum in Nordamerika und brachte den Chinesen eine neue Methode bei, Opium zu konsumieren: Rauchen. Zuvor wurde Opium oral eingenommen. Das Rauchen mit der Pfeife, eingeführt von Europäern, fand seinen Weg nach China, noch bevor Zigaretten dort ankamen.

Der zunehmende Konsum führte zu ersten Gesetzen, die den Opiumimport verbieten sollten. Diese Gesetze hatten jedoch nur wenig Wirkung auf die Ausbreitung des Missbrauchs.

In seinem Buch *1493* [Vintage Books, 2011] schrieb der Autor Charles C. Mann, dass Bauern während der Qing-Dynastie „ihren Tabak mit

Opium mischten". Das klingt fast wie das moderne Konzept von mit Fentanyl gestreckten Drogen.

Die USA begannen nach der Revolution von 1776 mit China zu handeln und wurden zu großen Importeuren von chinesischem Tee. Zu dieser Zeit wurden auch die Theorien des Schotten Adam Smith über den freien Handel bekannt, einschließlich seiner Beobachtung, dass „Wettbewerb zu wirtschaftlichem Wohlstand führen kann".

Ein Jahrhundert später setzten portugiesische Händler ihre Praxis fort, Opium in Indien zu kaufen und es mit hohen Gewinnspannen nach China zu handeln. Dies zog auch die USA in diesen Teil des internationalen Handels hinein.

Der britische Opiumhandel fiel mit einer weltweit wachsenden Nachfrage nach chinesischer Seide, Tee und Porzellan zusammen. Dieser Handel führte jedoch zu einem Ungleichgewicht, da China sich weigerte, europäische Fertigprodukte zu importieren, und versuchte, Opium zu verbieten, was den Schmuggel sogar noch verstärkte.

Laut Julia Lovell in ihrem sorgfältig recherchierten Buch *The Opium War* [Abrams Press, 2021] war der größte Teil des Profits „in den Taschen der britischen Regierung, deren Agenten in Asien die Opiumproduktion in Bengalen kontrollierten". Die Ostindien-Kompanie „organisierte und überwachte den Anbau von Mohnblumen über Hunderttausende von indischen Morgen… und führte Auktionen durch".

Zwischen 1644 und 1912 wurde China von der Qing-Dynastie regiert. Die Bevölkerung wurde zunehmend dysfunktional aufgrund der weit verbreiteten und wachsenden Sucht nach dem von Großbritannien geschmuggelten Opium.

Die Spannungen führten schließlich zum Ersten Opiumkrieg, der durch den Vertrag von Nanjing 1842 beendet wurde. Ein Jahr später unterzeichneten die USA den Vertrag von Wangxia, der den Amerikanern unter anderem das Recht gab, Land in den sogenannten fünf Vertragshäfen zu besitzen, einschließlich Shanghai, der Stadt, die zur Entstehung des Ausdrucks „Shanghaied" führte.

Lovell schreibt weiter: „In China ist der Opiumkrieg heute die traumatische Einleitung in die moderne Geschichte des Landes… aber auch der Beginn von Chinas Jahrhundert der Demütigung."

Die Qing-Dynastie hielt sich nicht in dem Maße an die Verträge, wie es die westlichen Mächte erwarteten, und 1857 griff Großbritannien erneut chinesische Hafenstädte an, was als Zweiter Opiumkrieg bekannt wurde. Dies führte ein Jahr später dazu, dass China Frankreich, Russland und den USA Verträge gewährte, die dieselben Rechte garantierten, die Großbritannien sich durch seinen Angriff auf China gesichert hatte. Charles Mann schrieb: „Britische Truppen verbreiteten das Opium, gegen dessen Import die Regierung Krieg geführt hatte."

Zu den durch diese Verträge gewährten Rechten gehörte, dass die Insel Taiwan für den westlichen Handel geöffnet wurde. Über Jahrzehnte war die Insel als Formosa bekannt, ein Name, der von portugiesischen Seefahrern im Jahr 1542 geprägt wurde, die sie als „Schöne Insel" (*Ilha Formosa*) beschrieben. Nachdem China den Kommunismus und eine autoritäre Herrschaft übernommen hatte, wurde Taiwan als Republik China bekannt, während das Festland umgangssprachlich als „Rotes China" bezeichnet wurde.

Jardine Matheson entwickelte sich zu einem in Hongkong ansässigen Wirtschaftsriesen, dessen Geschäftsfelder inzwischen keine Verbindung mehr zu Opium haben.

Lovell schrieb: „Der narkotische Puritanismus der beiden großen Diktatoren des zwanzigsten Jahrhunderts in China, Chiang Kai-shek und Mao Zedong—beide erklärte öffentliche Feinde des Opiums, beide finanziert durch Profite aus dem Drogenhandel."

Charles C. Mann betonte die Rolle der Drogen in der chinesischen Politik. Er schrieb: „Einige der größten Produzenten waren die britischen Nachfahren der nationalistischen Offiziere, die nach Maos Übernahme

Pekings im Jahr 1949 geflohen waren. Sie wurden in den 1960er Jahren durch Guerillas aus kommunistischen Aufständen in Myanmar ergänzt und teilweise ersetzt. Peking subventionierte diese Guerillas, und die gleichzeitigen Bemühungen, den Drogenhandel im Goldenen Dreieck zu stoppen, waren wenig überraschend wenig erfolgreich."

Mehr als 90 % des Heroins, das heute in die USA gelangt, wird aus Mexiko geschmuggelt. Der Großteil davon wird aus chinesischem Opium hergestellt. Tatsächlich verurteilte China 2019 einen seiner Bürger zum Tode, weil er ein Labor betrieb, das Fentanyl herstellte, das später in großen Mengen in die USA geschmuggelt wurde. Chinesische Behörden arbeiteten sogar mit der US-Strafverfolgung zusammen, suspendierten jedoch später die Hinrichtung. Ich habe keine weiteren Informationen darüber, ob die Hinrichtung vollzogen wurde. Fentanyl und Heroin kommen weiterhin aus Mexiko, und die DEA sagt nach wie vor, dass ihr Ursprung in China liegt.

Weniger als 10 % des Opiums gelangen aus Afghanistan in die USA, das zusammen mit der Türkei die ursprüngliche Heimat des Schlafmohns ist.

„Heroin wird fast ausschließlich an Grenzübergängen beschlagnahmt, entweder versteckt in Fahrzeugen oder bei Einzelpersonen," sagte Gil Kerlikowske, Kommissar des US-Zolls und Grenzschutzes, vor einem Kongressausschuss. Er fügte hinzu: „Die Grenzpatrouille beschlagnahmt nur sehr wenig Heroin, da die Risiken für Schmuggler hoch und die Herausforderungen, es zu transportieren, groß sind."

Die DEA berichtete Ähnliches bereits 2016 in ihrem Bericht *National Drug Threat Assessment*: „Illegale Drogen werden in versteckten Fächern innerhalb von Fahrzeugen oder vermischt mit legalen Gütern in Lastwagen in die USA geschmuggelt."

Im Gegensatz dazu berichtete die BBC 2021, dass Afghanistan für mehr als 80 % des weltweiten Opiumangebots verantwortlich ist, jedoch fast ausschließlich außerhalb der USA.

Wir müssen verstehen, warum Heroin und Fentanyl so leicht zu verbergen sind. Es sind hochwirksame Drogen, oder wie in einem alten Werbeslogan für Brylcreem-Haarpflege: „Ein kleiner Tupfer genügt." Aufgrund dieser hohen Potenz sind die geschmuggelten Mengen nicht sehr groß, was sie noch schwerer auffindbar macht.

Während meiner Recherchen fand ich einen Bericht aus einer akademischen Veröffentlichung von 1961, dem *Journal of Pharmacology and Experimental Therapeutics*. Darin wurde angegeben, dass die klinische Dosis von Morphin 10 mg beträgt und eine ähnliche analgetische Dosis von Heroin zwei- bis viermal niedriger ist. „Die Menge Heroin, die benötigt wird, um die analgetische Potenz von 10 mg Morphin zu erreichen, lag zwischen 2,3 und 5,2 mg." Auf Basis dieser Daten nehme ich an, dass Heroin etwa viermal potenter ist, und setze die klinische Dosis von Heroin auf 2,8 mg fest, um meine Berechnungen zu erleichtern.

Eine Unze (28 Gramm) Heroin entspricht also etwa 10.000 Einzeldosen. Bei 32.000 Unzen in einer Tonne könnten 320 Millionen Menschen—die gesamte US-Bevölkerung—eine Dosis erhalten.

Die US-Regierung schätzt, dass jährlich 100 Tonnen Heroin in die USA geschmuggelt werden. Diese Menge entspricht weniger als drei Containern, die auf Lkw-Anhängern transportiert werden, was zeigt, wie klein die geschmuggelten Mengen sind—und warum Heroin sowohl ein nationales als auch ein internationales Problem darstellt.

Es ist leicht zu verstecken.

Die geringe Größe geschmuggelter Heroinpakete deutet auf ein weiteres Problem hin. Viele Rezepte in den USA werden per Post geliefert. Betrachtet man das genauer, sind Tabletten oder Kapseln in einem verschlossenen Plastikbehälter, möglicherweise in einem gepolsterten Umschlag verpackt. Der U.S. Postal Service kann nur einen kleinen Bruchteil der Post überprüfen, sodass die meisten per Post versendeten Opioidrezepte den Empfänger erreichen. Meiner Meinung nach sollte der Versand von Opioiden der Vergangenheit angehören, zumindest bis wir eine Technologie entwickelt haben, die ich „Schnüffler-Technologie" nenne. Sie müsste in der Lage sein, täglich Zehntausende von Paketen zu „erschnüffeln".

Das Problem von Heroin wird noch verstärkt, wenn es mit Fentanyl vermischt wird.

Fentanyl ist 100-mal wirksamer als Morphin. Wenn also, wie bereits erwähnt, die Dosis von Morphin 10 mg beträgt, dann liegt die von Fentanyl bei 0,1 mg, also einem Zehntel von 1 mg oder 100 Mikrogramm. Ein Mikrogramm ist ein Millionstel eines Gramms—eine verschwindend kleine Menge.

Laut der U.S. Drug Enforcement Administration (DEA) (https://www.dea.gov/resources/facts-about-fentanyl):

„Illegales Fentanyl, das hauptsächlich in ausländischen Geheimlabors hergestellt und über Mexiko in die Vereinigten Staaten geschmuggelt wird, wird im ganzen Land verteilt und auf dem illegalen Drogenmarkt verkauft. Studien zeigen, dass das aus Mexiko geschmuggelte Fentanyl aus China stammt, ebenso wie das Opium. Fentanyl wird anderen illegalen Drogen beigemischt, um die Wirkung zu verstärken. Das Produkt wird als Pulver, Nasensprays und zunehmend als gefälschte Tabletten verkauft, die wie verschreibungspflichtige Opioide aussehen."

Ein separater, nicht klassifizierter Bericht der DEA, *Fentanyl Flow to the United States*, berichtete:

„Ab dem 1. Mai 2019 unterstellt China offiziell alle Formen von Fentanyl der Drogenklassifizierung. Die Umsetzung dieser neuen Maßnahme umfasst die Untersuchung bekannter Fentanyl-Produktionsstandorte, strengere Kontrollen von Internetseiten, die Fentanyl bewerben, eine strengere Durchsetzung von Versandvorschriften sowie die Schaffung spezieller Teams zur Untersuchung von Hinweisen auf Fentanyl-Schmuggel. Diese neuen Vorschriften könnten die Produktion und den Handel mit Fentanyl aus China erheblich einschränken und Chinas Rolle als Lieferant sowohl für die USA als auch für Mexiko verändern."

Trotz Chinas Maßnahmen zur Eindämmung der Fentanyl-Produktion und Indiens Wettbewerb erklärte die DEA:

„Der Fentanylfluss in die Vereinigten Staaten wird in naher Zukunft wahrscheinlich weiterhin diversifiziert sein." Diversifizierung bedeutet in diesem Fall, dass Fentanyl in kleinen Chargen geschmuggelt wird, die entweder in Autos oder Lastwagen versteckt oder bereits mit anderen Drogen vermischt sind.

Die illegale Herstellung von Fentanyl hat ein zusätzliches Problem: Wie können Labore genug Präzision bei ihren Messungen gewährleisten, um die Sicherheit der Konsumenten zu garantieren? Das ist besonders wichtig angesichts der Potenz von Fentanyl. Als ich mein eigenes Labor leitete, hatte ich eine elektronische Waage im Wert von 2000 Dollar, die sicher und zuverlässig 1,0 mg messen konnte. Geheimlabore verfügen nicht über eine solche Waage, sodass es an Qualitätskontrolle und Zuverlässigkeit fehlt. Eine Dosis von 1,0 mg Fentanyl könnte leicht um den Faktor zwei abweichen, und 2,0 mg könnten für eine kleine Person tödlich sein.

Wie bereits erwähnt, kann Fentanyl das Problem von Heroin verstärken, insbesondere wenn es beigemischt wird, um die Wirkung von Heroin zu erhöhen. Dies ermöglicht es den Drogendealern, ihre Heroinvorräte zu strecken—jedoch mit dem Risiko, dass die hinzugefügte Menge Fentanyl eine tödliche Dosis ist.

Wie die DEA erklärt:
„Ein Kilogramm Fentanyl hat das Potenzial, 500.000 Menschen zu töten." Ein Kilogramm entspricht zweieinhalb Pfund—eine kleine Menge, die leicht als Teil einer LKW-Ladung oder versteckt in einem Auto geschmuggelt werden kann.

Die DEA berichtete weiter:
„Drogenkartelle verteilen Fentanyl typischerweise in Kilogramm (1000 Gramm). Wie bereits erwähnt, hat ein Kilogramm das Potenzial, 500.000 Menschen zu töten."

Die CDC (Centers for Disease Control and Prevention) fügt hinzu:

„Nach Angaben der CDC sind synthetische Opioide (wie Fentanyl) der Haupttreiber von Überdosierungstoten in den Vereinigten Staaten. Im Vergleich der Zeiträume von Januar 2020 bis Januar 2021 stiegen die Todesfälle durch Opioid-Überdosierungen um 38,1 % auf insgesamt 100.000 unnötige Todesfälle. 2022 stieg die Zahl weiter auf etwa 108.000 an."

Chinesisches Fentanyl wird nicht nur als Verunreinigung in Heroin eingebracht, sondern auch in Form von Kopien lizenzierter verschreibungspflichtiger Fentanyl-Tabletten hergestellt und exportiert.

Berichte zeigen, dass Fentanyl so häufig anderen Drogen beigemischt wird, dass es für die Mehrheit der Überdosierungen in den USA verantwortlich gemacht wird. Nutzer können es sogar über soziale Medien wie Facebook und Instagram erwerben.

Das ist ironisch, da soziale Medien ursprünglich als Ersatz für den verringerten sozialen Kontakt gedacht waren und es uns ermöglichen sollten, mit Fremden elektronisch in Kontakt zu treten. Der Verlust des sozialen Kontakts wird für den Anstieg des Opioidkonsums verantwortlich gemacht, was nahelegt, dass soziale Medien den Drogenkonsum mindern sollten. Doch stattdessen sind sie zu neuen Drogendealern geworden—das Gegenteil unserer Erwartungen—und werden für die steigenden Überdosierungsraten junger Menschen verantwortlich gemacht.

Es ist zugleich ironisch und paradox, dass so viel Aufwand betrieben wird, um den Vertrieb von Fentanyl zu bekämpfen, während gleichzeitig Manager, die für den legalen Verkauf von Fentanyl verantwortlich sind—vermarktet von einem Pharmaunternehmen als Subsys und ursprünglich zur Behandlung von Krebsschmerzen eingeführt—für übermäßige Werbung bestraft werden können.

Das Unternehmen ist Insys, mit Sitz in Arizona, dessen Mitbegründer John Kapoor im Jahr 2020 zu fünfeinhalb Jahren Haft verurteilt wurde, weil er das Fentanyl-Spray zur Anwendung unter der Zunge zu aggressiv vermarktet hatte. Andere Führungskräfte von Insys erhielten kürzere Haftstrafen.

Es ist paradox, weil die USA einerseits international für eine Reduzierung der Fentanyl-Importe eintraten, während es gleichzeitig von amerikanischen Unternehmen legal, jedoch viel zu aggressiv, beworben wurde. Das Ergebnis war, dass Subsys auch Menschen ohne Krebs verschrieben wurde.

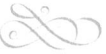

Gute Aufnahme

Pharmakologen lehren ihre Studenten stets, dass Medikamente als Chemikalien definiert werden, die an die Rezeptoren unseres Körpers binden. Durch diese Bindung lösen sie eine Reaktion in den Zellen aus, die genau diese spezifischen Rezeptoren besitzen. Das Argument ist jedoch zirkulär, denn wenn man fragt: „Wo sind diese Rezeptoren?", lautet die Antwort stets: „In deinem Körper" oder „in deinem Gehirn". Nicht sehr spezifisch. Die richtige Antwort haben wir indirekt herausgefunden.

Ich möchte dies anhand meiner eigenen Familie illustrieren. Mein älterer Sohn ist insulinabhängiger Diabetiker, oft auch als Typ-1-Diabetiker bezeichnet. Obwohl sein Zustand nicht direkt mit der Verwendung von Opioiden zusammenhängt, führte das Verständnis der Wirkweise von Insulin letztendlich zur Entdeckung der sogenannten Rezeptoren, einschließlich unserer Opioidrezeptoren. Es ist eine Geschichte aus dem späten 20. Jahrhundert.

Insulin wurde in den 1920er Jahren von Frederick W. Banting und seinem Techniker Charles H. Best in einem kanadischen Labor entdeckt. Banting erhielt den Nobelpreis für seine Entdeckung und übergab seine Patentrechte an Eli Lilly & Co, weil er wollte, dass Insulin allgemein verfügbar wird. Es ist ein Beispiel für Altruismus, wie wir ihn heute selten sehen. Parallel dazu wurde Insulin in Europa von Novo Nordisk produziert, und ab Mitte der 1920er Jahre war es sowohl in Amerika als auch in Europa weit verbreitet.

Ein halbes Jahrhundert später, in den 1970er Jahren, wiesen Labore weltweit nach, dass Insulin durch Bindung an Zellmembranen wirkt. Diese Bindung signalisiert den Zellen, den im Blut zirkulierenden Zucker aufzunehmen. So senkt Insulin den Blutzucker: Es bindet an die sogenannten Insulinrezeptoren. Die Pharmakologie basierte bis dahin auf der Annahme einer Interaktion zwischen Medikament und Rezeptor. Der Insulinrezeptor war der erste, der als physischer Ort an der Außenseite einer Zellmembran nachgewiesen wurde. Zellmembranen sind die Hüllen, die die Zellen umschließen und deren Inhalt intakt halten.

Die Insulin-Geschichte hat noch mehr Facetten, da Insulin sowohl ein Hormon ist, das wir in unserer Bauchspeicheldrüse produzieren, als auch ein Medikament, das wir in der Apotheke kaufen können, um es uns zu injizieren. Es ergibt retrospektiv Sinn, dass wir Insulinrezeptoren haben, weil wir Insulin produzieren. Insulinabhängige Diabetiker produzieren nicht genug Insulin, sodass ihre Insulinrezeptoren leer bleiben und den Zellen nicht signalisieren können, den zirkulierenden Zucker aufzunehmen. Wir können fragen: „Warum haben wir Insulinrezeptoren entwickelt?" Die Antwort lautet heute: „Weil wir Insulin produzieren und unser Körper einen Mechanismus brauchte, um es zu nutzen."

Ich lernte auch über Opioidrezeptoren, als ich Student der Pharmazie war, denn die Rezeptortheorie ist ein grundlegendes Prinzip der Pharmakologie. Wie bereits erwähnt, wirken alle Medikamente, indem sie an Rezeptoren binden. 1973 veröffentlichten Candace B. Pert, selbst eine Doktorandin an der Johns Hopkins University, und ihr Mentor, der angesehene Solomon H. Snyder, eine wissenschaftliche Arbeit mit dem Titel *Opiate Receptor: Demonstration in Nervous Tissue*. Ich war damals im dritten Jahr meines Doktorats an der Boston University und, wie alle anderen Pharmazie-Doktoranden weltweit, von ihrer Entdeckung fasziniert. Unsere Abteilungsbesprechungen drehten sich zunehmend um Diskussionen über Opioidrezeptoren.

Ihre Entdeckung war jedochf auch der Ausgangspunkt für die Frage: Wenn wir Opioidrezeptoren haben, was tun diese dann dort? Produziert unser Gehirn etwas, das an diese Rezeptoren bindet? Die Opioidforschung weltweit begann, nach einem Opioid zu suchen, das unser Gehirn produziert und das an diese Rezeptoren bindet. Analog zu Insulin argumentierte man, dass die Natur, die Evolution oder eine höhere Macht keine Opioidrezeptoren in unser Gehirn gesetzt hätte, wenn unser Gehirn nicht etwas produzieren würde, das sie nutzt.

Darüber hinaus besitzen auch unsere weißen Blutkörperchen, die sogenannten Leukozyten, Opioidrezeptoren auf der Oberfläche ihrer Zellmembranen. Dies deutet darauf hin, dass Opioidrezeptoren eine Rolle in unserer Immunantwort spielen.

Die Entdeckung und Demonstration des Insulinrezeptors regte andere Labore weltweit an, nach der Bindung von Opioiden an Zellmembranen zu suchen. Ein Grund dafür war, dass die mathematische und grafische Darstellung der Bindung von Opioidmedikamenten an ihre theoretischen Rezeptoren identisch war mit der Darstellung, wie Insulin an seine Insulinrezeptoren bindet. Die Überlegung war, „Vielleicht wirken Opioidmedikamente wie Insulin", nämlich durch die Bindung an Zellmembranrezeptoren, um unserem Nervensystem die Botschaft zu übermitteln: „Es tut nicht mehr weh."

Doch Opioidrezeptoren waren anders, denn als Wissenschaftler entdeckten, dass wir messbare Opioidrezeptoren besitzen, war niemandem bekannt, dass unser Körper Morphin oder andere Opioide produziert. Das ließ uns metaphorisch unsere kollektiven wissenschaftlichen Köpfe kratzen und sagen: „Wenn wir keine zirkulierenden Opioidhormone haben, warum hätten sich dann Opioidrezeptoren entwickelt?"

Es stellte sich heraus, dass wir doch Opioidhormone haben. Wissenschaftler in den USA und Großbritannien fanden Mitte der 70er Jahre heraus, wie Morphin und diese Opioidmedikamente wirken. Der erste Hinweis auf ihren Wirkmechanismus war, dass mehrere Labore in der wissenschaftlichen Literatur berichteten, dass Morphin und andere Opioide „an Gehirngewebe binden". Das braucht eine eigene Erklärung, denn es geht zurück auf die grundlegende Definition eines Medikaments.

Die Erfindung, die die Definition zum Leben erweckte, indem sie modellierte, wie Medikamente an Rezeptoren binden, bestand darin, Medikamente radioaktiv zu machen, wodurch sie den Spitznamen „markierte" Moleküle erhielten. Diese Technologie stammt aus der Nuklearindustrie und bedeutete, dass die Medikamente mit einem radioaktiven Marker wie Tritium anstelle von Wasserstoff oder einem radioaktiven Kohlenstoff, bekannt als Kohlenstoff-14, anstelle eines gewöhnlichen Kohlenstoffatoms hergestellt wurden. Der Punkt ist, dass diese „Markierungen" leicht radioaktiv sind, indem sie Elektronen emittieren, die mit einem speziellen Laborinstrument gezählt werden können. Es ist, als ob die Kernphysik die Biologie geheiratet hätte und ihr Nachkomme uns sagen ließ: „Oh, ich kann sehen, dass die Medikamente binden und es tatsächlich Rezeptoren gibt."

Die frühen Forscher fanden heraus, dass radiomarkierte oder markierte Opioide und natürliche Opiate an Hirngewebe hafteten—nicht einfach wie Tinte an einem Handtuch, sondern reversibel, was Wissenschaftler als „Bindung" bezeichnen, das heißt, sie waren an ihre Rezeptoren gebunden. Dieselben Opiat-Medikamente ohne Radiomarker konnten das radioaktive Opioid von seiner Bindungsstelle im Hirngewebe verdrängen. Je mehr unmarkiertes Medikament dem Hirngewebe hinzugefügt wurde, desto weniger markiertes Medikament wurde dort gebunden. Diese Bindungsstellen waren echte Medikamentenrezeptoren, und der gesamte Mechanismus bestätigte die Analogie, die uns beigebracht wurde, dass Medikamentenrezeptoren Schlösser und Medikamente die Schlüssel zu diesen Schlössern sind. Opiatrezeptoren entwickelten sich, genau wie Insulinrezeptoren, weil wir in unserem Gehirn opiathaltige Chemikalien haben, so wie wir Insulin in unserer Bauchspeicheldrüse haben. Die Opiat-Chemikalien brauchten einen Ort, an dem sie wirken konnten, und wie Insulin seine Rezeptoren hat, so haben auch die Opiat-Chemikalien ihre. Die Pharmakologie veränderte sich. Wir konnten diese Rezeptoren jetzt messen.

Pharmakologen lernten immer, dass „Medikamentenrezeptoren spezifische Bereiche unserer Zellen sind, an die die Chemikalien in unserem Körper binden, um ihre Wirkungen zu entfalten und unseren Stoffwechsel zu regulieren." Chemikalien wie Hormone und Neurotransmitter sind Mitglieder dieses chemischen Signalsystems—unser lokales Netzwerk, um ein Konzept aus dem Internet zu entlehnen.

Die Forscher dachten über die Rezeptorbindung nach und folgerten: „Wenn ein Medikament, das wir hinzufügen, reversibel an das Gewebe bindet, muss es etwas geben, das unser Körper produziert und das an denselben Rezeptor bindet." Sie fragten sich, warum wir Opiatrezeptoren entwickeln würden, wenn unser Körper kein Opiat produziert, das diese Rezeptoren nutzt. Im Gegensatz zu Insulin, das ein Hormon auf der Suche nach einem Rezeptor war, kehrten Opiatmedikamentenrezeptoren die Idee um. Sie waren Rezeptoren auf der Suche nach einem Hormon.

Dieses Denken löste eine Suche nach zirkulierenden Opioiden aus. Anfangs schien das weit hergeholt, weil wir keine Weidenrinde oder Mohnsamen produzieren, aber in den mittleren 1970er-Jahren wurden Chemikalien mit Opiataktivität im Hirngewebe entdeckt, und zu jedermanns Überraschung waren es Peptide, Aminosäureketten in einer programmierten Sequenz. Diese Sequenz von Aminosäuren bedeutete, dass unser Körper sie gemäß den Anweisungen unserer DNA herstellte. Wir haben sie nicht nur aus einem bestimmten Grund entwickelt, sondern wir haben die Sequenz auch von unseren Eltern geerbt—ähnlich wie unsere Haarlinie, Größe, Gewicht und die Form unserer Nase!

Diese Entdeckung warf die Frage auf: „Welchem Zweck dienen unsere eigenen Opiate, und stehen sie in Verbindung mit Schmerzmanagement, Drogenmissbrauch oder Sucht?" Hinzu kommt die Frage, warum Wissenschaftler drei Typen von Opiatrezeptoren unterscheiden konnten, bekannt unter ihren griechischen Bezeichnungen Mu, Delta und Kappa. Klingt wie eine Studentenverbindung. Labore haben sogar die Gene geklont, die für diese Peptide codieren.

Diese Fragen beschäftigen uns seitdem. Wir wissen jetzt, dass unser Körper diese Peptide nutzt, um unsere Reaktionen auf Stress und Schmerz zu steuern. Die unvorhersehbare Aktivität war das Fehlen von „Opiat"-Aktivität dieser Peptide, und wir werden nicht von ihnen abhängig, obwohl es eine Theorie gibt, dass Fitnessstudio-Mitgliedschaften und Trainingspläne durch das durch Bewegung induzierte Wohlbefinden angetrieben werden, da Bewegung die Spiegel unserer endogenen (zirkulierenden) Opioid-Peptide erhöht. Das Gegenteil von endogen ist exogen, was bedeutet, dass es geschluckt, injiziert, eingeatmet oder auf die Haut aufgetragen wird.

Es gibt Ergebnisse erstaunlicher Experimente. Wissenschaftler haben durch Gentechnik Mäuse gezüchtet, denen einer oder mehrere der drei Typen von Opiatrezeptoren fehlen. Sie berichteten über experimentelle Ergebnisse, die zeigen, dass, wenn Mäuse ohne ihre Mu-Rezeptoren aufgezogen wurden, die schmerzlindernde Aktivität von Morphin bei diesen Mäusen aufgehoben wurde. Sie folgerten, dass Mu-Opiatrezeptoren molekulare Schalter sind, die ihre eigene Stimulation verstärken. Einfacher gesagt, Morphin bindet an diese Mu-Rezeptoren, und das gibt uns ein gutes Gefühl, also nehmen wir es wieder.

Mäuse, die ohne ihre Delta-Rezeptoren aufgezogen wurden, zeigten erhöhte Angstniveaus, was darauf hindeutet, dass Medikamente, die an unsere Delta-Rezeptoren binden, gute Anti-Angst-Behandlungen sein könnten.

Was sind also die Opiathormone?

Sie sind bekannt als Dynorphine, Endorphine und Enkephaline, und alle drei werden von den Nervenzellen in unserem Gehirn freigesetzt.

Was ist ihre Funktion?

Sie binden selektiv an unsere Mu-, Delta- und Kappa-Opiatrezeptoren, und die zirkulierenden Opioid-Peptide und ihre Rezeptoren bilden einen physiologischen Mechanismus, der uns hilft, Angst und Schmerz zu bewältigen.

Sublimaze, Philly Dope und China White

Ich bin Pharmakologe, wenn auch im Ruhestand, und ich schreibe über Medikamente, nicht über Spielzeug. Vor ein paar Jahren bekam jedoch mein damals 13-jähriger Sohn ein Geschenk mit dem Namen Smithsonian, prominent auf einer Schrumpfverpackung von vier Boxen angezeigt. Ich nahm automatisch an, dass es sich um ein Bildungsspielzeug handelte, da der Name des Museums darauf stand. Ich nahm es in die Hand, um die Anweisungen zu lesen, doch ein „Made in China"-Aufdruck ließ mich innehalten. Nicht nur, dass das Smithsonian Spielzeug aus China verkauft, sondern ich finde kein einziges Spielzeug in meinem Haus—außer Legosteinen—das nicht in China hergestellt wurde.

Dies ist jedoch ein Buch über Opioid-Medikamente, und selbst der illegale Drogenmarkt, insbesondere für Fentanyl, verändert sich. Der Drogenhandel scheint sich ebenfalls zu verlagern, vor allem nach Fernost, insbesondere nach China. Ein Artikel, den ich online in Bloomberg von Esme E. Deprez, Li Hui und Ken Mills gelesen habe, berichtete: *Deadly Chinese Fentanyl is Creating a New Era of Drug Kingpins*. Ebenso schrieb Edward Helmore in einem Artikel, der am 27. Dezember 2017 im *Guardian* veröffentlicht wurde: *It's all fentanyl: opioid crisis takes shape in Philadelphia as overdoses surged*.

Sowohl unsere Spielzeuge als auch unser Straßenfentanyl kommen jetzt aus China. Dies deutet darauf hin, dass der Drogenhandel den

Markt anderer hergestellter Waren widerspiegelt. Während Heroin weiterhin aus Afghanistan, Indien oder Mexiko kommt, lässt sich das meiste Straßenfentanyl auf China zurückführen. Natürlich wird Fentanyl über Mexiko in die USA geschmuggelt und taucht immer häufiger als „Verunreinigung" in Heroin und anderen Drogen auf. Die Straßennamen von Fentanyl spiegeln seine Herkunft wider: *China White* oder *China Girl*. Wie Spielzeug und Werkzeuge hat sich der Schmuggel von Fentanyl zu einem globalen Handel entwickelt, der jedoch weiterhin über Mexiko läuft. Fentanyl-Derivate, die mit Heroin gemischt werden, tauchen auf den Straßen auf. Das gemischte Fentanyl ist gefährlich und verantwortlich für viele Überdosis-Todesfälle. Ein Beispiel ist Carfentanil, ein synthetisches Opioid, das als Beruhigungsmittel für große Tiere wie Bären, Elefanten oder Pferde entwickelt wurde. Wenn es dazu gedacht ist, Bären oder Pferde zu betäuben, ist es kein Wunder, dass es Menschen töten kann.

Ich habe gezeigt, dass Morphin und Codein die beiden bekanntesten Opiate aus Mohnpflanzen sind und eine lange Geschichte haben. Fentanyl ist das Gegenteil, da es nicht aus Pflanzen stammt. Es ist eine Erfindung des 20. Jahrhunderts und vollständig synthetisch. Dennoch ist es ein sehr starkes Morphin-ähnliches Medikament, das ursprünglich in einem Pharmaunternehmen entwickelt wurde.

Dr. Paul A.J. Janssen, ein talentierter belgischer Chemiker, gründete 1953 in Beerse, Belgien, ein kleines Pharmaunternehmen namens Janssen Pharmaceutica, benannt nach ihm selbst und, wie er behauptete, nach seinem Vater. Er synthetisierte Fentanyl in seinem Labor im Jahr 1960. Sein Ausgangsmaterial für dieses neue Opioid war Meperidin (in Europa als Pethidin bekannt), besser bekannt unter dem Markennamen Demerol, das selbst 1937 in Deutschland von I.G. Farben erfunden und 1943 auf den Markt gebracht wurde, mitten im Zweiten Weltkrieg.

Bevor Janssen sein neues Produkt Fentanyl auf den Markt bringen konnte, verkaufte er 1961 sein Unternehmen an Johnson & Johnson (J&J), das es zu einer hundertprozentigen Tochtergesellschaft machte. Janssen brachte Fentanyl 1963 in Europa auf den Markt, aber J&J musste fünf weitere Jahre auf die Zulassung der FDA warten, bevor sie es 1968 in den USA unter dem Namen Sublimaze als Anästhetikum für Operationen einführten. Es dominierte den Markt für Allgemeinanästhetika für die nächsten dreißig Jahre.

Während eines kürzlichen Krankenhausaufenthalts erhielt ich Fentanyl zweimal innerhalb einer Woche für „Prozeduren". Ich lag in meinem Krankenhausbett und wartete auf eine „Prozedur"—Krankenhausjargon für etwas Schmerzhaftes. Eine Assistenzärztin erklärte: „Nach der lokalen Betäubung bekommen Sie Fentanyl, um sich zu entspannen. Haben Sie Fragen?" Sie hob die Augenbrauen, als ob ich erfreut oder dankbar für ihre Erklärung sein sollte.

Fentanyl entspannte mich wahrscheinlich, aber ich werde es nie wissen, denn das Medikament versetzte mich sofort in Schlaf, und ich wachte zwei Stunden später auf. Die Zeit konnte ich anhand meines Handys ablesen, das die ganze Zeit auf meiner Brust lag. Ich nehme an, ich war entspannt, aber nicht genug, um das Telefon fallen zu lassen.

Warum verbreitete sich der medizinische Einsatz von Fentanyl so schnell? Die Antwort liegt in seiner Unterscheidung zu Morphin: Es ist bis zu 100-mal potenter. Eine normale menschliche Dosis Morphin beträgt 10 mg, eine entsprechende Fentanyl-Dosis jedoch nur 0,1 mg. Es sind sogar Fentanyl-Derivate wie Sufentanil bekannt, deren aktive Dosen tausendmal geringer sind als die von Fentanyl selbst. Solch hohe Potenz macht die sichere Dosierung für Menschen schwierig—praktisch unmöglich.

Fentanyls anderer Vorteil ist die Wirkungsdauer von zwei Stunden, verglichen mit der von Morphin, das laut Packungsbeilage alle vier bis sechs Stunden wiederholt werden sollte. Fentanyl ist sowohl kurz wirksam als auch sehr potent.

Diese beiden Eigenschaften steigerten den klinischen Marktanteil von Fentanyl, insbesondere seine Verwendung in Krankenhäusern, wie ich gezeigt habe, als es bei mir angewendet wurde... und ich lebte, um darüber zu schreiben.

Die Pharmaindustrie steigerte den Marktanteil von Fentanyl auch durch neue Formulierungen. Eine Formulierung für ein Pharmaunternehmen ist wie eine neue Sauce für ein Lebensmittelunternehmen. Lebensmittelunternehmen können eine Hühnerbrust in roter Sauce, weißer Sauce, in Olivenöl oder paniert vermarkten und nennen das Produkterweiterung. Ein Pharmaunternehmen kann ein Medikament als Tablette, Kapsel, Lutschtablette oder in einem Gerät verkaufen, das es in unsere Nasen sprüht. Sie verkaufen Cremes, Pflaster und Hautsprays, unter anderem. Diese neuen Formulierungen bieten Marketingvorteile, einschließlich, aber nicht beschränkt auf die Veränderung der Wirkungsdauer eines Medikaments, die Anpassung des Dosierungsschemas von zweimal täglich auf einmal täglich oder die Änderung der Verabreichungsart, beispielsweise von einem injizierbaren Medikament zu einem, das oral in Form einer Kapsel oder Tablette eingenommen werden kann. Jede dieser neuen Formulierungen kann mit demselben Markennamen patentiert werden, da Markennamen markenrechtlich geschützt sind. Diese können erneuert werden, und ein Unternehmen kann ein Marketingprogramm auf einer Familie von Formulierungen mit einem einzigen Markennamen aufbauen. Diese Taktiken verschaffen den Pharmaunternehmen Marketingstärke.

In den frühen 1980er Jahren entwickelte ein kleines Unternehmen in Mountain View, Kalifornien, die Alza Corporation, ein Fentanyl-Pflaster, das sie unter dem Namen Duragesic vermarkteten. Es war erst das zweite Medikamentenpflaster, das sie entwickelten, während Alza für ihre Medikamentenverabreichungstechnologie bekannt wurde. J&J kaufte Alza ebenfalls, was den Trend von Unternehmenswachstum durch Fusionen demonstriert. Alzas erstes Pflaster wurde zur Vorbeugung von Reisekrankheit entwickelt. Ein Pflaster ermöglicht Patienten die kontinuierliche Einnahme eines Medikaments ohne Tabletten, Kapseln, Injektionen oder die Notwendigkeit, sich an die nächste Einnahmezeit zu erinnern. Benutzer müssen nur die Frage beantworten: „Ist das ein Pflaster?" Das Pflaster gibt das Medikament an die Haut ab, und wir nehmen es durch die Haut auf.

Der Name Alza ist ein Akronym aus den ersten beiden Buchstaben des Namens von Dr. Alejandro Zaffaroni, dem brillanten Mann, der nicht nur Alza, sondern auch fünf weitere Unternehmen gründete. Er spielte sogar eine Rolle bei der Entwicklung der ersten Antibabypille.

Als ich die Medikamentenentwicklung für eine Pharmasparte der deutschen BASF leitete, war eines meiner Projekte eine Partnerschaft mit Alza, und ich flog monatlich nach Kalifornien, um sie zu treffen. Mein Büro war in New Jersey, und bei einer Reise war ich an einem Freitagnachmittag in ihren Büros. Ich erinnere mich, dass plötzlich die Arbeit komplett zum Stillstand kam, als Alzas Präsident erschien, sich vorstellte und sagte: „Sie sind zu unserer TGIF-Party eingeladen." Er überreichte mir ein Alza-Sweatshirt, und jemand sagte mir, dass sie jeden Freitag so feierten. Alles, was ich an Freitagen tat, war, in einem Flugzeug zu sitzen und einen Film anzusehen, obwohl ich mein Alza-Sweatshirt immer noch habe, ordentlich gefaltet in meinem Schrank neben meinem Boston-University-Sweatshirt—meine berufliche Geschichte, dokumentiert in Baumwollmischgewebe.

Fentanyls Anwendung wurde 1984 weiter ausgebaut, als Janssen Fentanyl in ein lutscherähnliches Verabreichungssystem integrierte, das sie Oralet nannten und später in Actiq umbenannten. Es war sogar rot gefärbt und gesüßt, obwohl die FDA neun Jahre brauchte, um es für den öffentlichen Gebrauch zuzulassen.

Die Verwendung von Fentanyl als allgemeines Anästhetikum veränderte die Anästhesiepraxis, da Ärzte feststellten, dass es einfacher zu verwenden war als bestehende Produkte. Alles, was sie bis zu Fentanyl hatten, waren die sogenannten flüchtigen Anästhetika, von denen Chloroform das erste und älteste Beispiel war, obwohl es wegen seiner Nebenwirkungen aufgegeben wurde. Sie hatten auch Morphin, das sich jedoch leichter zur Schmerzbehandlung als als chirurgisches Anästhetikum eignete.

Lachgas, auch als Distickstoffmonoxid bekannt, war seit vielen Jahren im Einsatz und wurde vom Entdecker Sir Humphry Davy im Jahr 1800 aufgrund seiner Wirkung „Lachgas" genannt. Es wurde 1844 in die Medizin eingeführt und hat einige analgetische Eigenschaften, produziert aber allein keine Anästhesie und muss mit etwas anderem kombiniert werden. Davy wurde berühmt, weil er später die Elektrizität entdeckte. Sein Name ist einer, den Wissenschaftler während ihrer langen Ausbildungen kennenlernen.

Ab 1846 ersetzte Ether Chloroform und wurde erstmals von einem Zahnarzt, Dr. William T. G. Morton, für Operationen eingesetzt, im historischen Ether Dome im alten Flügel des Massachusetts General Hospital in Boston, das bis heute erhalten ist. Ich besuchte die Einrichtung in meinen Studienjahren und hätte damals wissen müssen, dass mein Interesse an der Medizingeschichte stärker ist als meine Fähigkeit, neue Medikamente zu entdecken. Es ist nie zu spät! Außerdem möchte ich nicht mehr geschäftlich reisen.

Halothan ersetzte 1956 Ether und wurde schnell populär, da alle flüchtigen Anästhetika vor Halothan Probleme hatten.

Chloroform, wie ich bereits erwähnt habe, erwies sich als giftig, Ether ist entflammbar und kann explodieren, und Lachgas ist ein unvollständiges Anästhetikum, obwohl es immer noch als Raketentreibstoff oder zur Leistungssteigerung von Auto-Motoren beim Drag Racing verwendet wird. Die größte Schwäche von Lachgas ist, dass Patienten allein durch dieses Gas nicht einschlafen.

Die heute verwendeten Anästhetika sind alle flüchtig, das heißt, sie müssen eingeatmet werden. Sie sind moderner und umfassen Mittel wie Ethrane, Forane und Suprane, unter anderen. Keines von ihnen explodiert oder vergiftet uns, aber sie werden verwendet, wenn geplante Operationen voraussichtlich länger dauern. Abgesehen von ein paar Nebenwirkungen haben diese neuen flüchtigen Mittel einen Vorteil: Wenn der Anästhesist die Maschine ausschaltet, die das Anästhetikum verabreicht, wacht der Patient innerhalb weniger Minuten auf. Da diese Anästhetika während der künstlichen Beatmung während der Operation verabreicht werden, kann der Anästhesist die Dosis auch Minute für Minute erhöhen oder verringern, wenn er physiologische Veränderungen bemerkt, die eine Intervention erfordern.

Intravenöses Fentanyl benötigt weniger Vorbereitungszeit und weniger Ausrüstung als flüchtige Anästhetika, und die Anästhesie war jahrzehntelang seine Hauptanwendung.

Doch die Verwendung von Fentanyl änderte sich von einem nützlichen, kurzfristigen Anästhetikum zu einer illegalen Droge, die missbraucht wurde, als Nutzer und Dealer entdeckten, wie potent es ist. Der Schmuggel einer 5-Pfund-Tasche Fentanyl bringt mehrere tausend Dollar ein. Das wird durch Statistiken gestützt. In einem Artikel von 2017 im *Journal of the American Medical Association (JAMA)* berichtete Senior Writerin Rita Rubin, dass in mehr als der Hälfte (56 %) der Todesfälle durch Opioid-Überdosierung im Jahr 2016 in den zehn Staaten, die Teil des Überwachungsprogramms des Centers for Disease Control (CDC) sind, Fentanyl nachgewiesen wurde.

Es verlagerte sich auch aus den Städten aufs Land und wird jetzt direkt aus China verschickt oder, wie erwähnt, nach Mexiko exportiert und dann aus Mexiko in die USA geschmuggelt. Einige Autoren diskutieren, wie der Missbrauch von Fentanyl für die Verbreitung von Opioidmissbrauch von innerstädtischen Ghettos in die Vororte der Mittelschicht verantwortlich war, aber Soziologie ist nicht meine Stärke.

Der Bloomberg-Artikel, den ich früher in diesem Kapitel erwähnt habe, zeigte, wie und warum Straßen-Fentanyl aus China kam. Es gibt auch andere Berichte über diese Nische des internationalen Handels. *TheGuardian.com* berichtete am 24. Januar 2018: "Chinese Labs Use Mail to Send Opioid Fentanyl into U.S. Senate Report Finds." Dies macht die US-Post zum Thema, nicht weil sie schuld oder irgendwie haftbar ist, sondern weil sie schlecht ausgerüstet ist, um den Zustrom illegaler Chemikalien in unscheinbaren braunen Umschlägen zu bewältigen. Hier gibt es eine gute Gelegenheit, Technologie zur Drogenaufspürung einzusetzen. Selbst mein Auto piept, wenn ich mich einem geparkten Auto nähere, und ich bin sicher, dass Technologie entwickelt werden kann, um Fentanyl in einer schlichten Verpackung bei der Post oder versteckt in einem Auto oder einem Lkw voller Waren zu erkennen.

Ebenso berichtete *latimes.com* am 13. Dezember 2017: "Smuggler Busted With Almost 80 Pounds of Fentanyl at U.S. Mexico Border, Agents Say." Dies unterstützt die Berichte, dass chinesisches Fentanyl über die Grenze zwischen den USA und Mexiko geschmuggelt wird, anstatt direkt aus Asien zu kommen.

Meine Interesse liegt darin, wie wir das stoppen können, denn es stellt uns vor ein Drogenmissbrauchsproblem, das sich von allem unterscheidet, was wir seit mindestens zwei Generationen hatten, als Heroin ohne medizinischen Nutzen die bevorzugte Droge war. Fentanyl, verkauft als Sublimaze, ist nach wie vor ein legales, nützliches und sicheres Medikament, das in der klinischen Praxis weit verbreitet ist. Das Duragesic-Pflaster hat einen respektablen Markt bei der Behandlung schwerer chronischer Schmerzen wie bei Krebserkrankungen, ein Markt, der auch von Subsys, der sublingualen Formulierung von INSYS, bedient wird. Der Fentanyl-Lutscher Actiq, obwohl er jetzt auf die Verwendung bei Kindern über 16 Jahren beschränkt ist, da er in der Vergangenheit missbraucht wurde, behandelt ebenfalls chronische Schmerzen. Das ist die legale Seite, obwohl wir gleich sehen werden, dass die legale und illegale Seite soziologisch aufeinanderprallen.

Auf der illegalen Seite lässt sich Fentanyl gut mit anderen Drogen mischen, und eine der häufigsten Mischungen ist Philly Dope, das aus Heroin und Fentanyl besteht. Diese Mischung entstand, als Dealer Heroin streckten, um mehr Produkt zu verkaufen, aber das Strecken verringerte die Potenz des Heroins, sodass die Dealer diesen Potenzverlust durch das Hinzufügen von etwas Fentanyl ausglichen. Denken Sie daran, dass Fentanyl 50-mal potenter ist als Heroin und 100-mal potenter als Morphin, sodass es die Potenz des gestreckten Heroins erhöhte. Das Problem dieser Strategie ist jedoch, dass sie begann, Nutzer zu töten. Der oben erwähnte Artikel des *Guardian* berichtet von einem Anstieg der Todesfälle durch Fentanyl um 540 % zwischen 2014 und 2017.

Fentanyls unglaubliche Potenz bedeutet auch, dass der Schmuggel nur kleine Pakete erfordert, denken Sie an eine 5-Pfund-Zuckertüte in einem Sattelschlepper; wie soll ein Inspektor nach etwas so Kleinem suchen, das in etwas so Großem versteckt ist? Fentanyl-Sendungen kommen sogar per FedEx und UPS an. Ich wiederhole meinen Wunsch, dass jemand eine "Schnüffler"-Technologie entwickelt, die unsere Sendungen auf Sattelschleppern oder in einem Hohlraum eines Personenwagens "erschnüffeln" kann.

Fentanyl stellt die USA vor ein komplexes kommerzielles Problem. Es ist ein klinisch nützliches verschreibungspflichtiges Medikament, das einen ausgeklügelten internationalen Schmuggelbetrieb hervorgebracht hat.

Ich habe keine Daten, aber ich bin sicher, die meisten Menschen werden zustimmen, dass Spielzeug, Werkzeuge, Kochgeschirr und viele andere hergestellte Produkte alle in China hergestellt und in die USA importiert werden, weil die Gewinnspannen höher sind als für Produkte, die früher in den USA hergestellt wurden. Unsere Fabriken zogen vor 25 Jahren nach China, um Kosten zu sparen, da unsere Lohnkosten stiegen. Das einzige sichtbare Ergebnis ist, dass große Fabrikräume als Galerieräume, Loftwohnungen mit hohen Decken oder große, leere Hüllen erscheinen.

Die Chinesen haben versprochen, das Fentanyl-Problem zu lösen, und auch der Kongress beschäftigt sich mit dem Thema. Aber einfach nur ein Verbot zu verhängen und die Strafen zu verschärfen, wird das Problem nicht lösen, denn der Markt, den die USA für chinesische Fentanyl-Händler darstellen, ist zu lukrativ. Außerdem ist die US-Post nicht in der Lage, all das Fentanyl abzufangen, das per Post oder über Mexiko auf den Highways in die USA geschmuggelt wird.

Wir sind nicht dazu verdammt, mit diesem Problem zu leben. Ich glaube, es gibt einen Ausweg, aber wir müssen unsere Strategie ändern.

Ich dachte früher, die USA könnten China sagen: „Wir werden mit Ihnen zusammenarbeiten, um die Fentanyl-Herstellung in Ihrem Land und den illegalen Export in die USA unter Kontrolle zu bringen. Aber wenn wir keine Anzeichen für einen Rückgang des illegalen chinesischen

Fentanyls in den USA sehen, werden die Einfuhrzölle auf chinesisches Spielzeug steigen, um unsere Strafverfolgungskosten zu decken. Sollte das Problem dadurch nicht gelöst werden, werden die Einfuhrzölle auf andere in China hergestellte Waren ebenfalls steigen." Das Problem mit dieser Strategie ist jedoch, dass unsere derzeitige Regierung die Zölle bereits erhöht hat und das einzige Ergebnis Drohungen asiatischer Länder sind, ihre Exporte in die USA einzuschränken.

Ich denke, asiatische Länder würden die Botschaft nur verstehen, wenn ihre eigenen Bürger zunehmend von Opiatsucht geplagt würden. Das ist jedoch nichts, was wir beeinflussen können. Ich finde nicht einmal Statistiken für asiatische Länder.

Wie bereits erwähnt, müssen wir auf Technologie zurückgreifen. Können wir Lieferungen besser abfangen? Können wir Schmuggler aufspüren und ausschließen, wenn sie aus anderen Ländern kommen, oder sie inhaftieren, wenn sie Amerikaner sind? Können wir mit Versandunternehmen zusammenarbeiten, um Lastwagen gründlicher zu inspizieren und illegale Sendungen bei FedEx, UPS und der US-Post zu identifizieren?

Die Technologie ermöglicht es uns, Türen zu öffnen, unsere Thermostate hochzudrehen, Autos zu starten, über kabellose Kopfhörer Country-Musik zu hören und das Licht einzuschalten. Es ist nicht zu weit hergeholt, sich vorzustellen, dass Technologie genutzt wird, um eine Tüte Fentanyl in einem Lastwagen voller Fahrzeuge oder landwirtschaftlicher Produkte zu finden, der aus Mexiko kommt. Dieser Teil des Marktes ist bekannt als das Internet der Dinge.

Lassen Sie uns das IDS schaffen, das Internet des Drogenschmuggels.

Wir wissen, dass Schmuggel illegal ist, doch die neuesten Schlagzeilen über Fentanyl rücken das Problem noch näher an uns heran, da es sich auch um ein verschreibungspflichtiges Medikament handelt. Ein Artikel in der *New York Times* vom 23. Januar 2020, geschrieben von Katie Thomas, trug die Überschrift: *Insys-Gründer erhält 5 ½ Jahre Haft in Opioid-Bestechungsskandal.*

Moment mal, in den USA hergestelltes Fentanyl, das von einem Pharmaunternehmen produziert und auf Rezept verkauft wurde, führte dazu, dass der Gründer des Unternehmens ins Gefängnis kam. Was stimmt hier nicht?

Ein Mann namens John Kapoor gründete INSYS im Jahr 1990. Er wurde in Indien geboren und machte sein Vermögen, indem er ein anderes Pharmaunternehmen an die Börse brachte. INSYS begann mit der Vermarktung von SUBSYS, einer Fentanyl-Formulierung, die unter die Zunge gesprüht wird. Die Wirkung tritt schnell ein, und es sind keine Nadeln erforderlich. Es wurde zur Behandlung schwerer Krebsschmerzen vermarktet.

Aber sieben INSYS-Führungskräfte wurden beschuldigt, gegen Gesetze zur Arzneimittelwerbung und -vermarktung verstoßen zu haben, und sie wurden sogar angeklagt, Ärzte bestochen zu haben, um die sublinguale Fentanyl-Formulierung zu verschreiben. Alle sieben Führungskräfte wurden zu Gefängnisstrafen verurteilt.

Fentanyl ist so attraktiv für Drogenschmuggler und die Pharmaindustrie, dass sich jetzt sowohl Schmuggler als auch Unternehmensleiter…im Gefängnishof treffen können.

Der große D

Vor langer Zeit, länger als ich zugeben möchte, als ich im ersten Jahr an der University of Cincinnati war, verhielt ich mich in den ersten sechs Monaten, als wäre ich noch ein Teenager an der Cranford High School (NJ). Die meisten anderen „Wohnheim-Ratten" taten das auch, und eines späten Abends alberte ich mit allen anderen herum, die im zweiten Stock lebten. Im Zuge unseres Unsinns blockierte ich physisch einen Mitbewohner namens Bob, als er sein Zimmer verlassen wollte. Ich hatte Spaß und ohne groß nachzudenken, hakte ich sogar meine Daumen in den Türrahmen, sodass er mich nicht wegschieben konnte. Seine Reaktion war genauso wenig durchdacht wie meine Aktion: Er schlug seine Tür energisch zu und schloss sie sogar ab.

Als er die Tür zuschlug, konnte ich meine rechte Hand nicht schnell genug wegziehen, und mein Daumen wurde im Türrahmen zerquetscht.

Während Blut mein Handgelenk umkreiste und meinen Arm hinunterlief, schrie ich: „Mach die Tür auf, mein Daumen ist eingeklemmt!"

„Ich glaube dir nicht", kam die Antwort von hinter der Tür.

Ich schrie erneut: „Mach die Tür auf, es tut weh!"

Ein anderer rief ebenfalls: „Bob, mach die Tür auf, er ist wirklich verletzt." Schnell versammelte sich eine Gruppe von Erstsemestern.

„Oh, schau, er blutet", wurde mehrfach wiederholt.

Bob öffnete die Tür, und ich zog meine Hand zurück, um sie anzusehen. Die Spitze meines Daumens hing lose herunter, nur durch ein Stück Haut mit dem Rest verbunden. Die Wucht hatte meinen Fingernagel abgelöst, den ich in meine Tasche steckte und ein paar Jahre als Trophäe aufbewahrte. Ich packte meinen Daumen und brachte ihn in die ungefähre Position zurück, während ein Mitbewohner die Campuspolizei rief, die mich in die nächstgelegene Notaufnahme brachte. Ein Notarzt, der bereits die ganze Nacht gearbeitet hatte, injizierte ein Lokalanästhetikum und versuchte zum ersten Mal, meinen Daumen wieder anzunähen. Es tat so weh, dass ich schrie: „Aua, das tut weh!" Ich wand mich und starrte ihn an.

„Gebt ihm den großen D," befahl der Chirurg.

Eine Krankenschwester injizierte mir etwas, und der Schmerz verschwand. Der große D war Demerol, und eine seiner Nebenwirkungen ist, dass es Halluzinationen hervorruft.

Bis heute habe ich eine lebhafte Erinnerung daran, wie ich mit ausgebreiteten Armen wie Flügeln durch die Krankenhausflure flog, während ich darauf wartete, dass die Campuspolizei mich zurück ins Wohnheim brachte. Ich halluzinierte, und diese Vision ist mir all die Jahre geblieben. Schade, dass ich nicht zeichnen kann.

Diese Geschichte meiner jugendlichen Dummheit zeigt zwei Eigenschaften von Demerol:

1. Es ist ein narkotisches Analgetikum, das sich besonders zur Behandlung akuter Schmerzen, insbesondere nach Operationen, eignet.
2. Es hat Nebenwirkungen, darunter, aber nicht ausschließlich, Halluzinationen.

Es wird auch häufig auf der Straße missbraucht, wo es immer noch als „D" bekannt ist, aber auch als „Demmies" oder „Dust".

Demerol ist der Handelsname für die chemische Substanz, die in den USA als Meperidin und in Europa als Pethidin bekannt ist. Es handelt sich um ein synthetisches Narkotikum, und ich weiß nicht, wie es zu zwei generischen Namen gekommen ist, aber es wirkt genauso wie Morphin, indem es an die Opiatrezeptoren in unserem Gehirn bindet. Diese Eigenschaft von Demerol war nicht vorhersehbar, als deutsche Chemiker es lange vor dem Zweiten Weltkrieg synthetisierten. Chemisch ähnelt seine Struktur nicht der von Morphin, und doch ist der Wirkmechanismus derselbe—eines der Rätsel der Chemie, das Chemiker weltweit ausnutzen. Sie können chemische Substanzen synthetisieren, die dieselbe Wirkung wie ein Naturprodukt haben. Morphin ist ein Naturprodukt, aber ein Pharmaunternehmen kann die synthetische Chemikalie patentieren; das Naturprodukt kann es nicht.

Demerols Wirkung unterscheidet sich von der von Morphin nur durch die Dosis und die Wirkungsdauer. Es ist nur ein Zehntel so stark wie Morphin; wenn also die klinische Dosis von Morphin 10 mg beträgt, liegt die von Demerol bei 100 mg. Es wirkt auch kürzer als Morphin, was bedeutet, dass wir es nicht nur in höherer Dosis einnehmen müssen, sondern auch häufiger, um die Schmerzen zu lindern. Dieses Thema— etwas Schlechtes wegzunehmen, anstatt etwas Neues zu schaffen— werden wir häufig aufgreifen, wenn wir über Opioidabhängigkeit sprechen.

Leider setzen wir uns, wenn wir Schmerzen loswerden wollen, unbewusst einem suchtähnlichen Verhalten aus. Das erscheint zunächst unlogisch, bis man darüber nachdenkt.

Demerol wirkt nicht nur kürzer und erfordert eine höhere Dosis als Morphin, sondern man entwickelt auch schnell eine Toleranz dagegen. Toleranz ist die natürliche Neigung einiger Medikamente, mit jeder Dosis weniger wirksam zu erscheinen. Das führt dazu, dass man mehr von dem Medikament einnehmen und es häufiger verwenden möchte, als es die Dosierungsanleitung vorschreibt. Man fühlt sich besser, wenn man es nimmt, und schlechter, wenn die Wirkung nachlässt. Das führt dazu, dass man es erneut einnehmen möchte—oft Stunden bevor die Anweisung empfiehlt, die nächste Dosis einzunehmen.

Ich war überrascht zu erfahren, dass Demerol bereits 1938 von einem Chemiker bei I.G. Farben, dem von der nationalsozialistischen Regierung zusammengestellten Chemiekonzern, synthetisiert wurde. Ziel war es, die Abhängigkeit von Importen zu verringern. Nach dem Zweiten Weltkrieg wurde I.G. Farben aufgelöst, und zufällig entstand aus den Überresten BASF (Badische Anilin- und Sodafabrik). BASF war mein letzter Arbeitgeber, bevor ich in den Ruhestand ging. Ich genoss meine drei Jahre dort, auch wenn die alle zwei Wochen erforderlichen Reisen nach Ludwigshafen in Deutschland und Nottingham in England an meiner Gesundheit zehrten. Heute ist BASF der größte Chemieproduzent der Welt und hat sich aus dem Pharmageschäft zurückgezogen, indem sie die Abteilung verkauften, in der ich arbeitete.

Zwei Tage nach meinem Unfall im Wohnheim entzündete sich mein Daumen und die Schmerzen wurden immer schlimmer. Ich fand einen Orthopäden in Cincinnati, der sagte: „Treffen Sie mich morgen um 10 Uhr im Krankenhaus, ich werde Ihren Daumen wiederherstellen."

„Als ambulanter Eingriff?" fragte ich.

„Es dauert etwa eine Stunde."

Am nächsten Morgen lieh mir Bob, derjenige, der die Tür auf meinen Daumen schlug, sein Auto, damit ich ins Krankenhaus fahren konnte. Jemand führte mich in einen kleinen Operationssaal, wo mein Orthopäde gerade seine Hände wusch. „Setzen Sie sich", sagte er, „legen Sie Ihre Hand auf das Handtuch und entspannen Sie sich. Das ist gleich vorbei."

Er injizierte meine Hand mit etwas, das ich für ein Lokalanästhetikum halte, machte eine Röntgenaufnahme und begann mit der Arbeit. Mit einer Pinzette manipulierte er Stücke meines Daumenknochens. „Sie haben Ihrem Daumen ordentlich zugesetzt", sagte er, während ich gezwungen war, wegzusehen. Ich hielt es nicht für eine gute Idee, meine eigenen Knochen zu betrachten.

Eine Stunde später sagte der Arzt: „Das war's, Sie sind fertig."

Ich fuhr zurück zu meinem Wohnheim. Zwei Tage später wurde klar, dass ich nicht schreiben konnte, und die Abschlussprüfungen standen in ein paar Wochen an. Ich rief meine Eltern an und erzählte ihnen von meinem Erlebnis. „Die schlimmste Nachricht ist, dass ich die Prüfungen nicht schreiben kann, weil ich nicht schreiben kann. Deshalb werde ich hier bleiben und mich für den Sommer einschreiben, um die beiden Kurse abzuschließen, bei denen ich ein 'unvollständig' bekomme."

Es war das erste Mal, aber nicht das letzte, dass ich die Sommerferien nicht bei meinen Eltern verbrachte. Es war eine harte, aber angemessene Einführung in die Unabhängigkeit, die das Erwachsensein mit sich bringt.

Demerol ist weder das älteste synthetische oder halbsynthetische Opioid noch das am weitesten verbreitete Missbrauchsmittel. Aber es ist das einzige synthetische Opioid, mit dem ich—sozusagen—aus erster Hand Erfahrung gemacht habe.

Es war auch das erste und letzte Mal, dass ich mir bewusst bin, Demerol erhalten zu haben, da ich die Halluzination wiedererkannt hätte.

Ein Rettungsschwimmer

Wie viele von uns haben schon einmal das Schild am Pool gesehen: *Pool geschlossen. Kein Rettungsschwimmer im Dienst?*

Und wie viele von uns beginnen, Naloxon an ungewöhnlichen Orten wie in Automaten, Polizeistationen und Krankenwagen zu sehen? Naloxon ist der neue Rettungsschwimmer, obwohl es einen Vorgänger hatte.

Im Jahr 1954 führte die amerikanische Firma Merck ein Medikament mit dem Handelsnamen Nalline ein, das als Gegenmittel bei Opioidüberdosierungen diente. Chemisch bekannt als N-Allylmorphin, zeigt der Name mit „morphine" bereits, dass es sich um ein chemisches Derivat von Morphin handelt, auch wenn der Name kaum auszusprechen ist.

Während Morphin der klassische Agonist ist, ist Naloxon ausschließlich ein Antagonist für Opioide. Nalline hatte paradoxerweise beide Eigenschaften—es war ein gemischter Agonist und Antagonist.

Wie konnte das sein? Es gibt drei Opioidrezeptoren: mu, delta und kappa. Nalline wirkt als Antagonist am mu-Opioidrezeptor, an dem Morphin aktiv ist, und als Agonist am kappa-Opioidrezeptor. Durch die Stimulation des kappa-Rezeptors löste es Halluzinationen, Angst und Verwirrung aus. Zudem veränderten sich seine Wirkungen bei Patienten je nachdem, ob sie ein Opioid eingenommen hatten oder nicht.

Bereits 1915 zeigte sich, dass Nalline die durch Morphin induzierte Atemdepression, die tödliche Nebenwirkung, verhindern oder aufheben konnte. Doch erst 1950 wurde es genauer untersucht. Es zeigte sich, dass bei Tieren oder Patienten, die kein Opioid eingenommen hatten, die Wirkung von Nalline mild und nicht unangenehm war. Die Effekte ähnelten denen von Morphin: Es senkte die Herzfrequenz, die Körpertemperatur und verursachte Schwitzen.

Bei Patienten, die Morphin oder ein anderes Opioid eingenommen hatten, war die Wirkung von Nalline jedoch anders. Es hob die Effekte von Morphin vollständig und schnell auf. Wenn die Patienten opioidabhängig waren, löste Nalline eine Entzugsreaktion aus. Wie bereits erwähnt, war es also ein Antagonist und Agonist, abhängig davon, was die Patienten zuvor eingenommen hatten.

Dieser antagonistische Effekt wurde in den fünfziger Jahren ausgenutzt, um Nalline als Werkzeug zur Diagnose von Opioidabhängigkeit einzusetzen. Zeigten Patienten nach der Gabe von Nalline Entzugsreaktionen, wurden sie als süchtig diagnostiziert. Die Entzugsreaktion war so dramatisch, dass Nalline vor Gericht als „grausame und ungewöhnliche Bestrafung" angeklagt wurde, und die Verwendung zur Diagnose von Opioidabhängigkeit wurde eingestellt. Heutzutage gibt es einfache Bluttests, um festzustellen, ob Patienten ein Opioid im Körper haben.

Naloxon hingegen wurde 1971 von der FDA zugelassen, obwohl seine chemischen Eigenschaften ursprünglich in einem anderen Zusammenhang untersucht wurden—als Teil eines Krebsmedikamentenprogramms am Sloan Kettering in New York City. Es wurde 1961 von Mozes J. Lewenstein und anderen patentiert, und das Patent wurde ursprünglich von Sankyo gehalten, einem 1966 gegründeten japanischen Unternehmen.

Sein Handelsname ist Narcan, und es wurde schließlich an Endo Labs lizenziert, heute eine Tochtergesellschaft von DuPont Merck.

Die beste Eigenschaft von Naloxon ist, dass es bei Patienten, die keine Opioide eingenommen haben, fast keine pharmakologischen Effekte zeigt.

Bei Patienten, die Opioide eingenommen haben, steigert Naloxon innerhalb einer oder zwei Minuten nach der Injektion die Atmung. Es weckt Patienten, die durch Opioide eingeschlafen sind, und erhöht ihren Blutdruck. Es verursacht zwar weiterhin Entzugserscheinungen bei abhängigen Patienten, rettet aber ihr Leben.

Darüber hinaus schreibt Dr. Avram Goldstein in seinem Buch *Addiction, From Biology to Drug Policy*: „Wenn Naloxon vor jeder Opioiddosis verabreicht wird, um alle Opioidwirkungen zu verhindern, entwickeln sich weder Toleranz noch Abhängigkeit."

Es ist ein moderner Rettungsschwimmer für Patienten, die in den Auswirkungen von Opioiden zu ertrinken drohen.

Ein Nachteil von Naloxon ist jedoch, dass es nicht oral eingenommen werden kann—es muss injiziert werden oder wird neuerdings durch die Nase verabreicht, ein Verfahren, das als „nasale Insufflation" bezeichnet wird.

Die neueste Ergänzung unseres lebensrettenden Arsenals ist ein Medikament namens Naltrexon. Sein Vorteil besteht darin, dass es oral eingenommen werden kann. Sein Handelsname ist Trexan, und es ist auch in einer langwirksamen Form namens Vivitrol erhältlich.

Wie Naloxon verhindert Naltrexon den Beginn von Missbrauchsverhalten und Abhängigkeit, doch dieser biologische Effekt stößt auf menschliches Verhalten. Eine kontinuierliche Einnahme von oralem Naltrexon blockiert zukünftigen Opioidkonsum, jedoch nur, wenn die Patienten es weiterhin einnehmen. Oft vermissen die Patienten jedoch das High oder den Rausch von Opioiden und suchen diese gezielt. Dann geben sie Naltrexon auf und kehren zu ihrem alten Suchtverhalten zurück, weil sie, sobald sie das Opioid zur Verfügung haben, es auch konsumieren. Menschliches Verlangen ist keine Funktion des Fehlens des begehrten Objekts, aber sobald es verfügbar ist, treibt es die Menschen dazu, es zu nehmen.

Ob wir es mögen oder nicht, wir sind alle Gewohnheitstiere. Das ist der Grund, warum Süchtige in Entzugs- oder Rehabilitationsprogrammen eine fortlaufende Nachsorge benötigen—sei es durch einen Psychologen, Psychiater, Gruppentherapie oder engagierte Mitmenschen. Einfach eine kontinuierliche Nachsorge.

Naltrexon wird auch in medizinischen Laboren untersucht, denn wenn Ärzte die opioidblockierende Dosis um das Zwanzig- bis Dreißigfache senken, hilft es paradoxerweise Patienten, die an chronischen Schmerzen aufgrund von Autoimmunerkrankungen wie Multipler Sklerose oder entzündlichen Darmerkrankungen leiden. Es wird außerhalb der zugelassenen Anwendungen („off-label") zur Behandlung von Fibromyalgie und diabetischer Neuropathie eingesetzt.

Es funktioniert, und mehrere Studien haben dies in verblindeten Untersuchungen bewiesen. In den USA benötigt Naltrexon jedoch die regulatorische Zulassung der FDA, bevor Ärzte es verschreiben können, und der Hersteller muss eine niedrig dosierte Formulierung herstellen.

Buprenorphin ist das letzte Medikament, das ich besprechen möchte, da es ebenfalls lebensrettende Eigenschaften hat. Es greift auch das Konzept von Nalline wieder auf—es ist sowohl ein Agonist als auch ein Antagonist. Wir haben jedoch gelernt, es therapeutisch einzusetzen, und verwenden es nicht, um eine Opioidabhängigkeit zu diagnostizieren.

Einen Entzug auszulösen, ist wirklich grausame und ungewöhnliche Bestrafung.

Buprenorphin wurde 1966 als Ersatz für Morphin entwickelt. Es wurde von dem damals als Reckett bekannten Unternehmen auf den Markt gebracht. Der Handelsname war Subutex, und es handelte sich um eine sublinguale Formulierung, die unter die Zunge gelegt wird—ähnlich wie Herzpatienten ihre Brustschmerzen mit Nitroglycerin behandeln. Auf der Straße wurde es als „Bupes" bezeichnet.

Die medikamentengestützte Therapie (MAT) zur Behandlung von Opioidabhängigkeit sollte noch weitere dreißig Jahre auf sich warten lassen. Das National Institute on Drug Abuse (NIDA) bat das Management von Reckett, eine Kombitablette zu entwickeln. Reckett brachte daraufhin ein Medikament namens Suboxone heraus—eine Kombination aus Buprenorphin und Naloxon.

Suboxone ist heute das Hauptmedikament, um Opioidmissbrauch bei Patienten zu verhindern, die sich für eine Rehabilitation entschieden haben. Allerdings dürfen Patienten, die Buprenorphin einnehmen, für 24 Stunden kein anderes Opioid konsumieren, damit Buprenorphin keine Entzugsreaktion auslöst.

Europa ruft

1998 TRAT ICH KNOLL PHARMACEUTICALS als globaler Projektmanager bei. Knoll, im Deutschen „Ka-nol" ausgesprochen, war die Pharmasparte des Chemieriesen BASF. Unabhängig von meinem Jobwechsel lag die Sterblichkeitsrate durch unbeabsichtigte Überdosierungen in den USA in diesem Jahr bei weniger als 10.000 Opfern. Sechs Monate nach meinem Einstieg übertrug mir Knoll die Entwicklungsverantwortung für eine neue Formulierung des Medikaments, das unter dem Handelsnamen Dilaudid bekannt ist. Ich leitete die Entwicklung in den USA, Großbritannien und Deutschland und flog auch monatlich nach Kalifornien, da das Unternehmen, das Dilaudid als Einmaldosis für den Tag formulierte, in Palo Alto ansässig war.

Die Arzneimittelentwicklung umfasst zahlreiche Schritte: die Herstellung des neuen Medikaments zu erlernen, es zu formulieren, es an Patienten zu testen, um Sicherheit und Wirksamkeit zu gewährleisten, es bei den Zulassungsbehörden zu registrieren und einen Marketingplan zu entwickeln, um schnell einen Markt zu erschließen. Dieser Prozess ist teuer, interdisziplinär, dauert einige Jahre und kostet mehrere Dutzend Millionen—ob in Dollar, Euro oder Pfund. Ich leitete diesen Prozess, was meinen intensiven Reiseplan erklärte.

Meine US-Abteilung stellte einen Deutschlehrer ein, der mich wöchentlich auf meine neuen Aufgaben vorbereitete. Es gibt eine kleine Anekdote zu meinem Deutschlernen: Meine damalige Frau und ich standen an der Kinokasse eines örtlichen Kinos, als ich hinter mir hörte: „Herr Gold, wie geht es Ihnen?"

Sie fragte mich auf Deutsch, wie es mir ginge. Ich drehte mich um und sah meine Deutschlehrerin, die in der Schlange stand, um denselben Film zu sehen. Reflexartig antwortete ich auf Deutsch: „Guten Abend", stellte ihr meine Frau vor, und gerade in diesem Moment wurden die Türen zum Kino geöffnet, und wir gingen alle hinein.

Bis 2015 hatte sich die Sterblichkeitsrate durch unbeabsichtigte Opioidüberdosierungen mehr als vervierfacht und lag bei 44.000 Opfern. Auch der Markt für Dilaudid hat sich im 21. Jahrhundert verändert. Es hat ein neues Leben und neue Namen bekommen, da ein Teil dieses neuen Lebens darauf zurückzuführen ist, dass es illegal in China und nicht mehr legal in Deutschland hergestellt wird. Es wurde zu einem Missbrauchsmedikament, das illegal auf der Straße gehandelt wird. Dort ist eine Dilaudid-Tablette als „Dilly" bekannt. Andere nennen es „The Big D" oder beziehen sich auf einen mächtigen Feuerwerkskörper und nennen Dilaudid das „M-80". Es spielte eine bedeutende Rolle bei diesen 44.000 Todesfällen durch Überdosierung.

Rückblick ins Jahr 1998: Der Geräuschpegel im großen Flugzeug änderte sich, als die Stewardess ankündigte: „Wilkommen in Frankfurt", bevor sie ins Englische wechselte und sagte: „Welcome to Frankfurt." Ich knöpfte den obersten Knopf meines Hemdes zu, überprüfte meine Krawatte und beobachtete, wie die Aktivität in der First-Class-Kabine der Lufthansa zunahm. Als ich eingestiegen war, hatte ich meinen grünen Regenmantel, der mich immer auf Reisen begleitete, der Stewardess übergeben, die ihn für die Dauer des Fluges in einem Schrank aufhängte.

Nach der Landung fragte sie die First-Class-Passagiere, ob sie Mäntel hätten, und ich sagte immer: „Mein grüner Mantel." Zwei Minuten später reichte sie ihn mir zurück. Dieses kleine Extra, zusammen mit kostenlosen Filmen, anständigem Essen und gutem Kaffee, den ich schlürfte, während der Kapitän das große Flugzeug landete, machte den Flug angenehm—vor allem an frühen Montagmorgen. Ich war immer der Erste, der das Flugzeug verließ, stets in Eile, um zur Arbeit zu kommen.

Wir sind Überdosiert

Mein neuer Job erforderte es, zweimal im Monat zum Frankfurter Flughafen zu fliegen, während der drei Jahre, die ich für Knoll arbeitete. Ich wurde fließend in Deutsch und konnte es immer schaffen, mein Mietauto zuerst zu bekommen, indem ich mit dem Hertz-Mitarbeiter auf Deutsch plauderte.

Wie bereits erwähnt, wurde Knoll 1886 in Deutschland gegründet und fast 90 Jahre später, im Jahr 1975, von BASF übernommen. Im Jahr 2002 verkaufte BASF die gesamte Sparte.

Ich entschied mich, aufzuhören und in den Ruhestand zu gehen, teilweise, weil meine damalige Ex-Frau sagte: „Wenn du in den Ruhestand gehen willst, tu es. Ich verdiene genug für uns beide." Dieses Gespräch ist jedoch eine andere Geschichte.

Es gab einfach zu viele Flüge am Sonntagabend nach Europa, die mich montagmorgens um 8:00 Uhr mitteleuropäischer Zeit (CET) an meinen deutschen Schreibtisch oder um 8:00 Uhr Greenwich Mean Time (GMT) an meinen englischen Schreibtisch brachten. Ich leitete auch die Entwicklungsoperationen in Nottingham, Großbritannien, sodass ich bei alternativen Reisen in Manchester, Großbritannien, landete, ein paar Tage in Nottingham arbeitete, bevor ich nach Deutschland weiterreiste. Auf diese Weise hielt ich die Dinge ausgeglichen.

Nebenbei bemerkt: Ich war erst sechs Monate bei Knoll, als ich einen Herzinfarkt erlitt und anschließend eine offene Herzoperation durchmachen musste. Ich war erst 52 Jahre alt und schon drei Wochen nach der Operation wieder bei der Arbeit. An meinem ersten Arbeitstag erfuhr ich, dass ich nach Cancún, Mexiko, reisen sollte, um dort eine Gruppe von Ärzten zu betreuen. Ich nahm sie mit zum Schnorcheln, aber die Narbe auf meiner Brust war noch zu frisch, und so brach ich das Tauchabenteuer ab, als ich einen Hai entdeckte, der mich musterte. Kein Wunder, dass ich den Ruhestand für eine gute Idee hielt.

Knoll hatte mich zum Leiter eines Projekts ernannt, um eine neue 24-Stunden-Formulierung von Dilaudid zu entwickeln—ein Name, der ursprünglich vom alten Begriff *Laudanum* abgeleitet wurde. *Laudanum* bezeichnete eine frühe Opiumtinktur, die der englische Arzt Sydenham 1676 erfand. Den Namen entlieh er von Paracelsus, einem römischen Arzt, der 100 Jahre vor Sydenham lebte, jedoch nicht das Rezept für die Formulierung. Dieses gehörte Knoll.

Eine Tinktur ist ein Medikament, das in Ethylalkohol gelöst ist. Der Begriff „Tinktur" weckt eine Erinnerung an meine Kindheit: Wenn ich mich schnitt, trug meine Mutter eine orangefarbene Mischung namens *Tincture of Merthiolate* auf. Alles, was ich weiß, ist, dass es mehr schmerzte als der Schnitt selbst. Später erfuhr ich, dass es Quecksilber enthielt. Zum Glück blieb mein Gehirn… zumindest davon… unversehrt.

Meine Aufgabe im Unternehmen war es, eine verzögerte Freisetzungsformulierung zu entwickeln, die vom Vorstand *Dilaudid OROS* genannt wurde. Diese wurde durch die Integration von Dilaudid in eine Arzneimittelkapsel namens *OROS* ermöglicht, die von der Alza Corporation entwickelt worden war. Knoll hatte seinen Hauptsitz in Ludwigshafen, Deutschland, Alza war in Palo Alto, Kalifornien, ansässig, die klinischen Studien wurden teilweise von unserem Büro in Nottingham, Großbritannien, betreut, und mein Büro befand sich in New Jersey.

OROS ist eine Technologie zur Arzneimittelverabreichung, die von Alza entwickelt, patentiert und auf eine Vielzahl von Medikamenten angewendet wurde, um deren Märkte zu erweitern. Ich besichtigte ihre Produktionsstätte in Vacaville, Kalifornien, nahe einem großen Staatsgefängnis und weniger als eine Stunde vom Flughafen San Francisco entfernt. Dort wurden die Tabletten hergestellt, und ich erfuhr, wie sie funktionierten.

OROS steht für *Osmotic Release Oral Delivery System*, und OROS-Tabletten funktionieren, indem sie Wasser aus unserem Körper aufnehmen— allerdings nur auf einer Seite der Tablette. Das aufgenommene Wasser durchfeuchtet das Medikament in der Tablette nicht, da eine Membran die Tablette intern teilt und das Wasser vom Medikament trennt. Das Wasser drückt die Membran, wodurch der Druck erhöht wird, und dieser Druck drückt das Medikament durch ein Loch, das mit einem Laser auf der anderen Seite der Tablette gebohrt wurde. Wir nennen diesen Mechanismus scherzhaft *Null-Ordnung-Kinetik*. Das Verständnis ist weniger beängstigend, als der Name vermuten lässt.

Stellen Sie sich eine Mautstelle vor, die jeweils nur ein Auto oder einen LKW durchlässt, nachdem der Fahrer bezahlt hat. Egal, wie viele Fahrzeuge vor der Mautstelle warten, nur ein Fahrzeug passt auf einmal hindurch—und nur, wenn der Fahrer bezahlt hat. Das ist Null-Ordnung.

Bei einer OROS-Formulierung ist es dasselbe: Egal wie viel Medikament die Tablette enthält oder wie viel Wasser sie aufnimmt, das lasergebohrte Loch lässt immer dieselbe Menge des Medikaments hindurch—Null-Ordnung.

Das Gegenteil von Null-Ordnung nennt man *Erste-Ordnung-Kinetik*. Denken Sie an das Beispiel mit der Mautstelle: Wenn wir die Anzahl der geöffneten Mautstellen verdoppeln, verdoppelt sich auch die Geschwindigkeit, mit der Fahrzeuge den Tunnel passieren können— Erste Ordnung.

All das interkontinentale Herumreisen bescherte mir eine Million Vielfliegerpunkte. Als ich 2000 wieder heiratete, verbrachten wir unsere Flitterwochen in Australien, flogen First Class nach Sydney und übernachteten in einem Hotel in der Innenstadt—alles bezahlt mit meinen Punkten. Diese Zeiten sind vorbei. Und die Ehe übrigens auch, aber nicht wegen Medikamenten, übermäßiger Reisen oder Vielfliegerpunkten. Meine Ehen sind Null-Ordnung, aber ich werde die Analogie nicht weiter ausführen. Ich bin unverheiratet und alleinerziehender Elternteil für unseren 13-Jährigen, den ich vier Tage die Woche betreue.

Unsere britischen Kollegen hatten nicht nur einen guten Sinn für Humor, sondern auch Zugang zu europäischen Patentaufzeichnungen. Vor zwanzig Jahren, als ich dort arbeitete, hatte Großbritannien noch nicht begonnen, über den Austritt aus der Europäischen Union zu sprechen. Eines Tages waren meine Kollegen entweder neugierig oder schlichtweg gelangweilt. Jemand suchte nach dem ursprünglichen Patent von 1922 für

Dilaudid, das unter dem generischen Namen Hydromorphon bekannt ist, und fand es.

Während eines globalen Teammeetings zog der Teamleiter meines britischen Teams eines Morgens eine Kopie dieses Patents aus seiner Aktentasche, entfaltete es und sagte zu mir: „Schauen Sie sich das an", während er mir das Dokument reichte. Er zeigte auf eine Stelle auf dem Papier und fügte hinzu: „Es ist sogar von Kaiser Wilhelm unterzeichnet. Da ist sein Siegel." Wir reichten es herum, damit alle Teammitglieder es betrachten konnten, und zeigten es auf dem Bildschirm der Telekonferenz, sodass auch die deutschen Kollegen es sehen konnten. Danach setzte ich das Meeting fort, musste mich jedoch besonders bemühen, die Aufmerksamkeit aller zurückzugewinnen.

Geschichtsbücher lehren uns, dass Kaiser Wilhelm 1918 abdankte. Vielleicht blieb er eine Weile im Amt, weil ihm die Regierungsarbeit gefiel, oder die Patentanmeldung wurde erst nach seinem Rücktritt bearbeitet. Was auch immer der Grund war, das Siegel und die Unterschrift des Kaisers befinden sich auf dem Dilaudid-Patent. Vielleicht war dies sein letzter offizieller Akt. Wir werden es nie erfahren. Später erfuhr ich, dass der deutsche Kaiser-Titel direkt vom lateinischen Titel des römischen Kaisers, Caesar, abgeleitet wurde.

Die Frage ist jedoch: Wie wurde Dilaudid von einem hundert Jahre alten, importierten Schmerzmittel zu einem Straßendrogen-Spitznamen?

Dilaudid lindert immer noch Schmerzen, aber zusätzlich zu dieser Schmerzlinderung vermittelt es den Nutzern ein angenehmes Gefühl. Dieses angenehme Gefühl motiviert sie, eine zweite Dosis zu nehmen—nicht nur, weil der Schmerz weg ist, sondern weil dieses Gefühl so belohnend war, dass es allein ausreichte, um eine weitere Dosis zu nehmen. Dieses angenehme Gefühl motiviert die Nutzer, eine dritte Dosis einzunehmen, dann eine vierte und so weiter. Es dauert nicht viele Dosen, bis die Nutzer auf die Uhr schauen und prüfen, ob es Zeit für die nächste Dosis ist. Dieses Verhaltensmuster markiert den Beginn einer Abhängigkeit.

Eine Definition von Drogenabhängigkeit ist der Konsum einer Droge, um Entzugserscheinungen zu vermeiden. Bei Dilaudid äußerte sich das einfachste Entzugssymptom darin, dass der Schmerz zurückkehrte. Aber die Nutzer vermissten auch das angenehme Gefühl, dieses Gefühl des Wohlbefindens, das die Droge erzeugte. Wir nennen dieses Gefühl des Wohlbefindens Euphorie.

Der Wirkstoff in Dilaudid, Hydromorphon, ist ein Opioid wie Morphin, und der Chemiker, der es entwickelte, verwendete Morphin als Ausgangsmaterial. Es wirkt über denselben Mechanismus wie Morphin, aber die molekulare Struktur von Dilaudid ist durch ein Patent geschützt. Morphin kann nicht patentiert werden, da es ein Naturprodukt ist. Synthetische Produkte, sogar halbsynthetische, können jedoch patentiert werden, und Unternehmen können für patentierte Produkte höhere Preise verlangen. Außerdem haben sie für die Dauer des Patents keine Konkurrenz.

Wie funktioniert dieser Mechanismus? Vor 45 Jahren fanden Wissenschaftler heraus, wie Morphin wirkt, und der Rezeptor-Mechanismus, den ich bereits erläutert habe, ist faszinierend.

Und was ist mit dem angenehmen Gefühl, der Euphorie, die Dilaudid zusätzlich zur Schmerzlinderung hervorruft? Wie bei jedem anderen aus Morphin abgeleiteten oder vollständig im Labor hergestellten Opioid erzeugt diese gesamte Wirkstoffklasse das Gefühl, das wir Euphorie nennen. Was ist Euphorie? Es ist ein Zustand intensiver Freude, Glückseligkeit, Selbstbewusstsein, Hochgefühl und Entspannung—frei von allen Sorgen. Alle guten Gefühle, die Sie je erlebt haben, vereint in einer einzigen Erfahrung, vielleicht nur knapp unterhalb eines sexuellen Höhepunkts. Kein Wunder, dass Menschen auf die Uhr schauen und ihre nächste Dosis Dilaudid oder eines anderen Opioids herbeisehnen.

Es gibt ein weiteres Phänomen, das alle Opioidmedikamente gemeinsam haben, und wir nennen es Toleranz. Die ersten Anzeichen von Toleranz zeigen sich, wenn Nutzer bemerken, dass die Schmerzen, die sie mit Dilaudid behandeln, scheinbar immer schneller nach der letzten Dosis zurückkehren. Dilaudid verursacht Toleranz zuverlässig, bereits nach ein oder zwei Wochen regelmäßiger Einnahme.

Toleranz ist in der medizinischen Gemeinschaft gut bekannt, und in den USA wird Dilaudid von der FDA als Betäubungsmittel der Kategorie Schedule 2 eingestuft. Schedule-2-Medikamente werden definiert als Substanzen mit „einem hohen Missbrauchspotenzial, das zu schwerer psychischer und physischer Abhängigkeit führen kann." Selbst das Gesetz sagt also, dass wir vorsichtig mit Dilaudid umgehen sollten. Es gibt weitere Schedule-2-Medikamente, aber das bekannteste Mitglied dieser Kategorie ist Morphin. Im Gegensatz dazu haben Schedule-1-Medikamente keinen medizinischen Nutzen, und das beste Beispiel dafür ist Heroin—eine sehr starke Droge ohne medizinische Verwendung.

Eine der charakteristischen Nebenwirkungen von Opioid-Medikamenten ist Verstopfung. Merkwürdigerweise ist dies die einzige Nebenwirkung, gegen die Nutzer keine Toleranz entwickeln. Seltsam, aber wahr.

Bedeutet das, dass wir vorsichtig sein müssen, selbst wenn unser Arzt Dilaudid verschrieben hat? Ja, besonders wenn Sie ein amerikanischer Leser sind. Zwei Drittel des weltweiten Dilaudid-Konsums entfallen auf Amerikaner, und das nicht, weil Dilaudid Schmerzen besser lindert als andere Schmerzmittel. Es liegt daran, dass Dilaudid die von mir beschriebene Euphorie hervorruft und der amerikanische Medizinmarkt weniger streng reguliert ist als die sozialisierten Gesundheitssysteme in Europa.

Keines der oben beschriebenen Verhaltensweisen ist illegal, aber sie alle sind zugleich typische Verhaltensmuster von Süchtigen, die ihre Drogen von einem Dealer beziehen. Straßenkonsumenten bewältigen ihre Toleranz, indem sie die Droge immer häufiger einnehmen. Verschreibungspflichtige Nutzer, die bereits auf die Uhr starren, fangen an zu denken, es sei in Ordnung, die Droge etwas früher als im vorgeschriebenen Intervall von sechs, acht oder zwölf Stunden einzunehmen. Wir alle sagen vor dem Spiegel: „Wer wird es schon wissen?"

Traurigerweise behaupte ich, dass jedes Mal, wenn Sie ein Medikament häufiger einnehmen, als Ihr Arzt es verordnet hat, Sie dieses Medikament missbrauchen. Ein weiteres Verhalten von Personen, die verschreibungspflichtige Medikamente missbrauchen, ist das sogenannte „Doctor Shopping". Wenn ihr verschreibender Arzt sagt: „Ich denke, Sie haben genug und Ihre Verletzung heilt gut," suchen sie einen neuen Arzt auf, klagen über ihre Schmerzen—ob real oder eingebildet—und erhalten ein neues Rezept. Das ist ebenfalls Drogenmissbrauch, und das Problem beim Missbrauch von Opioid-Medikamenten ist der metaphorische Griff, den diese Drogen auf den Nutzer zu haben scheinen. Das ist Drogenabhängigkeit, und die einzige Kontrolle, die wir haben, ist Vermeidung.

Also, das nächste Mal, wenn Sie Dilaudid einnehmen, das Ihnen von Ihrem Arzt zur Behandlung eines gebrochenen Arms oder einer Knieverletzung verschrieben wurde, und Sie sich dabei ertappen, wie Sie prüfen, wie lange Sie noch bis zur nächsten Dosis warten müssen, werden Sie verstehen, was vor sich geht. Beenden Sie Ihre Behandlung, ertragen Sie ein paar Stunden

Unbehagen und führen Sie Ihr Leben drogenfrei fort.

Alles in deinem Kopf

Unsere eigenen Opioide, die Endorphine, wurden 1975 von Sir John Hughes und Hans W. Kosterlitz entdeckt. Im Jahr 1975 war ich noch ein Doktorand in Pharmakologie. Sie nannten ihre Entdeckung Enkephalin, was „in deinem Gehirn" bedeutet. Heute nennen wir alle Chemikalien in unserem Körper, die an unsere Opiatrezeptoren binden, Endorphine, ein Wort, das als das „innere Morphin unseres Gehirns" interpretiert werden kann.

Ich traf Sir John Hughes früh in meiner Karriere, bevor ich auf die Graduiertenschule ging und bevor er „Enkephalin" entdeckte, eine Entdeckung, die ihm durch Weitsicht und harte Arbeit einen Ritterschlag von der Königin einbrachte. Damals war ich ein frischgebackener College-Absolvent mit einem Bachelor-Abschluss, zur richtigen Zeit am richtigen Ort, und arbeitete als Labortechniker für ein Pharmaunternehmen in New Brunswick, New Jersey. Hughes beriet meinen Chef, und ich traf ihn, weil mein Chef mich beauftragte, Hughes während eines seiner Besuche in unseren Labors zu unterstützen. Vielleicht erinnert er sich nicht, aber ich tue es.

Was ist die Rolle der Endorphine in unserer Physiologie?

Sie sorgen dafür, dass wir uns gut fühlen!

Ergibt das nicht Sinn? Was passiert, wenn sie fehlen?

Wenn ich immer mehr über Sucht nachdenke, komme ich immer wieder auf die Idee zurück, dass der Drogenkonsum, der zur Sucht führt, einer

Mangelkrankheit ähnelt. Die Rezeptoren, an die die Droge bindet, liegen leer.

Schauen wir uns Diabetes an, denn das ist die übliche Mangelkrankheit, die uns in den Sinn kommt. Typ-I-Diabetiker nehmen Insulin, weil ihre Bauchspeicheldrüse nicht genug davon produziert. Dieser Insulinmangel führt dazu, dass ihr Blutzucker steigt. Typ-II-Diabetiker nehmen kein Insulin, weil ihr Körper möglicherweise genug davon produziert, aber sie es irgendwie nicht oder nicht vollständig nutzen können. Sie nehmen orale Medikamente, die ihrem Körper helfen, das Insulin zu nutzen, das sie produzieren, oder helfen, mehr davon zu produzieren.

So oder so ist Diabetes die klassische Mangelkrankheit.

Aber wie passt das zur Opioidnutzung?

Vielleicht produzieren Opioidnutzer nicht genug Endorphine, und infolgedessen fühlen sie sich „elend" oder „krank", wie die meisten Süchtigen beschreiben, wenn sie ihr bevorzugtes Opioid nicht nehmen.

Ebenso nehmen Menschen Opioide, weil sie mögen, wie sie sich nach der Einnahme der Drogen fühlen. Sie mögen den „Buzz." Wir haben auch die Endorphine ins Spiel gebracht, die irgendwie beeinflussen, wie wir uns fühlen, sodass mich dasselbe Denken zu der Überzeugung bringt, dass Menschen Opioide nehmen, um ihre eigenen Endorphine zu ersetzen, weil ihr Gehirn nicht genug davon produziert oder ihre Körper das, was sie produzieren, nicht nutzen. Typ-I-Diabetiker bekämpfen steigenden Blutzucker mit Insulin, und Typ-II-Diabetiker bekämpfen ihn mit oralen Antidiabetika. Vielleicht bekämpfen Menschen mit Endorphinmangel das Gefühl von Elend, indem sie Opioide nehmen, weil sie nicht genug Endorphine produzieren oder das, was sie produzieren, nicht nutzen können.

Gibt es Beweise, die meine Idee unterstützen?

Ja.

Betrachten wir, dass Laufen die Endorphinspiegel erhöht und Endorphine das sogenannte Runner's High auslösen. Wir haben alle schon Menschen gehört, die sinngemäß sagen: „Wenn ich von meinem Lauf zurückkomme, fühle ich mich großartig, als würde ich schweben." Laufen hat ihre Endorphinspiegel angehoben. Man kann es als milden „Buzz" betrachten, ohne Halluzinationen oder Schläfrigkeit.

Wir haben gelernt, dass es nicht nur das Laufen ist, das diese Endorphinspiegel erhöht—auch andere angenehme Aktivitäten steigern sie. Wir können zum Beispiel unsere Endorphine durch den Verzehr von dunkler Schokolade, regelmäßiges Training, Yoga oder, vielleicht am interessantesten, durch die Gesellschaft anderer Menschen erhöhen. Wenn unsere Endorphinspiegel sinken, suchen wir nach Aktivitäten oder Bedingungen, die uns helfen, uns besser zu fühlen, indem sie diese Spiegel anheben. Ich ermutige die Leser, die Gesellschaft anderer zu suchen.

Das bringt uns zu einem weiteren Mangel, der Drogenmissbrauch auslösen oder aufrechterhalten kann: die Idee, dass verringerte soziale Interaktion zu einem erhöhten Opioidkonsum führt.

Ich glaube, dass der Kontakt mit anderen Menschen, also Sozialisierung, unsere Endorphinspiegel stimuliert, weil Menschen soziale Wesen sind. Wir mögen es, mit anderen zusammen zu sein. Wie Bienen in einem Bienenstock gedeihen Menschen, wenn sie zusammenleben. Das ist der Grund, warum Städte aus Dörfern entstanden sind. Aristoteles sagte: „Wer sich an der Einsamkeit erfreut, ist entweder ein wildes Tier oder ein Gott." Menschen sind weder Tiere noch Götter—sie sind einfach Menschen.

Wir schaffen und leben in Gesellschaften. Das Problem ist, dass sich die westliche Gesellschaft verändert. Wir verringern unsere Interaktion mit anderen Menschen, unser Kontakt wird fast zwangsläufig durch unsere eigenen Entscheidungen eingeschränkt. Das geht schon seit hundert Jahren so, und meine eigene Familie ist ein gutes Beispiel dafür, wie sogar die Familienstruktur diese Idee widerspiegelt. Es ist der erste, aber nicht der letzte Auslöser für abnehmende Interaktion.

So weit ich zurückverfolgen kann, hatte der Großvater meines Vaters—mein Urgroßvater väterlicherseits—sechs Geschwister. Das weiß ich nur, weil ich meine Speichelprobe an eine DNA-Testfirma geschickt habe und zwei Jahre später eine unerwartete E-Mail aus Belarus erhielt, von einer Familie, mit der ich verwandt bin. Mein Punkt ist, dass die Ursprungsfamilie meines Vaters nach heutigen Maßstäben riesig war. Vor 100 Jahren, als mein Großvater aus Belarus floh und sich in Elizabeth, New Jersey, niederließ, hatte er drei Kinder—die Hälfte der Anzahl, die sein Vater hatte. Mein Vater war eines dieser Kinder, zusammen mit einer älteren Schwester und einem jüngeren Bruder. Weder sein Bruder noch seine Schwester hatten Kinder, und mein Vater und meine Mutter hatten mich. Innerhalb von zwei Generationen ging meine Familie also von sechs Geschwistern auf mich zurück.

Ich habe versucht, diesen Trend umzukehren, indem ich zwei Kinder mit meiner ersten Frau und ein weiteres mit meiner zweiten Frau hatte, aber ich denke, meine eigene Erfahrung zeigt, wie sich die Familienstruktur im letzten Jahrhundert noch stärker verändert hat. Nicht nur die Familiengröße hat abgenommen, sondern auch die Zahl der Scheidungen in den USA ist gestiegen und hat fast fünfzig Prozent aller Ehen erreicht—wobei 100 % meiner Ehen gescheitert sind.

Der Punkt ist: Wenn wir uns gut fühlen, können wir unseren Endorphinen danken. Und wenn unsere Endorphinspiegel sinken, fühlen wir uns nicht gut. Es ist eine faszinierende Frage, warum die Gesellschaft anderer Menschen unsere Endorphinspiegel erhöht. Könnte das Gefühl von Einsamkeit ein Endorphinmangel sein?

Die jüngste Covid-Pandemie hat unsere Isolation verschärft. Aus gesundheitlichen Gründen mussten wir uns physisch voneinander isolieren. Unternehmen, Schulen und Geschäfte schlossen, wir versteckten unsere Gesichter hinter medizinischen Masken, und wir wurden angewiesen, zwei Meter Abstand zu halten. Kein Wunder, dass die tödlichen Drogenüberdosierungen jedes Jahr weiter zunehmen, insbesondere während der Pandemie. Uns fehlte der soziale Kontakt.

Die Gesellschaft hat sich im letzten Jahrhundert auch in anderer Hinsicht verändert, zusätzlich zur Veränderung der Familiengröße. Wir sind von dicht besiedelten städtischen Umgebungen, in denen wir in Wohnungen lebten—oft mit mehr als einer Kernfamilie in derselben Wohnung—zu Vororten mit Einfamilien- oder Zweifamilienhäusern übergegangen, in denen nur ein oder zwei Erwachsene ein oder zwei Kinder großziehen. Familien bieten aufgrund dieser Zerstreuung nicht mehr die soziale Interaktion, die uns durch die Aufrechterhaltung normaler, erhöhter Endorphinspiegel ständig ein gutes Gefühl gibt. Ebenso versorgt uns das isolierte Leben in unseren Einfamilienhäusern in den Vororten nicht mit der Interaktion mit nicht verwandten Menschen, die das Leben in einer Gesellschaft ausmacht. Das Endergebnis ist, dass unsere Endorphinspiegel sinken, und das macht uns unglücklich. Es ist eine Hypothese, die getestet werden könnte.

Im Zusammenhang mit der abnehmenden Familiengröße und Menschen, die ohne Emotionen auf ihre Handys starren, anstatt miteinander zu sprechen, steigt die Rate des Opioidkonsums und der Todesfälle durch Überdosierung weiter an.

Diese Aussage birgt jedoch eine Gefahr, denn in der Statistik ist es ein Fehler zu sagen: „Korrelation impliziert Kausalität." Das bedeutet, dass allein die Tatsache, dass zwei Variablen sich im gleichen Tempo verändern—wie die Abnahme der Familiengröße und die Zunahme des Opioidkonsums—nicht bedeutet, dass eine die andere verursacht hat. Mathematiker lehren, dass es ein Irrtum ist, so zu schließen.

Um eine Korrelation zu beweisen, braucht man Daten, und diese Daten existieren tatsächlich. Bevor wir sie jedoch analysieren können, müssen wir uns der Katastrophe bewusst werden, die der Missbrauch von Opioiden über uns gebracht hat.

Im Januar 2019 berichtete das National Institute on Drug Abuse (NIDA), dass täglich 130 Menschen an einer Überdosis Opioide starben.

Ich schlage vor, dass wir niemanden oder keine Organisation für diese Todesrate verantwortlich machen sollten, auch wenn der Gedanke an die Ursachen dieses Problems eine natürliche menschliche Reaktion hervorruft, die nach Schuldzuweisungen sucht. Liegt es an der Fernsehwerbung der Pharmaunternehmen, die den Opioidkonsum gefördert hat, oder an der Erfindung neuer Formulierungen? Liegt es an der schwachen Regulierung dieser Industrie durch die US-amerikanische FDA? Liegt es an kleineren Familienstrukturen oder daran, dass das Leben in Vororten so viel Unruhe stiftet, dass Menschen zu Opioiden greifen? Oder noch zynischer: Liegt es daran, dass Menschen Spiele spielen oder Texte auf ihren Handys schreiben und dadurch Unruhe entsteht, die den Opioidkonsum stimuliert?

Es ist wahrscheinlich all das zusammen. Ich ermutige jedoch nicht, Schuldzuweisungen vorzunehmen, sondern fordere uns alle auf, Verantwortung zu übernehmen. Vielleicht bedeutet diese Verantwortung nichts weiter, als eine Stunde am Tag mit unseren Kindern zu sitzen und mit ihnen zu sprechen—ohne Ablenkung. Vereinbaren Sie im Voraus: „Ich werde die nächste Stunde nicht auf mein Handy schauen oder es beantworten, und du auch nicht."

Es ist ein Anfang.

Schauen wir uns ein paar weitere Daten an. NIDA berichtete außerdem, dass zwischen 21 und 29 Prozent der Menschen, denen Opioide zur Behandlung chronischer Schmerzen verschrieben wurden, diese missbrauchten. Das zeigt, dass wir Anweisungen, selbst medizinische, nicht besonders gut befolgen. Keine Überraschung—der Mensch ist eine unabhängige Spezies. Als Gesellschaft halten wir uns weder konsequent an Ernährungsempfehlungen noch kommen wir an einem STOP-Schild vollständig zum Stehen, wenn kein Verkehr zu sehen ist—es sei denn, ein Polizeiwagen wartet darauf, uns ein Bußgeld aufzubrummen.

Zwischen 8 und 12 Prozent der Menschen, denen Opioide gegen chronische Schmerzen verschrieben wurden, entwickelten eine Opioidabhängigkeit, und die Hälfte dieser Patienten wechselte von verschreibungspflichtigen Opioiden zu Heroin. Das legt nahe, dass diese Medikamente viel mächtiger und gefährlicher sind, als man vor einer

Generation vermutet hätte, und dass ihre Macht über uns und die von ihnen ausgehende Gefahr erst jetzt durch Statistiken deutlicher wird.

Betrachten wir es aus einer anderen Perspektive, um zu verdeutlichen, was ich meine. Wenn wir die Frage umdrehen und Nutzer fragen: „Wie haben Sie angefangen, Opioide zu verwenden?", erfahren wir, dass 80 Prozent aller Heroinkonsumenten damit begonnen haben, ihre verschreibungspflichtigen Opioide zu missbrauchen. Wieder zeigt sich, dass verschreibungspflichtige Opioide nicht die Ursache der Epidemie sind, sondern lediglich eine einfache, nahezu barrierefreie Route, die Menschen genommen haben, die etwas anderes erwartet hatten.

Die Geschichte wird schlimmer, wenn wir uns die Verbreitung des Opioidkonsums ansehen. Im gleichen Bericht von NIDA wird gezeigt, dass die Überdosierungen durch Opioide in der Region des Mittleren Westens der USA innerhalb von nur vierzehn Monaten von Juli 2016 bis September 2017 um 70 Prozent zugenommen haben. Bevor wir jedoch daraus schließen, dass sich der Opioidmissbrauch auf den eher ländlichen Mittleren Westen verlagert, berichtet dieselbe Studie auch über einen Anstieg des Opioidkonsums um 54 Prozent in sechzehn Großstädten. Das bedeutet, dass der Opioidkonsum und -missbrauch überall ist und sich scheinbar unkontrolliert ausbreitet und wächst.

Ich wiederhole: Diese Drogen sind mächtiger und gefährlicher, als wir jemals dachten. Das ist beängstigend, denn wie das Sprichwort sagt, ist „die Katze aus dem Sack", wenn es um den Opioidkonsum geht.

Genauso wie der Handymarkt explodierte, weil die Menschen gerne Handys benutzen, explodierte der Opioidkonsum, weil die Menschen gerne Opioide einnehmen. Handyhersteller sahen, dass die Menschen kauften, was sie herstellten, also produzierten sie mehr, um die Marktnachfrage zu befriedigen. Die Hersteller von Opioiden sahen, dass sich die Zahl der Opioidverschreibungen in den USA fast verdreifachte— von 76 Millionen Verschreibungen im Jahr 1991 auf 219 Millionen im Jahr 2016, innerhalb von nur fünfzehn Jahren. Also produzierten sie mehr, um die Marktnachfrage zu decken.

Was trieb diesen Anstieg an? Ganz einfach wirtschaftliche Kräfte, wie die gestiegene Marktnachfrage, gepaart mit einer Pharmaindustrie, die auf diese Nachfrage reagierte, und einer US-amerikanischen FDA, die der Behauptung der Industrie Glauben schenkte, dass ihre neuen Medikamente und Formulierungen sicherer seien als die alten. Mit anderen Worten: Es war nicht ein einziger Faktor, sondern die Wechselwirkung all dieser Faktoren zusammen.

Die Marktnachfrage stieg, weil Menschen angaben, Schmerzen zu haben. Es gibt Berichte, dass eine Erkrankung namens Fibromyalgie mit chronischen Muskelschmerzen aufgrund niedriger Endorphinspiegel verbunden ist. Ich bin sicher, dass auch andere Schmerzen auf niedrigere Endorphinspiegel zurückgeführt werden. Ich habe bereits vorgeschlagen, dass Einsamkeit durch diese verringerten Endorphinspiegel verursacht werden könnte. Ich werde sogar behaupten, dass Einsamkeit ein Symptom niedriger Endorphinspiegel ist.

Diese erhöhte Marktnachfrage wurde von der Pharmaindustrie gedeckt, die mehr Opioide verfügbar machte. Wir müssen erkennen und akzeptieren, dass unsere freie Marktwirtschaft diese Expansion des Marktes für verschreibungspflichtige Opioide vorangetrieben hat. Die Pharmaindustrie, ähnlich wie die Automobil- oder Technologiebranche, besteht größtenteils aus börsennotierten Unternehmen, die Aktien ausgeben, die öffentlich gehandelt werden. Das Management solcher Unternehmen hat die Verantwortung, die Gewinne zu steigern, um den Aktienkurs stabil zu halten oder zu erhöhen. So funktioniert eine freie Marktwirtschaft.

Das Dilemma ist, wie ein Unternehmen in einer freien Marktwirtschaft konkurrieren und gleichzeitig sicherstellen kann, dass es die öffentliche Gesundheit nicht gefährdet. Das hat die Pharmaindustrie nicht gelöst, zum Teil, weil viele Unternehmen den Verkaufsmustern anderer Firmen gefolgt sind. Wenn ein oder zwei Unternehmen der Pharmaindustrie steigende Opioidverkäufe meldeten, belieferten andere Unternehmen sie entweder mit Rohstoffen oder traten mit einer neuen Formulierung eines alten Opioids in den Markt ein, um von dem Schwung zu profitieren, den die Vorreiterunternehmen mit ihren Opioidverkäufen geschaffen hatten. Meine Leitung des Teams, das mit der Lizenzierung von Dilaudid OROS beauftragt war, ist ein Beispiel für eine neue Formulierung eines alten Medikaments.

Die Pharmaindustrie hatte auch die Verantwortung, die Marktnachfrage zu steigern, indem sie ihre Produktlinien erweiterte. Sie entwickelten neue Formulierungen bestehender Medikamente, die die Zeit zwischen den Dosen verlängerten, wodurch die Anzahl der Einnahmen reduziert und die Anwendung bequemer wurde. Zum Beispiel ging die Dosierung von zwei- oder dreimal täglich auf einmal täglich über, und die Unternehmen behaupteten, dieser Dosierungsplan sei sicherer. Die US-amerikanische FDA akzeptierte dieses Argument, denn schließlich waren die Medikamente bereits eine Generation lang auf dem Markt, und die Erfahrung lehrte, dass sie sicher waren… wenn die Anwender die Dosierungsanweisungen befolgten.

Aber ich habe auch gesagt, dass Menschen ungern Anweisungen folgen.

So kam es, dass Nutzer die Ein-Tages-Tabletten zerkleinerten, das Pulver schnupften oder in Wasser auflösten und sich den Inhalt injizierten. Sie fühlten sich großartig und hatten einen echten „Buzz". Das untergrub die neue Formulierung, führte zu missbräuchlichem Verhalten und nährte die Sucht mit einem verschreibungspflichtigen Medikament.

Wenn Patienten ihre Rezepte aufgebraucht hatten und feststellten, dass sie „abhängig" waren, blieb ihnen keine andere Wahl, als in den illegalen Drogenmarkt zu wechseln. Das ist einer der Mechanismen, durch den der Gebrauch verschreibungspflichtiger Opioide zum Konsum illegaler Drogen führt.

Wir können uns ein Szenario vorstellen: Ein Patient bricht sich das Bein. Der behandelnde Arzt stellt ein Opioidrezept für zwei Wochen aus. Zwei Wochen später hat der Patient das Rezept aufgebraucht, und der Arzt weigert sich, es zu erneuern, mit einer Begründung wie: „Sie sind zwei Wochen nach der Operation, und Sie sagten, Ihre Schmerzen sind viel besser."

Die einzige Wahl für diesen „abhängigen" Patienten besteht darin, Opioide illegal zu beschaffen. Wieder spielte die Droge eine Rolle, denn Opioide sind mächtiger und gefährlicher, als wir je gedacht hätten. Wir lernen zwar, aber es hat uns ein paar Generationen gekostet, und verschreibungspflichtige Opioide zur Schmerzbehandlung bleiben einer der Wege in die Sucht.

Fühlt sich an wie eine Erkältung

Ihre Haut kribbelt, Sie fühlen sich schläfrig, Ihr Appetit nimmt ab, und Sie fühlen sich schwach. Vielleicht haben Sie eine Erkältung oder schlimmer noch, die Grippe.

Moment mal.

Energie, Appetit und Stärke sind physische Ausdrücke, die von unserem Gehirn gesteuert werden. Wenn wir eine Erkältung haben, woher weiß unser Gehirn das? Uns wurde immer beigebracht, dass unser Gehirn nicht mit unserem Immunsystem verbunden ist. Aber wenn das Virus in uns eindringt, reagiert unser Gehirn irgendwie mit den oben genannten Symptomen. Es muss ein Signal geben—aber welches?

Es ist nicht das Virus selbst, das in unser Gehirn eindringt. Viren werden durch die sogenannte Blut-Hirn-Schranke davon abgehalten. Uns wird beigebracht, dass unser Immunsystem die Viren bekämpft. Wir bilden Antikörper gegen Viren, und es gibt spezielle Blutzellen, deren Aufgabe es ist, diese fiesen Viren zu verschlingen.

Neuere Forschungen haben jedoch gezeigt, dass unser Gehirn mit unserem Immunsystem verbunden ist. Wenn unser Immunsystem in Aktion tritt, wird unser Gehirn alarmiert. Das erklärt, warum wir diese kribbelnden, trägen und schwachen Nebenwirkungen spüren. Es ist auch der Grund, warum wir die zentralen Verarbeitungseinheiten unserer Computer ihre „Gehirne" nennen und warum Fehler, die sich einschleichen, als „Computer-Viren" bezeichnet werden.

Viele dieser Symptome—Schläfrigkeit, Kribbeln und Schwäche—sind auch Nebenwirkungen von Opioiden. Das wirft eine weitere Frage auf: Warum würden Menschen freiwillig Drogen nehmen, die sie sich fühlen lassen, als hätten sie eine Erkältung? Es sind schließlich keine angenehmen Gefühle.

Weil der „Buzz" der Droge besser ist als die Nebenwirkungen, die sie hervorruft.

Eine der neuesten Entdeckungen über die Wirkungen von Opioiden ist, dass unser Gehirn mit unserem Immunsystem verbunden ist. Diese Forschung wurde durch die AIDS-Epidemie in den 1980er Jahren angestoßen und weiterentwickelt. Ein Drittel der AIDS-Patienten missbrauchte Heroin. Wissenschaftler begannen, sich metaphorisch am Kopf zu kratzen und zu fragen: „Ist Heroin immunsuppressiv? Hat sein Gebrauch unser Immunsystem unterdrückt und die Nutzer dem AIDS-Virus ausgesetzt?"

Ja, Heroin und Morphin sind immunsuppressiv, und unser Gehirn weist unser Immunsystem tatsächlich an, was zu tun ist. AIDS-Patienten wurden mit Morphin untersucht.

Es ergibt also Sinn, dass eine Erkältung oder Grippe unser Gehirn signalisiert, Nebenwirkungen hervorzurufen. Was uns alle überrascht hat, ist, dass Opioidmedikamente neben der Aktivierung der Opiatrezeptoren in unserem Gehirn auch unser Gehirn-Immunsystem beeinflussen.

Das eröffnet eine Vielzahl von Möglichkeiten. Könnten unsere eigenen Endorphin-/Enkephalinsysteme mit dem Immunsystem unseres Gehirns interagieren? Geben unsere eigenen Opioide unserem Körper Anweisungen, wie er reagieren soll, wenn jemand im Flugzeug neben uns niest oder uns während der morgendlichen Pendelfahrt anhustet?

Können wir die Opioidabhängigkeit durch das Immunsystem unseres Gehirns behandeln und so einen neuen Weg zur Hilfe für Süchtige eröffnen?

Wissenschaftler auf der ganzen Welt denken darüber nach. Ich habe einen Artikel aus dem Jahr 2014 gelesen, der von Dr. Mark R. Hutchinson aus Adelaide, Australien, und Dr. Linda Watkins von der University of Colorado, Boulder, mitverfasst wurde. Ihr Artikel, veröffentlicht in der medizinischen Fachzeitschrift *Neuropharmacology*, trug den Titel: „*Why is Neuroimmunopharmacology crucial for the future of addiction research?*" Ich schrieb beiden Wissenschaftlern, fragte nach Fortschritten in ihrer Forschung und wer noch daran arbeite. Beide antworteten mir.

Nicht nur enthält unser Gehirn Zweige unseres Immunsystems, sondern auch Teile unseres Immunsystems besitzen Opiatrezeptoren. Das bedeutet, dass unsere Opiatrezeptoren auch außerhalb unseres Gehirns zu finden sind.

Das wirft noch mehr Fragen auf. Sind Opioidmedikamente immunsuppressiv, weil sie an Opiatrezeptoren auf Zellen unseres Immunsystems binden? Oder wirken sie auf unser Immunsystem, indem sie an die Rezeptoren in unserem Gehirn binden?

Ich bin immer noch verwirrt und freue mich darauf, dass Wissenschaftler diese Fragen klären. Die Fragen sind nicht nur faszinierend, sondern bergen auch großes Potenzial, unser Wissen über die Behandlung von Opioidüberdosierungen voranzubringen.

Ich habe weiter recherchiert und mich mit sozialem Verhalten beschäftigt, da ich betont habe, dass der Verlust sozialer Kontakte eine Rolle bei der Verbreitung des Opioidmissbrauchs gespielt hat. Soziale Kontakte sind auch der Weg, wie Erkältungsviren von Mensch zu Mensch übertragen werden. Alles hängt miteinander zusammen.

Ich fand einen medizinischen Artikel aus dem Jahr 2019 in der Zeitschrift *Neuroscience*, geschrieben von Kayt Sukel, mit dem Titel „*In Sync: How Humans are Hard-Wired for Social Relationships*".

Sie zitiert Dr. Simone Shamay-Tsoory von der Universität Haifa: „Historisch gesehen haben Wissenschaftler versucht, soziales Verhalten zu verstehen, indem sie eine Person nach der anderen betrachtet haben.

Aber das reicht nicht aus, um die neuronalen Grundlagen solcher komplexen Interaktionen zu verstehen."

Welche komplexen Interaktionen? Sie sprach über Empathie. Sie zitierte Dr. Shamay-Tsoory weiter, die Empathie als die „Fähigkeit, die Emotionen anderer Menschen zu fühlen und zu verstehen" definierte. „Es gibt sowohl emotionale Aspekte der Empathie, bei denen wir die gleichen Gefühle wie jemand anderes teilen, als auch kognitive Aspekte, bei denen wir die Perspektive eines anderen einnehmen können." Die englische Redewendung dafür lautet: „Try to consider it from my perspective."

Dr. Shamay-Tsoory beschrieb ein faszinierendes Experiment, das sie und ihre Kollegen durchgeführt haben, bei dem sie gleichzeitig die Gehirnaktivität von zwei Menschen scannten. Sie erklärte: „Die Forscher rekrutierten Menschen paarweise. Einer der beiden Teilnehmer erhielt einen Hitzereiz, der ein brennendes Gefühl verursachte. Der andere hielt die gegenüberliegende Hand und bot Empathie und Unterstützung. Wenn die Paare Fremde waren, sahen die Forscher keinen großen Effekt. Aber bei romantischen Partnern beobachteten sie ähnliche Muster von Alpha-Mu-Band-Gehirnaktivität—eine Art Gehirnwelle, die zuvor mit Empathie in Verbindung gebracht wurde—im rechten Frontallappen sowohl bei der Person, die den Schmerz fühlte, als auch bei der Person, die Trost spendete. Tatsächlich berichtete die Person, die den Hitzereiz empfing, von weniger Schmerzen, je größer die Synchronität der Gehirnaktivität zwischen beiden war. Das deutet darauf hin, dass die tröstende Berührung des empathischen Partners zu einer Art berührungsbezogener Analgesie beitragen könnte."

Puh!

Heroin unterdrückt nicht nur unser Immunsystem, sondern nimmt uns auch den Schmerz. Doch wir können unseren romantischen Partnern ebenfalls Schmerzlinderung verschaffen—einfach, indem wir sie berühren. Das verleiht der Aussage „Du fühlst dich gut für mich an" eine ganz neue Bedeutung.

Es ist eine neue Dimension der Sozialisierung, die zeigt, dass Menschen miteinander „verdrahtet" sind. Zudem verbindet unser Immunsystem sich mit unserem Gehirn und eröffnet einen neuen Kommunikationsweg— und mit etwas Glück auch neue therapeutische Ansätze.

Gibt es einen Ausweg?

W<small>IR STEHEN VOR EINEM ÖFFENTLICHEN</small> Gesundheitsnotstand, und obwohl ich nicht pessimistisch klingen oder ein düsteres Bild zeichnen möchte, müssen wir uns aus diesem Notstand herausarbeiten—und das erfordert harte Arbeit. Wir können nicht guten Gewissens akzeptieren, dass Drogen jedes Jahr 100.000 junge Menschen töten, ohne dass ein Ende in Sicht ist.

Wo fangen wir an?

Die gute Nachricht ist, dass ich denke, wir haben bereits begonnen. Ärzte erneuern Opioidrezepte seltener, und in vielen Bundesstaaten ist es sogar illegal, sie zu erneuern. Außerdem schreiben sie Rezepte für kürzere Zeiträume aus, da die meisten Patienten keine Opioide für eine volle Woche oder länger nach einem kleineren chirurgischen Eingriff benötigen, wie etwa dem Stellen eines gebrochenen Knochens, dem Entfernen einer Warze oder der Exzision eines kleinen Tumors. Zwei bis drei Tage reichen aus, damit die Schmerzen bei diesen und vielen anderen Eingriffen nachlassen.

In einigen Fällen sind Opioide möglicherweise nicht die erste Verteidigungslinie gegen die Schmerzen eines medizinischen Eingriffs oder zur kurzfristigen Linderung einer kleinen Verletzung. Paracetamol (Tylenol) oder sogar einfach ein Beutel mit Eis auf der Wunde könnten ausreichen. Zwar können wir keine „Handauflegung" als Therapie vorschreiben, ungeachtet des interessanten Experiments, das ich in einem früheren Kapitel beschrieben habe. Meine Beschreibung passt jedoch zu der Rolle von Familien und sozialen Strukturen.

Ein neues Problem entsteht dadurch, dass Ärzte seltener Opioidrezepte erneuern. Wir neigen dazu, Fehler mit einer vollständigen Umkehrung unserer Handlungen zu korrigieren, obwohl weniger als eine vollständige Umkehrung ausreichen könnte.

Eine Schmerzepidemie unter chronischen Schmerzpatienten scheint durch die reduzierte Verschreibung von Opioidmedikamenten aufzutreten. Hier müssen wir ein Gleichgewicht finden, vielleicht durch Richtlinien, die von Schmerzexperten und Ärzten, die Krebs behandeln, auf Fachkonferenzen entwickelt werden könnten.

Zum Thema Schmerzepidemie: Ein kürzlich in der medizinischen Fachzeitschrift *Pain* veröffentlichter Artikel kam zu dem Schluss: *„Die Absetzung, sei sie abrupt…oder durch Dosisreduktion…erhöhte das Risiko eines Suizids signifikant im Vergleich zu Patienten mit stabiler oder steigender Dosis."*

Selbstmord wird von Opioidkonsumenten mit Rezepten für chronische Schmerzen gewählt, weil das, was ihre Schmerzen verursacht, mehr ist, als sie ertragen können. Wenn Sie Schmerzen durch eine Verletzung oder Krankheit erlebt haben, können Sie das nachvollziehen.

Das legt nahe, dass wir vorsichtig sein müssen, wenn wir einen Aspekt der Risikominderung in unserer Gesellschaft angehen: Wir sollten Rezepte für Patienten mit chronischen Schmerzen nicht reduzieren. Sie sind lebensrettend. Wir brauchen Mäßigung, keine Umkehrung.

Die Pharmaindustrie wird, insbesondere nach dem Purdue-Fiasko mit OxyContin, weniger wahrscheinlich neue Opioide entwickeln oder ältere reformulieren. Wissenschaftler sind sich einig, dass wir eine neue Klasse von Medikamenten brauchen, die unsere Opiatrezeptoren stimulieren, ohne dass wir das Bewusstsein verlieren, einen Rausch erleben, Toleranz oder körperliche Abhängigkeit entwickeln oder bei Absetzen Entzugserscheinungen erleiden. Vielleicht brauchen wir ein Medikament, das einfach unsere eigene Produktion von Endorphinen anregt. Das ist eine hohe Anforderung, aber der Mensch ist eine kluge und einfallsreiche Spezies, und die Pharmaindustrie hat uns einst

Aspirin gegeben, das heute Herzinfarkte verhindert, Penicillin, das Infektionen behandelt, und eine ganze Auswahl an Medikamenten, die Krampfanfälle verhindern. Wir wissen also, dass sie zu brillanter und innovativer Arbeit fähig sind. Ich denke auch, wir sind uns einig, dass sie Gewinne erzielen dürfen, um diese an ihre Aktionäre auszuschütten, denn wir alle genießen es, in einer freien Marktwirtschaft zu leben. Der Export von Medikamenten ist eine Möglichkeit, Geld ins Land zu bringen. Das ist die Handelsbilanz.

Ebenso wird die US-amerikanische Food and Drug Administration (FDA) höchstwahrscheinlich keine Produkterweiterung für ein bestehendes Opioid oder ein neues synthetisches Opioid genehmigen. Ich denke an meine letzten Tage in der Branche zurück, als eines meiner Projekte darin bestand, die Entwicklung einer Dilaudid OROS-Tablette zu leiten, die für 24 Stunden verschrieben worden wäre. BASF verkaufte meine Abteilung, bevor wir die Lizenz zur Vermarktung dieser Formulierung beantragten. So etwas werden wir nicht wieder sehen, obwohl die Alza Corporation, die Erfinder dieser OROS-Technologie, im Jahr 2006 klinische Studien mit Dilaudid OROS durchführte. Aber sie wurden von Johnson & Johnson übernommen, und Dilaudid OROS kam nie auf den Markt. Die Alza-Abteilung von J&J vermarktet ein Fentanyl-Pflaster namens Duragesic, daher muss meine Diskussion über Fentanyl sie einbeziehen. Wir wissen, dass sie Fehler gemacht haben, was die hohen Bußgelder belegen, die sie an Bundesstaaten gezahlt haben.

Der Einfluss von Handys auf die menschliche Interaktion wird weiter wachsen, da die Geräte immer vielseitiger werden und mehr Menschen erreichen. Mein 13-jähriger Sohn besitzt eines und schaut YouTube-Videos, wenn ich nicht eingreife. Ich finde einfach etwas anderes für ihn zu tun. Er hat seine eigene Werkbank in meiner Werkstatt im Keller, und ich bringe ihm nicht nur das Tischlern bei, sondern er ist auch mein Sous-Chef in der Küche. Er macht einen hervorragenden Makkaroni-Käse-Auflauf, und während ich dies schreibe, ist er in der Küche und macht Lasagne.

Es ist interessant, dass das Internet der Idee Aufmerksamkeit schenkt, dass wir mehr Kontakt zu anderen Menschen brauchen. Wir haben nicht nur Facebook, LinkedIn, Twitter und Instagram, sondern die Zahl der Dating-Seiten hat sich vervielfacht. Man kann sogar gezielt nach einem Date in jedem Alter, mit jeder sexuellen Orientierung, jedem Geschlecht oder Familienstand suchen. Es gibt sogar neuere Plattformen mit dem Ziel, Menschen mit ähnlichen Interessen zu verbinden. Meet Up ist eine, die ich ausschließlich genutzt habe, um Schreibworkshops zu finden, obwohl das Alleinerziehen mich daran hindert, diese Kurse persönlich zu besuchen.

Was ist mit dem Gesetz und dem Opioidkonsum? Wie ich immer wieder betone, glaube ich, dass Opioidsucht ein medizinisches Problem und kein rechtliches ist. Süchtige sollten in erster Linie als Patienten behandelt werden, nicht als Angeklagte. Drogendealer hingegen sind Kriminelle und sollten verhaftet werden. Diese Position wird kompliziert, wenn Opioidsüchtige mit Drogen handeln, um ihre Sucht zu finanzieren. Wir brauchen eine öffentliche Debatte und neue Ideen für dieses kleine Stück soziologischer Überschneidung.

Es gibt eine Position, die vorschlägt, dass Süchtige, die mit Drogen handeln, um ihre eigene Sucht zu finanzieren, vor Strafverfolgung geschützt werden sollten, wenn sie sich in eine Suchtbehandlung begeben, opioidfrei bleiben und mit den Strafverfolgungsbehörden kooperieren. Es ist eine sehr vernünftige Idee und sollte unser Ausgangspunkt für die Diskussion sein.

Ähnlich muss uns die Technologie helfen. Chinesisches Fentanyl gelangt weiterhin durch Mexiko in die USA, und das ist beängstigend, wenn man an die Potenz von Fentanyl denkt. Die menschliche Dosis ist so klein, dass eine schuhkartongroße Menge ausreicht, um Dutzende, wenn nicht Tausende von Menschen zu versorgen. Es ist leicht, einen Schuhkarton in einem mit chinesischen Produkten beladenen LKW zu verstecken. Heroin wird weiterhin mit Fentanyl gestreckt und als Heroin verkauft, wodurch Heroin von einer bereits gefährlichen Droge zu einer tödlichen wird. Andere Fentanyl-Derivate wie Carfentanil und Alfentanil sind noch potenter als Fentanyl, sodass das Problem komplizierter wird, da mehr von diesen Derivaten eingeschmuggelt werden. Carfentanil ist kommerziell als Wildnil bekannt. Wir brauchen eine Superspürmaschine, die ein schuhkartongroßes Paket in einem Sattelzug aufspüren kann. Die Herausforderung ist da, und ich glaube, wir haben die Technologie, um sie zu meistern. Wir brauchen eine Erfindung, die Drogen erschnüffeln kann. Das ist eine Aufgabe für die Tech-Branche. Ich wünschte, ich könnte Code schreiben.

Ähnlich taucht Fentanyl zunehmend in anderen Drogen auf. Tatsächlich wird es in den USA bei den meisten Todesfällen durch Opioid-Überdosierungen gefunden—wenn nicht als Hauptdroge, dann als Verunreinigung der Hauptdroge.

Abschließend denke ich, dass eine reifere Einstellung gegenüber Opioidsucht die reflexartigen Reaktionen ersetzen sollte, die viele von uns haben, wenn wir von den neuesten Todesfällen durch diese Drogen lesen oder hören. Opioidabhängige sind nicht nur medizinische Patienten, sondern auch Opfer derselben gesellschaftlichen Veränderungen, die uns dazu bringen, in einer Menschenmenge zu sitzen und auf unsere Handys zu starren. Wir haben uns voneinander entfernt, die Gesellschaft hat sich selbst verwässert, und das Ergebnis ist, dass viele Menschen zu Opioiden gegriffen haben, um die Leere zu füllen, die durch fehlenden sozialen Kontakt entstanden ist. Ich komme immer wieder auf die Idee zurück, dass Einsamkeit unsere Endorphinspiegel senkt und Opioidmissbrauch unser Mechanismus ist, um unsere leeren Opiatrezeptoren zu besetzen. Es ist eine Idee, die getestet werden muss.

Wenn Sie sich so schlecht fühlen, dass Sie anfangen, über das „Nehmen von etwas" nachzudenken, ist es besser, ein Familienmitglied anzurufen oder jemanden zu besuchen. Dieses schlechte Gefühl wird vorbeigehen, und wenn nicht, oder wenn Sie merken, dass Sie es nicht ertragen können, rufen Sie einen Psychologen an.

Neue Stimmen, altes Problem

Als ich anfing, über Opioide zu schreiben, teilte ich frühe Teile meiner Arbeit mit Mitgliedern mehrerer Workshops für Sachbuchautoren, denen ich kürzlich oder vor Jahren beigetreten war. Einige von ihnen sagten: „Dein Thema ist wichtig, und du gehst gut damit um, mit einem soliden persönlichen Hintergrund, aber du brauchst neue Stimmen, besonders die von Süchtigen."

Andere sagten: „Dein Schreiben ist langweilig." Daraufhin zog ich mich aus diesen Workshops zurück.

Neue Stimmen hinzuzufügen ist eine großartige Idee, aber schwierig umzusetzen—insbesondere das Ziel, sich mit genesenden Süchtigen zu unterhalten. Ich begann damit, an Narcotics Anonymous zu schreiben und um Interviews mit Mitgliedern zu bitten. Sie sagten: „Nein", und ihre Absage beinhaltete: „Unsere Erfahrung zeigt uns, dass Sie möglicherweise besser von jemandem aus der Behandlungsbranche betreut werden könnten." Zumindest haben sie geantwortet, aber auf welche Erfahrung bezogen sie sich?

Dann machte ich eine Liste aller Suchtbehandlungszentren im Umkreis von vierzig Meilen meines Wohnortes in Nord-New-Jersey. Ich schrieb an diejenigen, die eine E-Mail-Adresse angegeben hatten, erhielt jedoch noch weniger Antworten als von Narcotics Anonymous. Nicht einmal eine einzige Rückmeldung von irgendeiner der kontaktierten Einrichtungen. Nicht einmal eine Weiterempfehlung. Dann rief ich einige andere an, die eine Telefonnummer angegeben hatten. „Jemand wird sich bei Ihnen melden", sagten mehrere Kontakte. Niemand tat es je.

Wir sind Überdosiert

Ich ging zu meiner örtlichen Polizeidienststelle und stellte mich dem uniformierten Polizisten am Empfangsschalter vor: „Ich wohne in dieser Stadt und arbeite an einem Buch über Opioide. Ich würde mich gerne mit einem Rauschgiftermittler treffen, um Hintergrundinformationen für mein Buch zu erhalten." Ich überreichte ihm meine Visitenkarte, die nur meinen Namen, meine Handynummer und meine E-Mail-Adresse enthielt.

Er war höflich, nickte und sagte: „Geben Sie mir eine Minute", und verschwand mit meiner Karte in einem Hinterzimmer.

Ich war sehr hoffnungsvoll, aber keine fünf Minuten später tauchte er wieder auf und sagte: „Jemand wird sich bei Ihnen melden."

Niemand hat sich je gemeldet.

So groß wie die Opioid-Epidemie und die daraus resultierenden Überdosierungen in den USA auch sind, habe ich bisher weder einen Süchtigen noch einen Strafverfolgungsbeamten gefunden, der bereit ist, sich dazu interviewen zu lassen. Bleiben Sie dran.

Ich konzentrierte mich also auf eine andere Gruppe. Ein Anwalt, den ich aus dem Fitnessstudio kannte, dem ich früher angehörte, schrieb mir und empfahl mir, einen Suchtberater zu treffen, den er kannte. Ich kontaktierte den Mann und vereinbarte ein Mittagstreffen, das freundlich begann, als er sagte: „Bring dein Mittagessen mit zu mir nach Hause."

Das tat ich.

Sein Name ist Stephen Jay Levy, und er ist Psychologe, der die letzten fünfzig Jahre damit verbracht hat, mit genesenden Süchtigen und Alkoholikern zu arbeiten und Bücher zu diesem Thema zu schreiben, von denen ich eines gerade bestellt habe. Er schrieb es zusammen mit Jacqueline Cohen, und sie nannten es *The Mentally Ill Chemical Abuser: Whose Client?*

„Meine Meinung zur Behandlung von Sucht ist, dass Konsumenten krank sind und es verdienen, als medizinische Patienten behandelt zu werden", sagte ich, um mein Thema vorzustellen. Ich habe diese Sichtweise bereits geäußert und werde weiterhin dazu stehen.

Levy stimmte mir zu und sagte: „Das einzige Modell, das mit Süchtigen funktioniert, ist das Modell der öffentlichen Gesundheit." Das Modell der öffentlichen Gesundheit betrachtet die Opioidsucht als behandelbare Krankheit, nicht als Verbrechen, das Süchtige als Kriminelle einsperrt. Er hat ein weiteres Zitat auf seiner Visitenkarte: „Es geht um Veränderung." Seine klinische Philosophie, die auf seiner Website beschrieben wird, lautet teilweise: „Wenn ich sie so behandle, wie die Person, die sie werden können, dann werden sie diese Person."

Süchtige sind Menschen, die mit der richtigen Behandlung voll und ganz dazu in der Lage sind, Ex-Süchtige zu werden. Während unseres Treffens empfahl er mir drei weitere Bücher.

Ich schrieb ihm ein paar Tage später eine E-Mail: „Vielen Dank, dass Sie sich heute Zeit für mich genommen haben. Ich habe bereits drei der Bücher bestellt, die Sie empfohlen haben. Ich würde immer noch gerne eine oder mehrere Stimmen von Süchtigen zu meinem Buch hinzufügen, und wenn Sie mir dabei helfen können, wäre ich sehr dankbar."

Seine knappe Antwort lautete: „Gehen Sie zu offenen NA-Treffen." NA steht für Narcotics Anonymous. Es erschien mir unehrlich, wenn ich ausschließlich zu solchen Treffen ging, um genesende Süchtige zu interviewen, aber dies ist das 21. Jahrhundert, also wandte ich mich den sozialen Medien zu.

Ich fand eine Gruppe auf Facebook namens *Addiction Recovery Support Group* und beantragte den Beitritt.

Die Gruppe akzeptierte meinen Antrag, weil ich vor vielen Jahren den *Alcoholics Anonymous* beigetreten war. A.A. half mir, mit dem Trinken aufzuhören, und ein Jahr nachdem ich nüchtern wurde, reichte ich die Scheidung von meiner ersten Frau ein. Seit 30 Jahren habe ich keinen Tropfen Alkohol mehr angerührt, obwohl ich mich gerade von meiner zweiten Frau scheiden ließ. Ich glaube nicht, dass meine Wahl der Ehepartner oder die Scheidungen von ihnen mit Alkohol zusammenhingen. Ich vermisse weder eine der beiden Frauen noch mein tägliches Glas Scotch.

Ich postete eine Nachricht in der *Addiction Recovery Support Group*, in der es teilweise hieß: „Ich würde gerne von Ihnen hören, wenn Sie ein genesender Opioidsüchtiger sind."

Einige Tage später antwortete ein anderes Mitglied auf meinen Beitrag. Sie schrieb: „Bin seit dem 13. Januar 2019 clean. War 6 Jahre lang opiatabhängig." Sie fügte ein paar Fotos von sich hinzu—sie war jung und attraktiv.

„Großartig. Wie haben Sie es geschafft, das miese Gefühl zu überwinden, ohne es mit Opioiden zu behandeln?" antwortete ich auf ihren Beitrag.

Sie antwortete mir eine Stunde später: „Ich habe ehrlich gesagt einfach abrupt aufgehört und angefangen, zu…einem Kurs zu gehen. Mein Arzt hat mich auf die richtigen Medikamente für meine psychische Gesundheit eingestellt, und das hat bei dem miesen Gefühl geholfen." Ihre Antwort war meine Einführung in die häufige Präsenz von psychischen Erkrankungen bei Süchtigen. Das begann meine Meinung über Drogenabhängigkeit zu ändern. Ich betrachte Drogenabhängigkeit und psychische Erkrankungen auf einem Kontinuum, obwohl ich nicht erklären kann, was zuerst auf dieser Linie kommt.

„Danke", sagte ich. „Ich arbeite hart an einem Buch über Opioide und Sucht. Ich erwähne nie Namen. Keine Sorge."

„Sie können meinen Namen erwähnen, wenn Sie wollen. Ich akzeptiere, was ich getan habe."

Sie überraschte mich, und ich fand eine neue Verwendung für soziale Medien: Süchtige zu treffen und mit ihnen zu sprechen.

Ein Psychologe, den ich kenne, gab mir ebenfalls einen Namen und sagte: „Er ist Sozialarbeiter und wird sich mit Ihnen treffen."

Eine Woche später arrangierten wir ein Treffen in einem lokalen Panera. Während ich am Eingang wartete, starrte ich auf den Parkplatz, als plötzlich ein Auto in einen Behindertenparkplatz fuhr. Der Fahrer stieg aus und zog sich im Parkplatz bis auf die Unterwäsche aus, bevor er andere Kleidung anzog.

Einer der Panera-Verkäufer hinter mir lachte und fragte: „Ist das der Typ, auf den Sie warten?"

„Ich hoffe nicht", antwortete ich mit einem Lächeln und verkündete es laut genug, dass der gesamte Raum voller Brot essender Kunden zu lachen begann.

Dann betrat ein mittelalter Mann den Raum, gekleidet in ein frisch gebügeltes rosa Hemd und eine passende Krawatte, mit zwei Ausweiskarten, die an einem Band um seinen Hals hingen.

„Sind Sie John Corcoran?" fragte ich.

Er nickte „Ja", wir schüttelten uns die Hände, standen am Tresen, bestellten und suchten dann einen Tisch.

Nach einer kurzen Einführung sagte er: „Ich bin Sozialarbeiter [im örtlichen Krankenhaus] und arbeite mit genesenden Süchtigen."

„Gibt es unter Ihren Patienten vorherrschende süchtig machende Drogen?" fragte ich, während ich auf meine Liste mit Fragen schaute. Ich mache vor Interviews immer meine Hausaufgaben und hatte diese Fragen am Abend zuvor notiert.

„Nein, sie haben alles genommen", sagte er emotionslos.

Wir sind Überdosiert

„Gibt es Änderungen in der Regierung oder in der Pharmaindustrie, die Sie gerne sehen würden oder empfehlen könnten?" fragte ich, während ich einen Bissen von meinem gegrillten Käse-Sandwich nahm.

„Ich würde mir wünschen, dass wir alle mehr persönliche Verantwortung übernehmen", sagte er. „Es geht nicht darum, was *sie* tun können, sondern darum, was *wir* tun können."

Wir beendeten unser kleines Mittagessen mit meinem Standardangebot: „Mein Ziel ist es, einige genesende Süchtige zu interviewen. Ich respektiere die Anonymität." Wir schüttelten uns die Hände und verabschiedeten uns.

Zwei Tage später interviewte ich den Psychologen Charles Heller, dessen Aufgabe es unter anderem ist, mit inhaftierten Süchtigen im früher als Rahway State Prison bekannten Gefängnis in New Jersey zu arbeiten, das inzwischen East Jersey State Prison heißt. Er sagte: „Ich kann nicht arrangieren, dass Sie genesende Süchtige interviewen, wegen des HIPAA-Gesetzes."

HIPAA steht für *Health Insurance Portability and Accountability Act* von 1996. Es soll unsere medizinischen Unterlagen privat halten, und obwohl es mir im Weg steht, Süchtige zu interviewen, ist es erfrischend zu sehen, dass sie trotz ihres gleichzeitigen Status als verurteilte Straftäter als medizinische Patienten behandelt werden. Es ist ein Anfang.

Dann begann eine neue Woche, und ich arrangierte ein Interview mit einer Dozentin der University of Cincinnati, wo ich vor vielen Jahren meinen B.S. gemacht hatte. Ich nahm mir drei Tage Zeit, um dorthin zu fahren, weil meine Erinnerung mir sagte, dass die Reise früher Spaß gemacht hatte. Natürlich war ich achtzehn, als ich das erste Mal dorthin fuhr.

Es war nicht ganz so lustig wie damals. Es waren 619 Meilen von meiner Einfahrt bis zum Hotel, und die Fahrt dauerte zehn einhalb Stunden. Als ich in den Hotelparkplatz einbog, war mein erster Gedanke: Ich hätte fliegen sollen. Das nächste Mal werde ich das tun.

Ich hatte ein Treffen mit Claudia Rebola vereinbart, die ich einen Monat zuvor kontaktiert hatte, nachdem ich einen Artikel über sie mit dem Titel *Designing a Lifeline* in meiner Alumni-Publikation, der *UC Magazine*, gelesen hatte.

Die Lebensader, die sie erfunden hat, ist ein Gerät zur Verabreichung von Naloxon. Sie teilte mir ihre Vision mit: „Ich würde es gerne an Bahnhöfen, in Bibliotheken und an jedem anderen Ort sehen, den Süchtige häufig besuchen."

Sie ist sehr beschäftigt und wurde kürzlich zur Associate Dean for Research befördert. Jetzt hat sie neben dem Unterrichten von Studenten auch administrative Aufgaben, fördert ihre Erfindung, gibt TV-Interviews, trifft Reporter und beantwortet meine Fragen. Es dauerte vierzig Minuten, bis ich ihr Büro fand, da der Campus seit meiner Studienzeit so stark gewachsen ist. Obwohl der Hauptcampus in all den Jahren unverändert geblieben war, schien er größer zu sein als vor fünfzig Jahren, und die Hügel waren steiler. Lustig, wie sich die Geografie verändert, wenn wir älter werden.

In dem Moment, als ich ihr Büro betrat, sah ich eine attraktive Frau Anfang vierzig, die Blue Jeans und eine Lederweste trug. Sie hatte einen spanischen Akzent, da sie aus Argentinien stammte, und ihr Motorradhelm lag prominent auf einem Beistelltisch.

„Eine Motorradfahrerin", sagte ich.

„Ja, ich habe es mir vor ein paar Wochen als Geburtstagsgeschenk für mich selbst gekauft", sagte sie und zog ein Foto ihres neuen Motorrads auf ihrem Computer hoch. Mutige Frau.

Ich fragte sie: „Was hat Sie dazu inspiriert, einen Naloxon-Spender zu entwerfen?"

„Ich entwerfe Dinge basierend auf den Bedürfnissen der Nutzer und der Frage, wie ich ihnen helfen kann", erklärte sie. „Als ich an der Rhode Island School of Design war, arbeitete ich mit einem Dozenten der Brown

University zusammen, und wir stellten ein Gerät vor, das wir Naloxbox nannten. Es gibt eine in der Providence Public Library."

„Verwendete es injizierbares Naloxon?" fragte ich.

„Ja, injizierbares Naloxon, und in jeder Naloxbox gibt es nur eine Dosis."

Ein kurzer Blick auf die Website von Naloxbox (*www.naloxbox.org*) ergab die interessante Zahl von 56 Naloxbox-Installationen, die über Rhode Island verteilt sind.

Claudia verließ „RISDY", wie sie die Schule nannte, und wechselte zum College of Design, Architecture, Art and Planning (DAAP) in Cincinnati.

Sie lud mich ein, ihre Ausstellung in der DAAP-Lobby zu besichtigen, und wir gingen gemeinsam von ihrem Büro dorthin.

„Ich muss diese Ausstellung bald abbauen", erklärte sie, während ich die Ausstellungstafeln las, die ihr neues Gerät erläuterten, das sie AntiOD nennt.

Eine der Tafeln reproduzierte ein kurzes Gedicht mit dem Titel *My Addiction*, geschrieben von einem anonymen AntiOD-Nutzer:

Ich konsumierte für Glück und wurde unglücklich.
Ich konsumierte für Freude und wurde elend.
Ich konsumierte für Geselligkeit und wurde streitsüchtig.
Ich konsumierte für Raffinesse und wurde unausstehlich.
Ich konsumierte für Freundschaft und machte Feinde.
Ich konsumierte für Stärke und fühlte mich so schwach.
Ich konsumierte zur Entspannung und wurde ängstlich.
Ich konsumierte für Mut und wurde ängstlich.
Ich konsumierte für Selbstbewusstsein und wurde unsicher.
Ich konsumierte, um Gespräche zu erleichtern, und stotterte meine Worte.
Ich konsumierte, um himmlisch zu fühlen, und endete
damit, mich wie in der HÖLLE zu fühlen.

Mehr als jede andere Beschreibung über Sucht erfasst dieses Gedicht das grundlegende Problem mit dem Opioidkonsum. Die Drogen liefern konsequent das Gegenteil von dem, was die Konsumenten erwarten—doch bis die Nutzer erkennen, dass sie getäuscht wurden, sind sie bereits süchtig.

„Sie übernehmen persönliche Verantwortung", sagte ich zu ihr. „Das hat John Corcoran letzte Woche zu mir gesagt."

Sie nickte und fuhr fort: „Ich habe Schwierigkeiten, Naloxon für meine AntiOD-Geräte zu beschaffen. Das Ohio Board of Pharmacy sagt, ich brauche ein ärztliches Rezept, um das Medikament auszugeben."

„Sie sind auf eine nasale Verabreichung umgestiegen?" Mir wurde bewusst, dass dies ein weiterer Fall ist, bei dem Gesetze geändert werden müssen—besonders, wenn diese Änderungen den Menschen helfen sollen.

„Ja."

„Und Ihr Ziel ist es, Leben zu retten", murmelte ich.

Sie nickte erneut und fügte hinzu: „Ohio hat die zweithöchste Sterblichkeitsrate durch Opioidüberdosierungen."

An diesem Nachmittag fuhr ich nach Pittsburgh, wo ich am Morgen ein Treffen mit John Temple hatte, dem Autor von *American Pain*. Er ist ein großer, schlanker Mann und begrüßte mich am nächsten Morgen an der Tür. Er hatte rote Haare und einen dazu passenden roten Bart.

Unser gesamtes Treffen dauerte 30 Minuten, aber er stellte eine Theorie auf, warum die Tri-State-Region West Virginia-Ohio-Pennsylvania die höchste Rate an Todesfällen durch Überdosierungen in den USA aufweist.

Laut der Website des US-amerikanischen Centers for Disease Control (CDC) war die Zahl der Todesfälle durch Drogenüberdosierungen in West Virginia im Jahr 2017 dreimal so hoch wie die Zahl der Todesfälle durch Schusswaffen. Dieses Verhältnis galt auch für Ohio und Pennsylvania. Todesfälle durch Überdosierungen sind ein viel größeres Problem für die öffentliche Gesundheit und Sicherheit als Schusswaffen in den USA. Politisch konzentrieren viele Amerikaner ihre Diskussionen zur öffentlichen Politik auf Waffenkontrolle, was sie in Konflikt mit den Verteidigern des Zweiten Verfassungszusatzes bringt. Diese Diskussion liegt außerhalb des Rahmens dieses Buches, obwohl die Daten weiterhin darauf hindeuten, dass ihre Argumente woanders ansetzen sollten—nämlich auf den Missbrauch von Opioiden und das daraus resultierende Problem der öffentlichen Gesundheit.

Die CDC-Website nennt außerdem eine nationale Statistik für 2017: 70.287 Todesfälle durch Überdosierungen oder 19,7 Todesfälle pro 100.000 Einwohner, verglichen mit 13,1 Todesfällen pro 100.000 Einwohner im Jahr 2016, nur ein Jahr zuvor. Amerikaner töten sich selbst durch Drogenüberdosierungen häufiger, als sie einander erschießen oder mit Autos ineinanderfahren. Tatsächlich übersteigt die Zahl der Todesfälle durch Überdosierungen mittlerweile die kombinierte Gesamtzahl der Todesfälle durch Schusswaffen und Unfälle, ungeachtet der jüngsten Berichte über Massenschießereien.

Im Jahr 2020 erlebten wir, wie das Coronavirus 180.000 Amerikaner tötete, während ich dies schreibe, und auf den ersten Blick ist das fast doppelt so viel wie die Zahl der Todesfälle durch Überdosierungen. Es ist jedoch leicht zu übersehen, dass Todesfälle durch Überdosierungen nicht nur jedes Jahr wiederkehren, sondern auch jedes Jahr zunehmen. Todesfälle durch das Coronavirus haben dagegen eine begrenzte Lebensdauer, sozusagen.

Ich saß mit dem Autor John Temple während unseres kurzen Interviews zusammen (das in einem späteren Kapitel präsentiert wird)… es endete, als er begann, auf die Uhrzeit auf seinem Handy zu schauen. Ich fragte ihn: „Glauben Sie, dass die Bergbauindustrie etwas mit der Todesrate durch Überdosierungen in West Virginia, Ohio und Pennsylvania zu tun hat?"

Seine Antwort überraschte mich. „Diese Tri-State-Region hatte schon immer eine Arbeitskraft, die mit ihren Händen arbeitete. Wenn sie nicht arbeiteten, bekamen sie kein Geld, also konnten sie es sich nicht leisten, dass kleinere Verletzungen ihre Arbeitsfähigkeit beeinträchtigten. Wenn sie sich verletzten, gingen sie zu ihrem örtlichen Arzt, der ihnen ein Opioid verschrieb, damit sie ohne Schmerzen wieder arbeiten konnten."

Er hatte meine Aufmerksamkeit, und ich bemerkte: „Sind die meisten dieser Arbeitsplätze jetzt nicht in China?"

Er nickte zustimmend und fuhr fort: „Die Bevölkerung war daran gewöhnt, bei Verletzungen ein Opioidrezept zu bekommen, und diese Einstellung änderte sich nicht, als die Unternehmen ins Ausland gingen. Deshalb hat Purdue Pharma mit seinem Verkaufsteam gezielt diese Tri-State-Region angesprochen."

Das ist das Unternehmen, das OxyContin vermarktete und die Opioid-Epidemie auslöste.

Ich schloss unser Treffen mit den Worten: „Ich würde Sie gerne zu meinem Netzwerk zählen, während ich weiterschreibe."

Er nickte zustimmend, wir schüttelten uns die Hände, und ich fuhr die nächsten sechseinhalb Stunden zurück nach Hause.

Der andere nicht so offensichtliche Fakt beim Vergleich der Todesfälle durch das Coronavirus mit denen durch Opioidüberdosierungen ist, dass das Coronavirus tödlicher für ältere Menschen ist—einschließlich meiner Generation –, während Überdosierungen von Opioiden bei jüngeren Menschen weiter verbreitet sind.

Das bedeutet, dass täglich mehr als 100 Menschen an einer Drogenüberdosierung sterben, und die wirtschaftlichen Kosten für die USA, einschließlich der Gesundheitskosten, der Strafjustiz und des Produktivitätsverlusts, belaufen sich auf Milliarden Dollar. Zu sagen, dass der Tod durch Drogenüberdosierung ein großes Problem ist, ist dieselbe Untertreibung wie zu behaupten, eine Coronavirus-Infektion sei wie eine Grippe.

Oklahoma ist OK

Vor fünfzig Jahren führte J&J eine Werbung für Pflaster unter dem Slogan „The Generous Bandage" ein. Wir alle wissen, dass J&J für Johnson & Johnson steht, das Unternehmen, das immer noch Pflaster herstellt und seinen Hauptsitz in New Jersey hat.

Eine kürzliche CNN-Schlagzeile verkündete: *Oklahoma wins case against drugmaker in historic opioid trial*. Arzneimittelhersteller? J&J hat sich in den letzten fünfzig Jahren von einem Pflasterhersteller zu einem Pharmaunternehmen entwickelt, das auch weiterhin Pflaster produziert.

Oklahoma gewann 572 Millionen Dollar von ihnen—mehr als eine halbe Milliarde Dollar.

Wie konnte das Unternehmen, das „The Generous Bandage" herstellt, mit Oklahoma derart in Konflikt geraten? Das Urteil gegen J&J folgt direkt auf die Geschichte von Purdue Pharma, die seit fast einem Jahrzehnt die Nachrichten dominiert. Purdue wird vorgeworfen, OxyContin in wirtschaftlich anfälligen Regionen wie der US-Bergbauindustrie in der Tri-State-Region West Virginia, Ohio und Kentucky zu aggressiv vermarktet und damit die Opioid-Epidemie verursacht zu haben.

Ich las auch einen aktuellen Artikel der NY Times mit dem Titel *Major Drug Maker is Close to Settling Case to Avert First Federal Trial in Opioid Crisis*. Darin wird die Vereinbarung von Mallinckrodt Pharmaceuticals beschrieben, „24 Millionen Dollar an zwei Bezirke in Ohio zu zahlen" und „zusätzlich Medikamente im Wert von 6 Millionen Dollar zu spenden…"

Wenn die Einziehung von Geldmitteln bei Pharmaunternehmen den Missbrauch von Opioiden nicht verringert, berichtete ein Artikel in der NY Times: „Ein Bundesrichter ordnete am Mittwoch [August 2022] an, dass drei der größten Apothekenketten des Landes—CVS, Walgreens und Walmart—650,5 Millionen Dollar an zwei Bezirke in Ohio zahlen müssen. Er entschied, dass die Unternehmen für ihre Rolle in der Opioid-Epidemie zur Verantwortung gezogen werden müssen."

Der Artikel fügte hinzu: „Dieses Urteil ist das erste eines Bundesrichters, das eine konkrete Geldsumme gegen die Apothekenketten für ihre Rolle in der Opioid-Krise festlegt."

Wir haben festgestellt, dass es einfach ist, Geld von Pharmaunternehmen und Apothekenketten einzutreiben. Das führte dazu, dass manche Menschen glaubten, die Verantwortlichen seien bestraft worden. Ich habe bereits gesagt, dass die Pharmaindustrie nicht die Ursache der Opioid-Epidemie war. Sie hat nicht geholfen, aber sie hat sie auch nicht verursacht. Eine schwach geführte FDA hat sie ebenfalls nicht verursacht. Auch die Ausdünnung unserer sozialen Strukturen war nicht allein schuld. Sie alle haben dazu beigetragen, aber keine einzelne Industrie oder Organisation hat sie verursacht.

Wir kämpfen intensiv mit der Verbreitung von Opioiden, deren Missbrauch und den Todesfällen durch Überdosierungen. Es ist eine natürliche Tendenz, jemanden oder etwas für diese Verbreitung verantwortlich zu machen—kollektiv den Finger auf andere zu zeigen. Die Unternehmen, die Opioide herstellen, vertreiben und verkaufen, verfügen über Geld und sind daher zu Zielen geworden. Aber ich betone erneut: Es ist nicht allein ihre Schuld. Ich bin der Meinung, dass schwache staatliche Regulierung und schlechte Verschreibungspraxen im Gesundheitswesen ebenfalls eine Rolle spielen. Schuldzuweisungen lösen keine Probleme; sie führen nur zu finanziellen Entschädigungen.

Die Gründe für die Opioid-Epidemie sind vielfältig und umfassen, wie bereits erwähnt, schlechte Verschreibungspraxen, ein Überangebot an Opioiden auf dem Markt, eine Ausdünnung der Gesellschaft, kleinere

Familien und Einsamkeit. Es ist an der Zeit, dass wir in den Spiegel schauen und anstatt jemanden zu beschuldigen, die Initiative ergreifen. Rufen Sie Ihren Kongressabgeordneten an, schreiben Sie Leserbriefe an Printmedien, starten Sie einen Blog und nutzen Sie soziale Netzwerke. Werden Sie laut!

Oklahoma klagte gegen J&J, weil J&J eine Abteilung namens Janssen Pharmaceutica besitzt, die ein verschreibungspflichtiges Pflaster mit dem Opioid Fentanyl unter dem Markennamen Duragesic vertreibt. Darüber hinaus wird J&J vorgeworfen, viele der Zwischenchemikalien hergestellt und verkauft zu haben, die andere Unternehmen zur Herstellung von Opioiden verwendeten. Offensichtlich müssen Unternehmen mit einer solchen Produktlinie schuld an der Verbreitung von Opioidmissbrauch sein, oder nicht?

Nein, das sind sie nicht! Sie sind nicht allein schuld, also können wir nicht einfach mit dem Finger auf J&J zeigen und sagen: „Sie hätten Duragesic nicht verkaufen oder anderen Unternehmen keine Chemikalien liefern dürfen," denn J&J so die Schuld zuzuschieben, ist vergleichbar mit meiner zweiten Ex-Frau, die mir die Schuld an ihrer Depression gab, die zu ihrem Selbstmordversuch, dem anschließenden Scheitern unserer Ehe und meiner Übernahme des Sorgerechts für unseren Sohn führte. Sie sagte immer: „Du hast mich nicht glücklich genug gemacht, also habe ich versucht, mich umzubringen."

Beide Anschuldigungen sind weit hergeholt, ein Versuch, jemand anderen für unser eigenes Problem verantwortlich zu machen. Geschiedene Männer und Frauen nicken jetzt wahrscheinlich zustimmend. Wir wurden alle schon einmal für die Probleme unseres Ehepartners verantwortlich gemacht.

Denken wir über das nach, was ich als verletzliche Wirtschaften bezeichne. Zum Beispiel die oben erwähnten Staaten West Virginia, Ohio und Kentucky. Sie belegen Platz eins, zwei und drei, wenn man sie nach ihren Raten von Todesfällen durch Opioidüberdosierung einordnet. Alle grenzen aneinander, liegen also offensichtlich in derselben geografischen Region, und gehören zu der größeren Region, die wir immer als Appalachia bezeichnet haben, wegen der Bergkette, die durch oder in der Nähe dieser Staaten verläuft. Seit Jahrhunderten dominierten der Bergbau und die Landwirtschaft ihre Wirtschaften.

Vielleicht sind wir versucht zu denken: „Aber das korreliert doch, oder? Staaten mit Bergbauindustrie missbrauchen mehr Opioide als andere Staaten."

Hier greift ein Konzept aus der Statistik: „Korrelation bedeutet nicht Kausalität", oder in einfachem Englisch, nur weil zwei Variablen wie Bergbau und Opioidmissbrauch sich mit der gleichen Rate verändern, bedeutet das nicht, dass eine die andere verursacht hat.

Ich kann Ihnen ein Beispiel für „Korrelation bedeutet nicht Kausalität" mit einer anderen Statistik geben.

Der Verkauf von Speiseeis und die Mordrate in den USA sind ein weiteres Beispiel für Korrelation, nicht Kausalität, weil der Speiseeisverkauf zunimmt, wenn die Mordrate steigt. Wir könnten versucht sein zu sagen: „Sie sind korreliert." Es wäre auch einfach zu schließen: „Eiscreme bringt Menschen dazu, Morde zu begehen," aber beides wäre falsch, aus dem oben erwähnten mathematischen Prinzip.

Den Anstieg des Speiseeisverkaufs für die erhöhte Mordrate verantwortlich zu machen, ist falsch, weil keines das andere verursacht hat. Der Schuldige ist heißes Wetter, das sowohl den Speiseeisverkauf als auch die Mordrate in die Höhe treibt. Der Verkauf von Speiseeis und die Mordrate steigen und fallen aufgrund dieses Wetters, aber Schokoladeneistüten haben die Mordrate nicht erhöht—heißes Wetter hat beides steigen lassen.

Ich arrangierte ein Interview mit John Temple, dem Autor des Bestsellers *American Pain: How a Young Felon and His Ring of Doctors Unleashed America's Deadliest Drug Epidemic*. Er ist Professor am Reed College of Media der West Virginia University, bat mich jedoch, ihn in Pittsburgh zu treffen, wo er Urlaub machte.

Ich fragte ihn: „Warum glauben Sie, dass West Virginia, Ohio und Pennsylvania auf Platz eins, zwei und drei der Todesfälle durch Überdosierungen rangieren?"

Er erklärte: „Seit Jahrzehnten arbeiteten die Menschen in diesen Staaten mit ihren Händen und konnten es sich nicht leisten, wegen einer Verletzung Arbeitstage zu verpassen. Wenn sie sich verletzten, verschrieben lokale Ärzte immer Opioide, damit die Schmerzen ihrer Verletzung sie nicht daran hinderten, ihren Lebensunterhalt zu verdienen. Deshalb hat der verschreibungspflichtige Opioidmarkt in diesen Staaten ein Muster des Opioidkonsums geschaffen, das zu den höchsten Todesraten durch Überdosierungen führte." Die Bevölkerung dieser Region hatte über Generationen hinweg Opioide verschrieben bekommen, um weiter arbeiten zu können.

Was er sagte, klang plausibel, obwohl ich nicht weiß, ob seine Erklärung getestet wurde. Wir müssen sie daher als möglich, aber nicht bewiesen akzeptieren.

Ich glaube, dass der Verkauf von Duragesic durch J&J und die Herstellung von Zwischenchemikalien für Medikamente nicht die Opioid-Epidemie verursacht haben, ebenso wenig wie das aggressive Marketing von Purdue Pharma oder Mallinckrodt. Das bedeutet nicht, dass ich ihr unternehmerisches Verhalten befürworte oder gutheiße, sondern lediglich, dass ihr Verhalten nicht die Ursache der Opioid-Epidemie war. Sie haben auch nicht geholfen, aber wir können ihnen nicht allein die Schuld geben, weil unsere Gesellschaft komplexer ist.

Wir sollten nicht aus den Augen verlieren, welche wichtige Rolle Unternehmen in unserer freien Marktwirtschaft spielen. Die Pharmaindustrie bietet in den USA 800.000 Arbeitsplätze. Sie schafft auch Investitionsmöglichkeiten, die zur Ankurbelung der Wirtschaft beitragen. J&J und Mallinckrodt werden an der New Yorker Börse gehandelt, was zeigt, wie unsere freie Marktwirtschaft funktioniert und welche Rolle Unternehmen darin spielen. Wir wollen, dass sie profitabel sind, wegen dieser Faktoren. Ich erwähnte bereits, dass sie Medikamente ins Ausland verkaufen, was Geld einbringt und unsere Handelsbilanz unterstützt.

Wenn also ihr unternehmerisches Verhalten nicht die Ursache der Opioid-Epidemie war, was war es dann? War es die FDA?

Die Website der FDA enthält auf ihrer Startseite unter anderem folgende Aussagen:

> *„Die Food and Drug Administration ist verantwortlich für den Schutz der öffentlichen Gesundheit, indem sie die Sicherheit, Wirksamkeit und Sicherheit von humanen und veterinärmedizinischen Arzneimitteln, biologischen Produkten und Medizinprodukten gewährleistet."*

> *„Die FDA ist verantwortlich für die Förderung der öffentlichen Gesundheit, indem sie Innovationen beschleunigt, die medizinische Produkte effektiver, sicherer und erschwinglicher machen, und indem sie der Öffentlichkeit die genauen, wissenschaftlich fundierten Informationen zur Verfügung stellt, die sie benötigt, um medizinische Produkte und Lebensmittel zu verwenden, um ihre Gesundheit zu erhalten und zu verbessern."*

Der Schutz der öffentlichen Gesundheit ist eine große Aufgabe, und wenn wir uns die Sterberate durch Überdosierungen mit Opioiden ansehen, müssen wir feststellen, dass die FDA im Falle von Opioiden versagt hat, die öffentliche Gesundheit zu schützen. Vor einem Jahrzehnt gab es statistische Beweise dafür, dass die Überdosierungsrate aufgrund des Opioidkonsums anstieg.

Die FDA in den USA hat nie eingegriffen, um zu hinterfragen, was vor sich ging. Sie hat den Anstieg der Überdosierungsrate nicht verursacht, war jedoch weder proaktiv noch reaktiv. Ich glaube, es ist angebracht, vielleicht sogar längst überfällig, dass US-Regulierungsbehörden entschlossener handeln. Dafür existieren diese Behörden, finanziert durch unsere Steuergelder. Wenn sie behaupten, ihre Aufgabe sei es,

„die öffentliche Gesundheit zu schützen," dann war ihr mangelndes Eingreifen, als sich die Beweise häuften, ein Versäumnis. Wieder nicht die Ursache der Opioid-Epidemie, aber ein Beitrag dazu, weil sie nichts unternommen haben, um sie zu stoppen. Wenn sie Oreo-Kekse datieren können, können sie auch einem statistischen Trend folgen. Todesfälle durch Überdosierungen mit Opioiden steigen seit einem Jahrzehnt oder länger an.

Ein Beispiel: Im Mai 2019 berichtete National Public Radio (NPR), dass die FDA die Zulassung eines Medikaments namens Brixadi blockierte. Dieses Medikament wirkt ähnlich wie Methadon, indem es die Wirkung von Opioiden blockiert, falls der Patient, der Brixadi einnimmt, versuchen würde, ein Opioid während der Einnahme des Blockers zu verwenden. Brixadi ist eine Formulierung von Buprenorphin mit verlängerter Freisetzung und hat schließlich eine vorläufige FDA-Zulassung erhalten.

Ich werde das Thema in meinem Kapitel über „Lifeguard" ausführlicher behandeln.

Mein Punkt ist: Ich glaube, die USA haben in den letzten zehn Jahren eine Epidemie des Opioidkonsums erlebt—aufgrund all dieser Faktoren und noch mehr. Die kombinierten Effekte von aggressivem Marketing durch Unternehmen, mangelnder starker Führung durch die FDA, einer eigenwilligen Bevölkerung, die nicht auf Vernunft hört, einem Mangel an moralischer Führung durch Ärzte und demografischen Veränderungen. Ich denke auch, dass die Werbung für Medikamente im Fernsehen eine Rolle gespielt hat, ebenso wie ein ineffektiver Kongress.

Das bedeutet nicht, dass „niemand schuld ist."

Ich sage: **„Jeder ist schuld."**

Vielleicht reagieren Sie schnell und sagen: „Ich nehme keine Drogen, wie kann ich helfen?"

Fangen Sie damit an, Ihrem Kongressabgeordneten zu schreiben und zu fordern: stärkere Gesetze, keine Werbung für Medikamente mehr im Fernsehen und keine Zulassung zusätzlicher Opioide, es sei denn, sie bieten einen nachgewiesenen Vorteil gegenüber den bereits auf dem Markt befindlichen.

Und das ist nur der Anfang, denn Ihrem Kongressabgeordneten zu schreiben, bedeutet nicht nur, aktiv zu werden, sondern ihm auch mitzuteilen, dass Sie Maßnahmen verlangen. Es ist ein großer Schritt, um die Frage zu beantworten: „Wie kann ich helfen?"

Seien Sie aktiv, nicht passiv.

Marketing und Drogenhandel

Amerikaner und Neuseeländer sprechen Englisch, weil beide Länder von Großbritannien kolonisiert wurden. Tatsächlich wurde die USA mehr als ein Jahrhundert vor Neuseeland von Europäern kolonisiert. Beide Länder haben auch etwas anderes gemeinsam, das mit der Pharmaindustrie zu tun hat: Sie sind die einzigen beiden Länder weltweit, die Werbung für verschreibungspflichtige Medikamente im Fernsehen oder Radio erlauben. Diese Praxis wird Direct-to-Consumer (DTC) Advertising genannt.

Ich glaube, beide Länder sollten die DTC-Werbung für verschreibungspflichtige Medikamente im Fernsehen einstellen, und ich werde erklären, warum ich das denke.

Journalisten haben Vertreter von Pharmaunternehmen gefragt: „Wen sprechen Sie mit diesen TV-Werbespots an?"

Ihre Antworten waren reflexartig: „Ärzte."

Doch operativ gesehen trifft das Gegenteil zu. DTC-Werbung stellt die Verbraucher in den Mittelpunkt. Sie ermächtigt sie, ihre Ärzte zu fragen: „Ich habe gestern Abend [Name-eines-Medikaments] im Fernsehen gesehen. Können Sie mir ein Rezept ausstellen, damit ich es ausprobieren kann?"

Wir haben vergessen, dass schon vor fast dreißig Jahren, 1995, sogar die American Medical Association (AMA) ein Verbot von DTC-Werbung für verschreibungspflichtige Medikamente empfahl, obwohl ihre Begründung mich überrascht hat. Sie kam zu dem Schluss, dass die Kosten für neue Medikamente durch die Kosten der Werbung in die Höhe getrieben wurden. Vielleicht hatten sie teilweise recht; eines meiner Rezepte kostet mich nach der Versicherung 100 Dollar im Monat.

Wir haben den fragwürdigen Vorteil, diese Werbespots jedes Mal im Fernsehen zu sehen, wenn wir eine Show ansehen. Und diese Werbespots treiben die Verbrauchernachfrage nach neuen Medikamenten an—selbst wenn die beworbenen Medikamente nicht geeignet sind für das, was den begeisterten Verbraucher plagt, und das beworbene Medikament unaussprechlich ist.

Verschreibungspflichtige Medikamente sollten nicht der Verbrauchernachfrage unterliegen. Sie dienen der Behandlung von Krankheiten, Schmerzen oder der Genesung, nicht der Befriedigung von Verbraucherwünschen.

Die AMA ließ eine offensichtlichere Schlussfolgerung unausgesprochen: Sie versuchte auch, den offensichtlichen Kontrollverlust der Ärzte zu verhindern, indem die Verbraucher die Kontrolle über die Auswahl neuer Medikamente übernahmen. Die AMA versuchte, die Entscheidungsgewalt der Ärzte darüber, welche Medikamente ihre Patienten benötigen, zu bewahren. Schließlich sind Ärzte dafür ausgebildet, während Verbraucher dies nicht sind.

Es ist heute sogar noch schlimmer, da viele der im Fernsehen beworbenen Medikamente Produkte der Gentechnik sind. Viele dieser Medikamente tragen am Ende ihres Namens die Buchstaben –mab, die für monoklonaler Antikörper stehen, und nur wenige von uns können die Angemessenheit solcher hochmodernen und neuartigen Produkte beurteilen. Selbst mit all meiner Ausbildung verstehe ich sie oft nicht und muss sie ebenfalls googeln.

Je mehr ich über Fernsehwerbung für Medikamente nachdenke oder sie sehe—für Medikamente, von denen ich noch nie gehört habe –, desto überraschter bin ich zu erfahren, wie neu TV-Werbung für Medikamente eigentlich ist. Sie begann erst 1997, zwei Jahre nachdem die AMA erklärte, sie möge sie nicht und empfehle sie nicht.

Darüber hinaus wurde die ursprüngliche Idee, Medikamente im Fernsehen zu bewerben, schon sechs Jahre vor der Erklärung der AMA ausprobiert. Im Jahr 1981 schaltete das britische Unternehmen Boots Pharmaceuticals in den USA einen Werbespot für das Analgetikum Ibuprofen, das unter dem Markennamen Rufen von Boots bekannt war. Innerhalb von zwei Tagen forderte die US-Regierung das Unternehmen auf, die Werbung aus dem Programm zu nehmen, und es dauerte 16 Jahre, bis Medikamentenwerbung wieder im Fernsehen erschien.

Boots hatte jedoch Courage: Sie kauften ihre Werbezeit, ohne eine Regierungs- oder Regulierungsbehörde um Erlaubnis zu bitten. Diese Zeiten sind vorbei, obwohl man mir ebenfalls vorgeworfen hat, mich so zu verhalten. „Um Vergebung bitten, nicht um Erlaubnis" scheint mein Motto zu sein. Muss wohl der Grund sein, warum ich Single bin.

Obwohl es wichtig ist, dass ich mir eine gewisse Subjektivität erlaube und DTC-Werbung für Medikamente als Verstoß gegen mein Empfinden darüber betrachte, was ins Fernsehen gehört, ist es ebenso wichtig, objektiv über die Branche nachzudenken, die mich so viele Jahre beschäftigt hat. Wie ich immer wieder betone, trägt die Pharmaindustrie zur Infrastruktur unserer kapitalistischen Gesellschaft sowie zur Gesundheit und zum Wohlbefinden dieser Gesellschaft bei. Sie war sicherlich meine Einkommensquelle und mein Anlagevehikel, ebenso wie ich dabei half, pharmazeutische Produkte zu entwickeln, die nützlich sind.

Allein in den USA beschäftigt die Pharmaindustrie mehr als 800.000 Menschen, und ich erwähnte, dass meine eigene Erfahrung ein gutes Beispiel für ihre Rolle als Investitionsvehikel ist. Vor Jahren erhielt ich Aktienoptionen von meinem Arbeitgeber, einem in Philadelphia ansässigen ehemaligen „Big Pharma"-Unternehmen, das mittlerweile nicht mehr existiert. Ich löste diese Aktienoptionen ein, verkaufte die zugrunde liegenden Aktien und nutzte das Geld, um Schulden aus meiner ersten Scheidung zu begleichen, ein altes Bauernhaus an der Philadelphia Mainline zu kaufen und drei Generationen meiner Familie—einschließlich meiner Eltern, meines älteren Sohnes und mir—in das Zuhause zu bringen, das ich geschaffen hatte. Offensichtlich schätze ich die Familie, auch wenn ich sie nicht unbedingt klassisch definiere.

Viele von uns sind auf diese Investitionen in die Pharmaindustrie angewiesen und möchten, dass sich diese Investitionen auszahlen. Dementsprechend treiben gute Nachrichten über diese Unternehmen ihre Aktienkurse nach oben und machen unsere Investitionen wertvoller. Steigende Umsätze sind gute Nachrichten.

Paradoxerweise ist das auch der Grund, warum die Idee, Medikamente im US-Fernsehen zu bewerben, so attraktiv ist, da sie ein wichtiges Mittel ist, mit dem Pharmaunternehmen sicherstellen, dass ihre neuen Medikamente profitabel sind. Doch die Rentabilität auf dem US-Markt ist auch wettbewerbsintensiv, da er der letzte große Markt der Welt ist, in dem die Arzneimittelpreise nicht von einer Regierungsbehörde festgelegt werden. Im Gegensatz dazu ist der europäische Medizinmarkt vollständig sozialisiert, das heißt, die meisten medizinischen Kosten werden von staatlichen Stellen getragen, und innerhalb dieser Struktur werden die Medikamentenkosten vor der Zulassung der Produkte durch Verhandlungen mit den Pharmaunternehmen festgelegt. In den USA werden die Medikamentenpreise vom Unternehmen festgelegt. Es gibt jüngste Änderungen im Gesetz bezüglich der Preisgestaltung, aber der Fokus des Gesetzes liegt auf sehr wenigen Medikamenten.

Die Medikamentenkosten in den USA werden weitgehend von den Pharmaunternehmen festgelegt, da die medizinische Versorgung in den USA größtenteils privatwirtschaftlich organisiert ist, mit wenigen Ausnahmen. Zum Beispiel werden die Rezeptkosten von Veteranen, die im Ruhestand sind, von ihren Veteran's-Administration-Pensionsplänen übernommen, genauso wie während ihrer aktiven Dienstzeit. Medicaid ist ebenfalls ein Mechanismus, um die Kosten für eine begrenzte Bevölkerungsgruppe zu senken. Der Rest von uns zahlt den vollen Preis.

Was ist mein Punkt? Befürworte ich eine sozialisierte Medizin? Vielleicht bewegen wir uns irgendwann in diese Richtung, aber kurzfristig ist das ein unrealistisches Ziel, auch wenn sich Ärztegruppen konsolidieren und die Branche aus geschäftlichen Gründen von selbst zu Konglomeraten wird. Ich würde es begrüßen, wenn die FDA ein wenig mehr Macht demonstrieren und Opioide anders regulieren würde. Aber das legt auch nahe, dass der Kongress in die Regulierung des Arzneimittelmarktes sowie in Preisgestaltung und Erstattung einbezogen werden muss.

Die gesamte Struktur der Bezahlung medizinischer Versorgung, der DTC-Werbung, der FDA-Regulierung und der Finanzierung bedarf in den USA einer Renovierung.

Ein Artikel in der NY Times von Neil Vigdor mit dem Titel „*It Paid Doctors Kickbacks. Now, Novartis Will Pay a $678 Million Settlement*" berichtete, dass das Schweizer Unternehmen Novartis eine Strafe zahlen musste, weil sie ein, „teures Kickback-Programm fast ein Jahrzehnt lang betrieben haben..." Das ist eine Menge Schweizer Käse.

Was ist ein Kickback-Programm?

Wikipedia definiert es als: „...eine Form von ausgehandelter Bestechung, bei der eine Provision an den Bestechungsempfänger gezahlt wird, im Austausch für erbrachte Leistungen."

Ausgehandelte Bestechung? Wir alle wissen, dass Bestechung illegal ist, und Novartis zahlte eine Geldstrafe von 678 Millionen Dollar für ihr kriminelles Verhalten. Aber Novartis verkaufte keine Opioide in ihrem Schema. Purdue Pharma und Insys jedoch schon.

Jüngste Berichte über Purdue Pharma, ein Unternehmen aus Connecticut, kritisieren ihr Marketing als zu aggressiv. Sie konzentrierten sich darauf, Ärzte zu belohnen, die Purdues OxyContin verschrieben. Aber vergessen wir nicht, dass Purdue ein gewinnorientiertes kapitalistisches Unternehmen in einer freien Marktwirtschaft war, das Arbeitsplätze schuf und eine gesunde Kapitalrendite (ROI) bot.

Einige von uns könnten Purdues Bilanz betrachten und sagen: „Sie haben OxyContin zu aggressiv vermarktet." Andere könnten ihre Bilanz betrachten und sagen: „Sie waren erfolgreich in einem wettbewerbsorientierten Markt."

Ich betrachte ihre Bilanz und frage: „Wo war unsere FDA?" Vielleicht sollte ich das ausweiten und fragen: „Wo war unsere Regierung?"

In einem Artikel der N.Y. Times von Austin Frakt (13. April 2020) wurde berichtet, dass Purdue sein Marketing auf Staaten mit lockereren Vorschriften für Verschreibungen konzentrierte. Wir können uns diese Taktik ansehen und alle sagen: „Das ist irreführendes Marketing." Sie versuchten, die Regulierung zu umgehen.

Diese Täuschung war nicht auf Purdue Pharma beschränkt. Vier Jahre bevor ich dieses Kapitel erweiterte, berichtete ein Bundesstaatsanwalt in Massachusetts, dass Führungskräfte von Insys Therapeutics „eine landesweite Verschwörung anführten, um medizinische Fachkräfte zu bestechen, damit sie unnötigerweise ein fentanylhaltiges Schmerzmittel verschreiben, und um Krankenversicherer zu betrügen..." Sechs Insys-Führungskräfte wurden wegen Bundesanklagen angeklagt.

Ich fordere die Pharmaindustrie heraus, ihre Moral zu erklären und entsprechend zu handeln. Ich fordere Aktionäre und Private-Equity-Firmen auf, dies einzufordern. Der freie Austausch von Ideen ist entscheidend.

Klassischerweise wurden pharmazeutische Verkäufe von Verkäufern geleitet, die als „Detailmen" bekannt waren, ungeachtet des offensichtlichen Sexismus, der in diesem Titel steckt. Ein Detailman trug seinen großen Musterkoffer, gefüllt mit Proben neuer Medikamente, damit er diese an seine Arztkunden verteilen konnte. Viele von uns, die alt genug sind, können sich erinnern, wie unser Arzt eine Schublade öffnete und sagte: „Probieren Sie dieses neue Medikament. Hier ist eine Probe, die ich bekommen habe, und ich werde Ihnen ein Rezept geben, bevor Sie heute gehen."

Es ist leicht zu erkennen, wie Purdues Taktiken aus diesen früheren Musterkoffern abgeleitet wurden. Wo ziehen wir die Grenze? Es gibt einen großen Unterschied zwischen einer Probe eines neuen Antihistaminikums oder Antibiotikums und dem Anpreisen eines neuen Schedule-2-Opioids. Deshalb haben wir alle Purdue angeklagt, aber ich gebe auch weiterhin unserer Regierung die Schuld für ihre offensichtliche Passivität.

Wo gehen wir von hier aus hin?

Wir haben zu viele Schedule-2-Opioide auf dem Markt, um unsere medizinischen Bedürfnisse zu befriedigen. Das Marketing trieb die Zunahme der Anzahl von Opioiden auf dem Markt voran, sodass sie eine vernünftige Vielfalt und Konkurrenz überstieg. Unternehmen entwickelten neue Opioide, weil diese patentiert werden konnten, und patentierte Medikamente können zu höheren Preisen als generische Medikamente verkauft werden, das heißt, solche ohne Patentschutz.

Zweitens würden wir von Analgetika profitieren, die keine Toleranz entwickeln oder physische Abhängigkeit erzeugen. Das wird wissenschaftliche Innovationen erfordern.

Wissenschaftliche Innovationen, die am Horizont erscheinen.

Was kann ich tun?

Das ist eine so häufige Frage, und doch lässt uns die Idee oft ratlos zurück, mit einem Seufzer nichts zu tun und uns machtlos zu fühlen.

Unser Tonfall sagt: „Oh, genug jetzt," nachdem wir jeden Tag die Zeitung gelesen oder die Nachrichten im Fernsehen im Hintergrund gehört haben. Wir sehen oder hören die Statistiken, aber zwei Jahre lang hat die Berichterstattung über das Coronavirus jedes andere Thema überlagert, obwohl diese, während ich schreibe, von „Russland verwüstet die Ukraine" abgelöst wurde. Vielleicht kennen wir sogar jemanden, der opioidabhängig ist, oder schlimmer noch, wir sind ein Elternteil in Qualen, weil sein Kind süchtig ist. Egal wie viel oder wie wenig wir mit der Sucht-Epidemie in Kontakt stehen, wir bleiben mit dem Gedanken zurück, dass wir nicht helfen können, oder mit dem egoistischen Gefühl von „Gut, dass das nicht mein Problem ist", während wir den Fernseher ausschalten, die unbequeme Maske aufsetzen und uns aufmachen, um Besorgungen zu erledigen.

Wir haben festgestellt, dass Sucht eine Krankheit ist, zugegeben, eine Krankheit, die durch eine Droge verursacht wird, aber dennoch, wie alle Krankheiten, eine, die eine medizinische Behandlung benötigt. Süchtige sind Menschen, die unsere Hilfe brauchen, also lassen Sie uns überlegen, was jeder von uns tun kann.

Manchmal muss man sich anstrengen, um zu helfen. Ich habe mich kürzlich angestrengt. Ich habe meine Ex-Frau abgeholt und sie nach Hause gefahren, als sie aus dem Krankenhaus entlassen wurde. Sie bedankte sich überschwänglich bei mir, aber ich antwortete: „Ich habe es nicht für mich oder dich getan, ich habe es getan, damit Richard (unser jetzt 13-jähriger Sohn) ein paar Stunden mit dir verbringen kann." Er hatte sie während ihres Krankenhausaufenthalts vermisst, der nichts mit Drogenabhängigkeit zu tun hatte.

Greifen Sie über Ihren sozialen Kreis hinaus, lernen Sie andere kennen und scheuen Sie sich nicht, aktiv zu helfen.

Zum Beispiel, wenn Sie einen Verwandten oder ein Kind haben, das opioidabhängig ist, besteht Ihre erste Aufgabe darin, zu kommunizieren: „Lass mich dir helfen", genau wie Sie es tun würden, wenn jemand in Ihrer Nähe wegen einer Erkältung niesen würde und keine Taschentücher mehr hätte. Sie würden dem Erkältungsopfer Taschentücher bringen und sagen: „Hier, für deine laufende Nase." Ebenso, wenn die Person, mit der Sie leben, einen Gips am Bein trägt, nicht vom Sofa aufstehen kann und die Krücke außer Reichweite gefallen ist, würden Sie sagen: „Ich hole sie", während Sie hingehen, sich bücken, die Krücke aufheben und sie Ihrem Mitbewohner auf dem Sofa reichen.

Wie kommunizieren Sie so mit einem Süchtigen?

Fangen Sie damit an, jegliche Urteile zu vermeiden und sich ein wenig Wissen anzueignen. Lesen und lernen Sie über Sucht, insbesondere in Ihrer Region, und suchen Sie dann nach allen nahegelegenen Suchthilfezentren, indem Sie sie googlen. Verbannen Sie weiterhin alle wertenden Meinungen aus Ihrem Kopf. Sie können nicht gleichzeitig hilfreich und wertend sein. Was ich vorschlage, ist eine aktive Teilnahme Ihrerseits, keine Passivität nach dem Motto: „Du hast dich selbst in Schwierigkeiten gebracht, jetzt komm alleine wieder heraus."

Wenn ich meine Ex-Frau abholen und sie nach Hause ins Krankenhaus fahren kann, können Sie einem Süchtigen helfen, insbesondere einem in Ihrer Familie, ein Rehabilitationszentrum zu finden.

Beginnen Sie dann das Gespräch mit: „Ich möchte dir helfen. Ich habe einige lokale Suchthilfezentren herausgesucht."

„Ich fühle mich einfach mies" oder ein ähnliches Gefühl ist die Antwort, die Sie wahrscheinlich hören werden, denn viele Süchtige sagen, sie nehmen Drogen, um ihr schlechtes Gefühl loszuwerden. Das Problem, das sie haben, besteht darin, zu erkennen, was sie belastet, und darüber zu sprechen.

"Lass mich dir helfen, Hilfe zu bekommen," sollte Ihre Antwort sein. Seien Sie sanft. Es ist wichtig, dass Süchtige sich selbst motivieren, Hilfe zu suchen. Genauso hilfreich ist es, wenn Sie sie mit dem Respekt behandeln, den Sie jedem anderen Menschen entgegenbringen würden.

Denken Sie daran, dass Sie Führung zeigen, aber gegen den Strom schwimmen. Die Gesellschaft ist fragmentiert, das Familienleben dünn, unsere Häuser sind wahrscheinlich Vorstadthäuser ohne dörfliche Umgebung, wo wir allein fernsehen und dann allein mit dem Auto zur Arbeit fahren oder in einem Bus sitzen, auf unsere Handys starren und den niestenden Mitfahrer neben uns ignorieren. Unsere täglichen menschlichen Interaktionen beschränken sich oft auf den Fernseher oder den Computerbildschirm statt auf echte Personen oder Gruppen. Selbst in der Öffentlichkeit setzen viele von uns AirPods oder ähnliche Geräte auf, um während der Bus- oder Zugfahrt zur Arbeit etwas auf dem Handy zu hören.

Ich bin von dieser Fragmentierung nicht ausgenommen. Als ich diesen Text begann, saß ich an meinem Esstisch gegenüber von meinem Sohn Richard. Er war in einer Zoom-Klasse, weil seine Schule wegen des Coronavirus geschlossen war. Jeden Tag klagte er darüber, warum Zoom auf seinem Laptop nicht starten wollte.

Arbeiten mein Sohn und ich zusammen? Nur im modernen Sinne, dass wir beide am selben Tisch sitzen und auf getrennte Bildschirme starren. Sicher, ich kann ihm helfen, sich zu konzentrieren, wenn er abgelenkt wird, etwa durch etwas Interessantes draußen, wenn er aus dem Fenster schaut. Er trägt auch Ohrstöpsel, während er seinem Online-Lehrer zuhört, sodass wir nicht wirklich kommunizieren. Wir scheinen an derselben Aufgabe zu arbeiten, aber eigentlich fehlt die familiäre

Interaktion. Wir sind auch in anderer Hinsicht modern… Ich bin die meiste Woche ein alleinerziehender, sorgeberechtigter Elternteil.

Es ist leicht, die gesellschaftliche Fragmentierung oder die kleine Familiengröße für unsere moderne Epidemie der Drogenabhängigkeit verantwortlich zu machen, aber diese Faktoren allein reichen nicht aus. Kleine Familien sind ein Faktor, aber nicht die Ursache der Drogenabhängigkeit. Zum Beispiel, wenn kein Familienmitglied in der Nähe ist, gibt es niemanden, an den man sich wenden kann, wenn dieses „schlechte Gefühl" einsetzt. Vielleicht ist dieses schlechte Gefühl nichts weiter als Einsamkeit, und Drogen behandeln es, indem sie alle Gefühle entfernen. Es ist eine grobe Methode, aber sie funktioniert—wie das gesamte Gras zu töten, um Löwenzahn loszuwerden. Alles, was man wirklich braucht, ist eine Umarmung.

Ich wiederhole die Idee, dass das Ausweiten Ihres Wunsches zu helfen auch beinhalten könnte, Ihren Kongressabgeordneten zu kontaktieren. Das ist aktiv und kann lohnend sein.

Wie finden Sie Ihren Kongressabgeordneten? Besuchen Sie die folgende Website:

https://www.house.gov/representatives/find-your-representative

und geben Sie Ihre Postleitzahl ein. Die Seite liefert Ihnen den Namen Ihres Abgeordneten. Dann können Sie beginnen, mit jemandem zu kommunizieren, der gewählt wurde, um Verantwortung zu übernehmen.

Vielleicht beginnen Sie mit der folgenden Frage: „Gibt es von der Regierung finanzierte Suchtbehandlungszentren in unserem Bezirk?"

Wenn die Antwort lautet: „Ja," könnte Ihre nächste Frage so lauten: „Können Sie mir helfen, jemanden dort unterzubringen?"

Falls Sie dazu geneigt sind: „Können Sie mich mit jemandem in Ihrem Büro in Kontakt bringen, der sich mit Suchtbehandlung beschäftigt, damit ich mich engagieren kann?"

Wir sind Überdosiert

Wir alle kennen Menschen, die Verhaltensweisen „unterstützen."

Ich werde einen kleinen Exkurs machen, um zu verdeutlichen, was dieses Verhalten ist. Richard macht sich Smoothies zum Frühstück und legt seinen joghurtbedeckten Löffel auf die Arbeitsplatte. Ich sage jeden Tag: „Bitte spüle deinen Löffel, damit du die Arbeitsplatte nicht verschmutzt." Er hat gelernt, seinen Löffel nicht zu spülen, weil seine Mutter immer wartet, bis er seinen Smoothie fertig hat, und dann nach ihm aufräumt. Sie hat seine Schlampigkeit unterstützt, was das falsche Verhalten ist. Ich finde auch Werkzeuge auf dem Boden meiner Werkstatt und nicht gesaugte Sägespäne dort unten, sodass das Problem in meinem Haus weit verbreitet ist. Es ist auch normal, dass ein früher Teenager unordentlich ist.

Daher mein Vorschlag: Fragen Sie einen Süchtigen, dem Sie helfen möchten: "Wie kann ich dir helfen, dir selbst zu helfen"

Ich erwähnte soziale Interaktion und Familien. Früher hatten wir große Familien, und diese Familienmitglieder waren verfügbar, um einander zu helfen. Als ich acht Jahre alt war, vor Jahrzehnten, lebte ich in einem Haus, das mein Großvater für meine Mutter und ihre Familie gebaut hatte. Mein Onkel, der Bruder meiner Mutter, seine Frau und ihre Tochter, meine Cousine Ellen, lebten nebenan in einem Haus, das er für sie gebaut hatte. Unsere Großeltern lebten drei Häuser weiter. Es war nicht ungewöhnlich, meine Mutter sagen zu hören: „Ich gehe einkaufen, geh bitte zu Nana und Pa zum Mittagessen?" Ich ging dann durch drei Hinterhöfe zu ihrem Haus.

Im Gegensatz dazu lebe ich heute allein mit meinem Sohn, und die einzigen anderen Verwandten, die ich habe, sind meine beiden älteren Kinder und meine Cousine, die immer noch 200 Meilen von mir entfernt im gleichen Haus wohnt, das unser Großvater gebaut hat. Unsere Gesellschaft und unsere Familien haben sich fragmentiert, und das Ergebnis ist, dass unsere Familien kleiner, viel mobiler und die Gesellschaft dünner geworden sind. Es gibt nicht mehr die Tendenz, dass Familien in der Nähe voneinander leben. Noch einmal, ich mache unsere Mobilität und die geringe Familiengröße nicht für unsere Drogenabhängigkeitsepidemie verantwortlich. Ich sage lediglich, dass es ein beitragender Faktor ist, aber nicht die einzige Ursache.

Zurück zu Ihrem süchtigen Verwandten. Finden Sie eine Suchtbehandlungsstelle und besuchen Sie sie. Gibt es eine Gebühr? Wird sie von Ihrer Versicherung übernommen? Gibt es eine Warteliste? Das sind nur einige der Fragen, die Sie stellen könnten. Andere könnten beginnen mit: "Wie lange dauert Ihre empfohlene Behandlung?"

Wenn Sie einen Ort gefunden haben, der scheinbar den Bedürfnissen Ihres Verwandten entspricht, könnte ein weiteres Gespräch mit ihm oder ihr beginnen mit: „Ich habe einen Ort gefunden, der dir helfen könnte, und ich habe ihn besucht. Ich würde dich gerne dorthin bringen und ihn dir zeigen, wenn du bereit bist."

„Ich werde darüber nachdenken", könnte Ihr süchtiger Verwandter sagen.

„Mein Angebot bleibt bestehen. Wenn du bereit bist, bringe ich dich dorthin."

Das ist nicht nur aktive Teilnahme, sondern auch ein Angebot, jemandem zu helfen, der Ihnen am Herzen liegt. Erneuern Sie Ihr Angebot oft, aber drängen Sie nicht. Es geht nicht um Bestrafung oder Verbannung, sondern um aktive Unterstützung.

Ihr anfänglich passives Klagen "Was kann ich tun?" hat sich somit in eine aktive Hilfsbereitschaft verwandelt.

Unsere Zukunft ist voreingenommen

Pharmakologen wird ein Prinzip, fast ein Dogma, beigebracht, dass Morphin und die Opioide, ja die meisten Medikamente, überallhin durch unseren Blutkreislauf transportiert werden und überall dort, wo ein Medikament Rezeptoren findet, die zu ihm passen, an diese bindet. Wie ich erklärt habe, stoppen einige der Zellen, an die Morphin und die Opioide binden, die Übertragung eines Signals, das an unser Gehirn sendet: „Das tut weh." Deshalb verwenden wir Opioid-Medikamente— weil sie Schmerzen stoppen.

Aber Morphin und die Opioide haben Effekte, die wir nicht wollen, wie etwa Toleranz, also das Bedürfnis, eine höhere Dosis einzunehmen, um denselben Effekt wie zuvor zu erzielen. Sie verursachen körperliche Abhängigkeit, also die Notwendigkeit, das Medikament weiter einzunehmen, um Entzugsreaktionen zu vermeiden. Es gibt auch andere unerwünschte Effekte, wie Verstopfung, Atemdepression und Müdigkeit.

Was wäre, wenn wir Medikamente entwickeln könnten, die nur den Zellen mitteilen würden, die Schmerzsignale senden, diese Übertragung zu stoppen? Diese neue Klasse von Medikamenten würde nicht mit den Zellen kommunizieren, die unseren Darm verlangsamen, unsere Atmung dämpfen oder uns veranlassen, mehr Opioide zu nehmen. Die unerwünschten Nebenwirkungen der Opioide würden fehlen.

Diese neue Medikamentenklasse könnte am Horizont erscheinen.

Ich war vor ein paar Monaten auf Facebook und stieß auf einen vertrauten Namen: James W. Barrett. Ich hatte einen Kollegen mit diesem Namen und erinnerte mich, dass er Psychologe war. Laut der Facebook-Seite arbeitete der Mann, der sich James Barrett nannte, in Philadelphia an Drogenmissbrauch, und da der Kollege, den ich kannte, einen Hintergrund in Psychologie hatte, schien es derselbe Mann zu sein. Also setzte ich meine Recherchefähigkeiten ein, fand seine E-Mail-Adresse und lud ihn zum Mittagessen ein.

Zwei Wochen später trafen wir uns an einem Ort, den er in der Nähe seines Hauses in Philadelphia empfohlen hatte. Ich war eine Stunde zu früh, weil ich mit Verkehr gerechnet hatte, der nie auftrat. Also ging ich einmal um den Block. Fünfzehn Minuten vor unserem Termin um zwölf entschied ich mich, unseren Tisch zu reservieren, meine Fragen durchzugehen und mir neue auszudenken. Ich betrat das Restaurant und sagte zur Empfangsdame: „Mein Name ist Barry Gold, und ich bin mit Jim Barrett zum Mittagessen verabredet…"

Bevor ich meinen Satz beenden konnte, sagte sie: „Ich glaube, er ist schon da… das ist er dort am Fenster." Sie zeigte in seine Richtung, wo er uns gehört hatte und begann aufzustehen.

Ich ging hinüber, und wir begrüßten uns. Er hatte sich kaum verändert, abgesehen von den Zeichen, die fünfzig Jahre im Gesicht eines Mannes hinterlassen. Ich erinnerte mich nicht, dass er ein paar Zentimeter größer war als ich, obwohl sein graues Haar nun zu meinem passte. Wir beide halten uns fit.

Wir benahmen uns wie Gentlemen, schüttelten uns die Hände und setzten uns einander gegenüber. Er erklärte freiwillig: „Ich habe mir mit der Antwort auf Ihre E-Mail Zeit gelassen, weil ich eine Woche im Krankenhaus war. Jetzt benutze ich einen Gehstock," sagte er und deutete auf den Stock, der auf dem Sitz neben ihm lag.

Ich begann meinen Teil des Gesprächs mit: „Jim, erinnern Sie mich daran, wo sich unsere Karrieren überschnitten haben," während ich lächelte und ihn betrachtete, während er dasselbe mit mir tat. Ich bedauerte, mich über seine langsame Antwort auf meine aus dem Nichts kommende E-Mail beschwert zu haben, da ich nicht wusste, dass er im Krankenhaus gewesen war.

Er lächelte und sagte: „Wir waren zusammen bei USUHS und später bei Wyeth." Damit stellte er fest, dass wir an zwei verschiedenen Orten zusammengearbeitet hatten. Ich erinnerte mich nur daran, dass wir früher in unseren jeweiligen Karrieren zusammengearbeitet hatten. USUHS (Uniformed Services University of the Health Sciences) ist die medizinische Hochschule des US-Verteidigungsministeriums in Bethesda, MD, die Ärzte für den Militärdienst ausbildet, und es war mein erster Job nach meinem Postdoc-Studium an der Yale-Universität. Unser Gespräch erinnerte mich daran, wie ich mit dem Fahrrad von Kensington, der benachbarten Stadt, nach Bethesda pendelte. Dann stellte ich mein Fahrrad in meinem Labor gegen einen Sauerstofftank gelehnt ab, duschte in der Umkleidekabine und frühstückte in der Universitätscafeteria. Merkwürdig, welche Erinnerungen uns in den Sinn kommen, wenn wir daran erinnert werden. Vielleicht vermisse ich wie der Rest der Boomer-Generation einfach nur meine Jugend.

Es war vor langer Zeit. Mein zweites Kind wurde ein Jahr vor meinem Eintritt in die USUHS geboren, und jetzt ist er 46 Jahre alt.

Wir lachten über die Antworten auf ein paar weitere Fragen wie: „Wie viele Kinder hast du?" Dann fragte er: „Hast du schon von biased agonists gehört? Ich berate eine Firma namens Mebias, und ihr Plan ist es, einen biased agonist zu entwickeln—daher ihr Name, ausgesprochen Mee Bias."

Das Konzept, das er vorstellte, biased agonists, bringt meine Opioid-Geschichte von einer Erklärung vergangener Nutzung und des Missbrauchs zu einem Hinweis auf eine Zukunft, in der Missbrauch, verzeihen Sie mir, der Vergangenheit angehören könnte. Ich schlussfolgerte, nur teilweise im Scherz, dass Pharmakologen die einzigen Wissenschaftler sind, die behaupten, durch das Einführen von Bias ihre Produkte sicherer und aufregender zu machen. Habe ich gerade ein Konzept namens biased objectivity erfunden?

Aber was ist ein biased agonist?

Ich begann, wissenschaftliche Literatur darüber zu lesen, weil das Konzept komplex ist, und ich musste es studieren, bevor ich sein Potenzial verstand. Je mehr ich darüber las, desto mehr schätzte ich, wie elegant der Ansatz ist.

Die Behandlung von starken Schmerzen, wie bei einem gebrochenen Gliedmaß oder, noch schlimmer, bei Krebsschmerzen, ist eine humane Reaktion auf das Leiden eines Menschen. Das Problem bisher ist, dass Opiate und Opioide, obwohl sie sehr wirksame Analgetika sind, so leicht vom Publikum missbraucht werden konnten, dass sich dieser Missbrauch gefährlich ausgebreitet hat und zu einem medizinischen und rechtlichen Problem geworden ist. Ich erinnere mich daran, dass zwei Jahre bevor ich dieses Kapitel begann, 70.000 Amerikaner an einer Überdosis Opioiden starben, und jetzt, zwei Jahre später, sind es Hunderttausende.

Das macht die Suche nach Medikamenten, die starke, lähmende Schmerzen behandeln, ohne Missbrauchsgefahr, zum Heiligen Gral unserer Forschung. Das bedeutet Medikamente, die nicht das angenehme Gefühl, den "Buzz", hervorrufen, den Opioide auslösen—das Gefühl, das uns murmeln lässt: „Ich frage mich, ob es Zeit für meine nächste Dosis ist?" Oder grummeln: „Noch anderthalb Stunden. Mist, es tut jetzt weh."

Ich habe erklärt, dass Medikamente, die irgendetwas behandeln oder eine Wirkung haben, Agonisten genannt werden. Medikamente, die die Wirkung von Agonisten blockieren oder umkehren, wie Naloxon Morphin blockiert oder Omeprazol (Prilosec) Sodbrennen stoppt, sind das Gegenteil von Agonisten: Sie sind Antagonisten.

Aber hier ist der Haken: Es wird eine neue Klasse von Medikamenten entwickelt, sogenannte Biased Agonists. Sie sind speziell darauf ausgelegt, starke Schmerzen zu behandeln, jedoch ohne die Nebenwirkungen von Morphin wie Verstopfung und Atemdepression oder die großen Probleme wie Toleranz und physische Abhängigkeit. Ebenso würde der „Buzz" fehlen.

Wir sind Überdosiert

Falls das kompliziert oder widersprüchlich klingt, lassen Sie mich versuchen, es verständlich zu machen.

Ich habe erklärt, dass Opiatrezeptoren sich auf der Außenseite der Membranen befinden, die unsere Zellen umgeben, hauptsächlich die Nervenzellen in unserem Gehirn.

Alle unsere Zellen sind von Membranen umgeben; nur Pflanzen haben Zellen, die von sogenannten Zellwänden umgeben sind.

Stellen Sie sich die Rezeptoren, die auf Ihren Zellen verteilt sind, so vor wie Ihre Geschmacksknospen, die auf Ihrer Zunge verteilt sind. Opiate oder Opioide binden sich an diese Opiatrezeptoren auf unseren Gehirnzellen, den sogenannten Neuronen, und die Opioide sagen diesen Neuronen: „Berichte nicht, dass es weh tut." Oder vielleicht nehmen die Opioide den Schmerz weg, sodass die Neuronen nichts zu berichten haben, so wie unsere Geschmacksknospen uns sagen, „Dieser Keks ist sowohl salzig als auch süß."

Ein weiteres Beispiel könnte Rezeptoren einfacher erklären. Denken Sie an eine Steckdose an Ihrer Wand. Jahrelang konnten wir Plastikstecker kaufen, die in diese Steckdosen passten, um unsere Kinder davon abzuhalten, Haarnadeln hineinzustecken. Diese Plastikstecker sind Antagonisten. Ihr Lampenstecker ist der Agonist. Stecken Sie ihn ein, und Ihre Lampe geht an. Bieten Sie einer Nervenzelle einen Agonisten an, und sie „geht an".

Rezeptoren kommunizieren mit unseren Neuronen über eine weitere Chemikalie, die sie auslösen—eine innerhalb der Zellen, die als „second messengers" (sekundäre Botenstoffe) bezeichnet werden. Ein Mann namens Earl W. Sutherland, der Professor an der Vanderbilt University in Nashville war, entdeckte den ersten dieser sekundären Botenstoffe und erhielt 1971 den Nobelpreis für seine Entdeckung.

Ich begann mein Graduiertenstudium im Fachbereich Pharmakologie an der Boston University School of Medicine im selben Jahr, gerade als mein Mentor begann, die Theorie der sekundären Botenstoffe zu untersuchen. Leider starb Dr. Sutherland 1974, ein Jahr bevor ich mein Studium abschloss.

Aber seine Entdeckung beginnt, die Physiologie unseres Nervensystems zu klären. Wir haben Opiatrezeptoren, weil wir Neurotransmitter herstellen, deren Aufgabe es ist, Informationen zu übertragen, indem sie von einer Zelle freigesetzt werden und in die Rezeptoren der nächsten Zelle passen. Diese Neurotransmitter übermitteln Informationen, indem sie in die Rezeptoren auf der Oberfläche der benachbarten Zelle passen.

Wenn diese Neurotransmitter oder die von uns hergestellten Medikamente in diese Rezeptoren der benachbarten Zellen passen, werden die sekundären Botenstoffe innerhalb der Zellen aktiviert und sagen der Zelle, was sie als Nächstes tun soll, wie es von Genen und Evolution programmiert wurde. Es ist, als würden Sie ein Anwaltsbüro betreten, zur Rezeption gehen und Ihre Ankunft ankündigen. Die Empfangsdame überprüft Ihren Termin und informiert den Anwalt, dass Sie da sind. Damit sind Sie, bildlich gesprochen, der Neurotransmitter, und die Empfangsdame ist Ihr sekundärer Botenstoff.

Ich habe bereits erklärt, dass Medikamente an dieselben Rezeptoren binden, an die normalerweise die Neurotransmitter andocken.

Lassen Sie uns unser Modell des Anwaltsbüros komplizierter machen. Was wäre, wenn Sie in ein Anwaltsbüro kämen und dort zwei Empfangsdamen wären? Sie sagen der ersten Empfangsdame, dass Sie online einen Termin vereinbart haben. Die erste Empfangsdame zeigt auf die zweite und antwortet: „Wenden Sie sich an sie, sie bearbeitet Online-Termine." Verzeihen Sie meinen scheinbaren Sexismus; in meinem Modell sind Empfangsdamen Frauen.

Plötzlich muss Ihr Besuch im Anwaltsbüro von einer von zwei Empfangsdamen abgewickelt werden. Denken Sie daran, dass ich gesagt habe, die Empfangsdame sei der sekundäre Botenstoff des Büros.

Es ist dasselbe mit Nervenzellen, außer dass es nicht nur zwei sekundäre Botenstoffe gibt, sondern mindestens sechs. Das bedeutet, dass ein

Neurotransmitter an Rezeptoren auf mindestens sechs Zelltypen oder anatomischen Orten binden kann, und diese Vielfalt verleiht einem einzigen Neurotransmitter mehr als eine Funktion. Der Neurotransmitter und die Medikamente, die an denselben Rezeptor binden, können sechs verschiedene Funktionen haben, je nachdem, welche Art von Zellen die sekundären Botenstoffe steuern. Die Natur lässt sich Zeit und ist komplex.

Biased Agonists werden so entwickelt, dass sie nur einen der vielen sekundären Botenstoffe aktivieren, und der sekundäre Botenstoff, den der Agonist aktiviert, ist derjenige, der Schmerzen lindert, jedoch nicht die anderen sekundären Botenstoffe, die uns ein gutes Gefühl geben, uns anregen, die nächste Dosis einzunehmen, oder uns dazu bringen, die nächste Dosis zu erhöhen.

Die Medikamente sind darauf ausgelegt, eine einzige Aktivität zu haben, nämlich Analgesie, ohne die unangenehmen Nebenwirkungen.

Der Geschäftsplan von Mebias ist es, Medikamente zu entwickeln, die Schmerzen lindern, aber die Benutzer weder berauschen noch dazu anregen, die nächste Dosis einzunehmen. Anders ausgedrückt, die Missbrauchsgefahr aus der Schmerzlinderung herauszunehmen. Meine explorative Recherche ergab zwei weitere Unternehmen mit ähnlichen Geschäftsplänen, *Nektar* und *Velicept Therapeutics*.

Also schickte ich Jim Barrett eine SMS, die meinen Versuch beinhaltete, auf unserem Treffen aufzubauen:

> *Ich rufe Sie am Montag an. Ich würde gerne einen oder mehrere Führungskräfte von Mebias treffen und ihn oder sie für mein Buch interviewen.*
>
> *Lassen Sie mich wissen, ob das klappt.*
>
> *Danke und ein schönes Wochenende.*

Seine Antwort kam am Montagabend:

Ich habe heute bei unserem Anruf mit ihnen gesprochen, und sie wollten, dass ich Ihnen mitteile, dass sie überlastet sind und sich mit mehreren ziemlich dringenden Angelegenheiten befassen müssen—übliche Dinge wie Finanzierung, Fortschritt von Projekten, Vorstandssitzungen usw. Sie haben darum gebeten, das Thema irgendwann im April erneut zu prüfen. Hoffentlich ist das in Ordnung und Sie können in der Zwischenzeit Merkmale und Aspekte des biased signaling in Ihre Entwürfe aufnehmen.

Ich sagte ihm: "Ich melde mich wieder, danke."

Mitte April griff ich das Thema erneut auf, und Jim antwortete: „Aus verschiedenen Gründen möchte das Mebias-Management nicht am Interview/Gespräch teilnehmen. Es tut mir leid, aber sie sind nicht umstimmbar…"

Ich bin nicht jemand, der ein "Nein" als Antwort akzeptiert, also kontaktierte ich Velicept Therapeutics über ihre Website.

Sie haben nicht einmal geantwortet.

Ich habe mich auch an *Tevena*, Inc. gewandt, weil sie ebenfalls damit werben, sich darauf zu konzentrieren, Schmerzen ohne die bekannten Nebenwirkungen von Morphium und Opioiden zu lindern. Auch sie haben sich nie bei mir gemeldet.

Mebias betonte meine persönliche Voreingenommenheit. Menschen sollten keine Schmerzen erleiden, und wenn Sie jemals einen Finger abgeschnitten, einen in einer Tür eingeklemmt oder sich von Chirurgen filetieren lassen mussten, indem sie Ihr Brustbein durchsägen, wie ich es erlebt habe, dann wissen Sie, wovon ich spreche. Menschen, die Opioide einnehmen, haben Schmerzen, und wenn sie schließlich von ihrem bevorzugten Medikament abhängig werden, sind sie medizinische Patienten und verdienen es, als solche behandelt zu werden. Sie sind keine Kriminellen, die verhaftet werden sollten, sondern Opfer, denen geholfen werden muss.

Was ist mit kriminellem Verhalten, wie beispielsweise Süchtigen, die Drogen verkaufen, um genug Geld für ihre Sucht zu verdienen? Ihre Abhängigkeit ist ein medizinisches Problem und sollte Vorrang vor ihrer illegalen Aktivität haben. Wenn sie freiwillig an Behandlungsprogrammen teilnehmen und zustimmen, gegen ihre Dealer auszusagen, sollten alle strafrechtlichen Anklagen gegen sie fallengelassen werden.

Und zuletzt: Welche Rolle haben Sie und ich als Nicht-Drogenkonsumenten und Nicht-Drogenhändler? Schreiben Sie Ihren Kongressvertretern und teilen Sie ihnen Ihre Priorität mit.

Drogen, nicht Politik.

Gesundheit ist nicht politisch.

Purdue Frederick

IM JAHR 1892 GRÜNDETEN JOHN Purdue Gray und George Frederick Bingham, zwei Ärzte, ein kleines Pharmaunternehmen an der Lower East Side von Manhattan. Sie kombinierten ihre Mittelnamen und nannten das Unternehmen Purdue Frederick. Das Unternehmen stellte patentierte Medikamente her und vertrieb diese, darunter Abführmittel und andere Hausmittel.

Sechzig Jahre später, im Jahr 1952, kauften drei Brüder—Arthur, Raymond und Mortimer Sackler—Purdue Frederick von Gray und Bingham und verlegten den Hauptsitz des Unternehmens nach Yonkers, NY, die erste Stadt hinter der Grenze zur Bronx. Die drei Sacklers, allesamt Psychiater, wandelten das Unternehmen in ein Generika-Unternehmen um, mit dem Ziel, Medikamente zu verkaufen, deren Patente abgelaufen waren. Später verlegten sie den Hauptsitz nach Stamford, CT. Arthur Sackler war der älteste Bruder und starb 1987. Die verbleibenden Brüder Raymond und Mortimer kauften Arthurs ein Drittel der Firmenanteile.

Die Sacklers begannen zu diversifizieren und benannten das Unternehmen 1991 in Purdue Pharma um.

Im Jahr 2019 veröffentlichte die Purdue University folgende Pressemitteilung:

WEST LAFAYETTE, Ind. - Die Purdue University ist in keiner Weise und war niemals in irgendeiner Weise mit *Purdue Pharma* verbunden. Das Pharmaunternehmen wurde 1892 in Manhattan von John Purdue

Gray und George Frederick Bingham als Purdue Frederick Company gegründet. Die *Purdue University* wurde 1869 als Land-Grant-Institution des Bundesstaates Indiana gegründet und nach ihrem Förderer John Purdue benannt.

Hinweis für Journalisten: Die Purdue University bittet darum, diesen Absatz in allen Artikeln über Purdue Pharma aufzunehmen.

Was geschah zwischen 1952, als die Sacklers Purdue Frederick kauften, und 2019, als die Purdue University ausdrücklich ihre mangelnde Verbindung zu *Purdue Pharma* betonte? Die Pressemitteilung der Purdue University, die ich oben wiedergegeben habe, sagt nicht nur offen: „…war niemals in irgendeiner Weise verbunden…", sondern enthält auch den Hinweis für Journalisten, dass der Absatz, der die fehlende Verbindung zu Purdue Pharma bestreitet, „in allen Artikeln über *Purdue Pharma*" aufgenommen werden soll.

Was geschah, war, dass die Sacklers die Lizenz für Oxycodon erwarben. Sie vermarkteten es nicht nur unter dem Markennamen OxyContin, sondern entwickelten auch äußerst effektive, vielleicht sogar zu effektive Verkaufsstrategien. Rückblickend werden ihre Marketingmethoden für die anhaltende öffentliche Gesundheitskrise im Zusammenhang mit Opioidabhängigkeit verantwortlich gemacht, die uns noch Jahrzehnte später plagt.

Zwanzig Jahre nachdem Purdue die Lizenz für Oxycodon erhielt, starben laut dem US-amerikanischen Center for Disease Control im Jahr 2016 53.000 Amerikaner an Überdosen eines Opioiddrugs. Heute hat sich diese Zahl verdoppelt. Die Gesamtzahl der Todesfälle im Jahr 2016 übertraf die Zahl der Opfer durch Waffengewalt im Jahr zuvor. Über Generationen hinweg versuchte die Waffenindustrie uns zu überzeugen, dass Waffen nicht töten, sondern Menschen töten. Es scheint, sie hatten recht. Menschen benutzen Drogen, um andere zu töten…oder sich selbst…keine Ironie beabsichtigt.

Die Brüder Mortimer und Raymond Sackler, beide Psychiater aus Brooklyn, erzielten durch ihren Kauf des Unternehmens enorme finanzielle Erfolge. Forbes nahm sie 2015 in die Liste der reichsten Familien Amerikas auf, mit einem geschätzten Familienvermögen von 14 Milliarden Dollar, das sie durch den legalen und profitablen Handel mit Medikamenten über Purdue Pharma erwirtschafteten. Tatsächlich verdienten sie dieses gesamte Vermögen innerhalb einer Generation mit dem Verkauf von OxyContin, ihrem Markennamen für Oxycodon.

Rückblickend kann OxyContin als eines der gefährlichsten Medikamente bezeichnet werden, die je auf den Markt gebracht wurden. Diese Gefahr wird dadurch unterstrichen, dass einige Menschen die Popularität von OxyContin als Hauptursache für die aktuelle Epidemie des Missbrauchs von Betäubungsmitteln sehen, auch wenn der Missbrauch von Betäubungsmitteln ein Verhalten ist, das von allen Opioiden beeinflusst wird und dessen Wurzeln weit in die Vergangenheit reichen.

Oxycodon ist viel älter als die Sacklers. Es wurde erstmals 1916 während des Ersten Weltkriegs in einem Labor der Universität Frankfurt in Deutschland synthetisiert. Diese Universitätschemiker verwendeten Thebain als Ausgangsmaterial. Thebain ist eines der Alkaloide im Schlafmohn und wurde nach Theben benannt, der alten ägyptischen Stadt. Es ist eines der wenigen aus Mohnpflanzen gewonnenen Alkaloide, das ein natürliches Stimulans und kein natürliches Opiat ist. Die anderen, bekannteren Derivate wie Morphin und Codein wirken dämpfend und rufen in der richtigen Dosis Schlaf hervor.

Ein Alkaloid ist eine stickstoffhaltige chemische Verbindung, die von Pflanzen produziert wird. Der Stickstoff im Molekül macht Alkaloide basisch, im Gegensatz zu Säuren. Morphin aus Opium, Atropin aus Belladonna und Strychnin aus der asiatischen Blume Strychnos sind alles Alkaloide. Das heißt nicht, dass Pflanzen keine Säuren produzieren. Zitronensaft, der Zitronensäure enthält, ist eines der besten Beispiele für eine Säure, die von Pflanzen hergestellt wird. Ebenso ist Salicylsäure, das Ausgangsmaterial für Aspirin, ein pflanzliches Produkt. Pflanzen sind hervorragende Chemiker. Wir haben gelernt, dass Bäume Kohlendioxid aus unserer verschmutzten Luft ziehen und daraus Zucker herstellen.

Obwohl Thebain, wie Morphin und Codein, ein reines Produkt aus Mohnpflanzen ist, fehlt ihm jegliche analgetische Wirkung. Wie bereits erwähnt, ist Thebain für seine stimulierenden Eigenschaften bekannt und verursacht Übelkeit und Erbrechen, ohne viel mehr zu bewirken. Talentierte Chemiker veränderten seine Struktur, um ihm morphinähnliche Wirkungen zu verleihen, und es wurde von E. Merck, Darmstadt, eingeführt. Merck in Deutschland blieb nach der Abtrennung von Merck, Sharp & Dohme in den USA bestehen, die im Rahmen der Reparationszahlungen nach dem Ersten Weltkrieg vom deutschen Mutterunternehmen getrennt wurden.

Oxycodon wurde erst 1939 in den US-Markt eingeführt, zwei Jahre bevor das japanische Militär Pearl Harbor in Hawaii bombardierte und die USA in den Zweiten Weltkrieg zog. Selbst Hitler war abhängig, eine moderne Umschreibung für die Einnahme von Oxycodon, wie von Hitlers persönlichem Arzt berichtet wurde. Dies unterstreicht auch die Tatsache, dass der Missbrauch von Opioiden kein neues Phänomen ist.

DuPont Pharmaceuticals brachte Oxycodon erstmals 1950 als Percodan auf den US-Markt, eine Kombination aus Oxycodon und Aspirin. Percocet, eine Mischung aus Oxycodon und Acetaminophen—in Europa als Paracetamol und in den USA unter dem Markennamen Tylenol bekannt—wurde erst 1976, im Jahr des US-Bizentenniums, eingeführt. Percocet gehört nach wie vor zu den am häufigsten verschriebenen Schmerzmitteln in den USA, teils weil man glaubt, dass die Menge an Oxycodon in Percocet oder sogar in Percodan nicht ausreicht, um Süchtige zu interessieren. Vielleicht hatten sie recht, aber andererseits haben diese Medikamente zusammen den Straßennamen Percs erhalten, und es ist sicher, dass Drogen, die missbraucht werden, Straßennamen bekommen, während Aspirin nach wie vor Aspirin bleibt, egal ob auf der Straße oder zu Hause.

Der Markt änderte sich 1996, als Purdue Pharma seine OxyContin-Marke von Oxycodon in den USA einführte. Das Medikament wurde als Tablette mit verzögerter Wirkstofffreisetzung formuliert—daher das Suffix "Contin" für continuous –, sodass bei Einnahme einer Tablette eine kleine Menge des Wirkstoffs kontinuierlich in den Blutkreislauf des Benutzers freigesetzt werden sollte, wodurch die Gefahr von Missbrauch oder Überdosierung ausgeschlossen werden sollte. Zumindest war das die Behauptung des Unternehmens, auch wenn die Straßenrealität das Gegenteil bewies.

Missbraucher fanden schnell heraus, wie man die verzögerte Wirkstofffreisetzung umgehen konnte, indem sie die Tabletten zerdrückten oder die Beschichtung abrubbelten. Sie lösten die Tabletten auch einfach in Wasser auf. Alle drei Manipulationen umgingen den Mechanismus der zeitgesteuerten Freisetzung vollständig, sodass die Benutzer die gesamte Dosis Oxycodon auf einmal einnehmen konnten. Wiederholte Einnahme großer Dosen eines Opiats ist nicht nur typisches Missbrauchsverhalten, sondern auch das Dosierungsmuster, das zuverlässig zu Abhängigkeit führt. Oxycodon hat sogar seinen eigenen Straßennamen, Oxycotton.

Der Freizeitgebrauch von OxyContin verbreitete sich, auch wenn Purdue Pharma weiterhin das Medikament an Ärzte, Krankenhäuser, Kliniken und Schmerzbehandlungszentren verkaufte und öffentlich behauptete, dass ihre Formulierung mit verlängerter Wirkstofffreisetzung weniger anfällig für Missbrauch sei als andere Formulierungen.

Das wurde am 29. Mai 2018 deutlich, als die New York Times einen Artikel von Barry Meier mit dem Titel Origins of an Epidemic: Purdue Pharma Knew Its Opioids Were Widely Abused veröffentlichte. Meier berichtete: „Eine Kopie eines vertraulichen Berichts des Justizministeriums zeigt, dass Bundesstaatsanwälte, die das Unternehmen untersuchten, feststellten, dass Purdue Pharma in den ersten Jahren nach der Einführung des Medikaments im Jahr 1996 von einem erheblichen Missbrauch von OxyContin wusste und diese Informationen verschleierte." Obwohl Purdue Pharma behauptete, dass ihre OxyContin-Formulierung weniger anfällig für Missbrauch sei als andere Formulierungen, waren sie auch über Berichte über Missbrauch informiert. Dieses Verhalten ist ein klarer Fall von Täuschung, und unser erster Instinkt ist es, das Unternehmen zu beschuldigen.

Wie ich jedoch betont habe, gibt es genug Schuld, die verteilt werden kann. In den USA hätte die FDA mit verstärkter oder verschärfter Regulierung reagieren müssen. Ärztliche Verbände hätten verantwortungsvoller bei der Verschreibung von Medikamenten handeln müssen. Pharmaunternehmen müssen anfangen zu verstehen und sich so zu verhalten, als wären sie ein Zweig unseres Gesundheitssystems und nicht nur eingetragene Mechanismen zur Gewinnsteigerung. Es ist einfach, Pharmaunternehmen zu beschuldigen, weil sie Geld haben.

Diese ganze Täuschung geschah direkt unter der metaphorischen Nase der FDA, die Oxycodon in den USA weiterhin als Schedule-2-Droge klassifiziert. Die Regierung definiert Schedule-2-Drogen als Substanzen mit hohem Missbrauchspotenzial, deren Gebrauch zu schwerwiegender psychischer oder physischer Abhängigkeit führen kann. Diese Medikamente gelten auch als gefährlich.

Es ist ein fortwährender Skandal in den USA, dass ein Medikament der Klasse Schedule 2, von dem der Hersteller wusste, dass es missbraucht wurde, als Auslöser der Opioid-Epidemie in den USA angesehen wird und weiterhin auf dem Markt ist. Mortimer und Raymond Sackler erreichten beide ein hohes Alter, finanzierten zu Lebzeiten Museen, Ausstellungen und ganze Krankenhaus- und Museumstrakte und wurden nie rechtlich zur Verantwortung gezogen für ihre moralische Abkehr, die letztlich die Opioid-Epidemie auslöste. Purdue Pharma reformulierte sogar OxyContin, um es schwieriger zu machen, es zu missbrauchen, und brachte diese neue Formulierung im August 2010 erneut auf den Markt. Dennoch löste diese Bemühung einen Artikel auf MedicalExpress.com von Patrick Gibbons von der Universität Notre Dame aus, mit dem Titel Study Links Rising Heroin Deaths to 2010 OxyContin Reformulation. Die neue Formulierung von Purdue Pharma hatte nicht ganz die Wirkung, die das Unternehmen andeutete. Sie verringerte den Missbrauch nicht; sie könnte einfach Benutzer von verschreibungspflichtigem OxyContin zu Straßenheroin gedrängt haben. Dieser Punkt wird auch im ausgezeichneten Artikel The Family That Built an Empire of Pain von Patrick Radden Keefe hervorgehoben, der am 30. Oktober 2017 im New Yorker erschien.

Was sollen wir als Gesellschaft tun, außer zu murmeln: „Wie schade! Sie hätten nicht damit durchkommen dürfen."

Dr. Nora Volkow, Leiterin des U.S. National Institute on Drug Abuse (NIDA), einem Zweig der National Institutes of Health (NIH), schrieb 2017 in ihrem Blog: „Die Opioid-Krise hat einige der ärmsten Regionen des Landes betroffen, wie Appalachia, und Menschen, die in Armut leben, sind besonders anfällig für Abhängigkeit und ihre Folgen…"

Sie kam zu dem Schluss, dass der Anstieg der Drogensucht in ärmeren Gebieten darauf hindeutet, dass es der Mangel an wirtschaftlichen Möglichkeiten ist, der den Drogenkonsum antreibt, und nicht die Pharmaunternehmen, skrupellose Drogendealer oder schwache Persönlichkeiten. Es ist verlockend, das zu lesen und zu dem Schluss zu kommen, wir müssten unseren Kongressabgeordneten schreiben und sagen: „Sie müssen ein Gesetz verabschieden, das amerikanischen Unternehmen verbietet, die Produktion ins Ausland zu verlagern, weil dies Arbeitslosigkeit verursacht." Eine andere Theorie der Sucht besagt, dass Arbeitslosigkeit und Armut zu Isolation führen und diese Isolation wiederum zum Drogenkonsum.

Beide Faktoren ignorieren jedoch die sozioökonomischen Veränderungen in diesem neuen Jahrtausend. Die USA sind keine Fertigungswirtschaft mehr; man spricht davon, dass wir in eine Gig Economy eintreten, mit UBER- und Lyft-Fahrern als besten Beispielen für unabhängige „Gig"-Arbeiter, die ihren Lebensunterhalt verdienen, indem sie ihre Dienste stunden- oder tageweise im Auftrag eines großen Unternehmens anbieten, jedoch ohne Angestellte dieses Unternehmens zu sein. Das beantwortet natürlich nicht die Frage, ob die Arbeitsplätze zuerst ins Ausland verlagert wurden oder ob sie aufgrund anderer Veränderungen in unserer Gesellschaft verlagert wurden. Selbst der Riese General Electric hat seine Lokomotivenproduktion verkauft, aber natürlich auch seine Finanzdienstleistungssparte aufgegeben, sodass ihr Beispiel nichts beweist. In unserer Wirtschaft stehen Veränderungen bevor, und einige dieser Veränderungen könnten Teile unserer Bevölkerung in Verzweiflung treiben. Vielleicht zeigt sich Verzweiflung, wenn Menschen sich isoliert fühlen, und ich habe gesagt, dass Drogenmissbrauch eine Möglichkeit ist, mit dieser Isolation umzugehen.

Es gibt auch eine allgemeine Schlussfolgerung, dass Opioid-Medikamente übermäßig verschrieben werden, was zu einer weiteren soziologischen Tatsache passt: Die Opioidabhängigkeit nimmt bei älteren Menschen zu, während die Todesfälle durch Überdosierung bei jüngeren Menschen steigen. Das unterstützt die Idee, dass ältere Menschen ihre Medikamente auf Rezept erhalten, während jüngere sie von Straßenhändlern beziehen. Diese Idee könnte untersucht werden, doch ich habe bisher keine solche Studie gesehen.

Historisch betrachtet haben Hersteller Opioide zu stark beworben, Ärzte sie übermäßig verschrieben, ältere Menschen sie angefordert und jüngere Menschen sie von Straßenhändlern oder verschreibenden Nutzern gekauft. Das Ergebnis war eine Suchtwelle, die kein Ende zu nehmen scheint.

Wo beginnen wir?

Wir können die Marktverfügbarkeit von Opioiden nicht einschränken, da es Menschen gibt, die jeden Tag funktionieren—zum Beispiel Krebspatienten—nur weil Opioide ihre Schmerzen kontrollieren. Die Zahl der Ärzte, die Opioide übermäßig verschreiben, sinkt täglich, und es gibt Schlagzeilen über Ärzte, die für ihre Verschreibungspraktiken verhaftet werden. Die Einstufung von Drogen in Schedules schränkt deren Nutzung zwar ein, aber vielleicht könnte auch der Prozess, wie Amerikaner Rezepte erhalten, verbessert werden.

Die Gesetze zur Verschreibung von Opioiden werden bundesstaatlich geregelt, obwohl Opioid-Medikamente auf Bundesebene durch die US-Regierung eingestuft werden. Ich bin der Meinung, dass die Verschreibung von Opioiden, ja aller eingestuften Medikamente, auf Bundesebene reguliert werden sollte, überwacht durch NIDA, FDA oder DEA, und nicht von jedem Bundesstaat einzeln. Ich denke nicht, dass die Zentralisierung von Opioid-Verschreibungen, ja aller eingestuften Medikamente, die Verfechter von Staatsrechten bedrohen würde.

Zweitens könnten Verschreibungen von eingestuften Medikamenten leichter national nachverfolgt werden, wenn sie zentralisiert wären. Zum Beispiel sollte es mir nicht möglich sein, morgens ein Rezept für OxyContin bei meiner örtlichen CVS-Apotheke einzulösen, am Nachmittag zu einer Walgreen's-Apotheke eine halbe Meile weiterzugehen und dasselbe Rezept erneut einzulösen. Diese Möglichkeit wird zunehmend eingeschränkt, obwohl ich an der Grenze zu New York lebe und mein Rezept immer noch über die Staatsgrenze hinweg einlösen kann. Die Zentralisierung von Rezepten könnte das unmöglich machen und die Verfügbarkeit verschreibungspflichtiger Opioide einschränken.

Rezepte für eingestufte Medikamente sollten nie wieder auf Papier ausgestellt und dem Patienten ausgehändigt werden. Sie sollten elektronisch über ein sicheres Bundesnetzwerk übermittelt werden, das eine Apotheke oder einen Rezeptlieferservice ansteuert, der vom Patienten benannt wurde, mit Daten, die von der verschreibenden medizinischen Fachkraft eingegeben wurden. Das Bundesnetzwerk sollte Nachfüllungen für die Dauer der verschriebenen Medikamente einschränken. Ein 30-Tage-Rezept sollte keine Nachfüllungen für 29 Tage zulassen. Kein doppeltes Einlösen desselben Rezepts an einem Tag oder einen Tag vor Ablauf. Wir müssen unser Vertriebsnetz unter Kontrolle bringen, und deshalb betone ich die Zentralisierung. Es ist ein Schritt in Richtung Sozialisierung der Medizin, aber ich plädiere nicht für eine vollständige Sozialisierung, sondern nur für Opioide und andere eingestufte Medikamente.

Dann müssen wir vollständig akzeptieren, dass Opioidabhängigkeit in erster Linie eine Krankheit ist und kein Verbrechen, das Gerichtsverfahren und Inhaftierung erfordert. Diese Idee begann mit der Erfindung von Naloxon (Narcan) im Jahr 1961 und setzt sich bis heute mit Kliniken fort, die Opioidabhängigkeit mit Erfindungen aus der Zeit des Zweiten Weltkriegs wie Methadon (Dolophine), Buprenorphin (Suboxone), Naltrexon (Revia) und anderen behandeln. Das Ziel der Akutbehandlung besteht darin, Entzugserscheinungen zu verhindern, die universell als unangenehm beschrieben werden und der Grund sind, warum alle

Abhängigen weiterhin ihr bevorzugtes Rauschmittel einnehmen: um diesen gefürchteten Entzug zu vermeiden… und den Rausch zu suchen.

Naloxon wird bald breiter verfügbar sein, da es so wertvoll ist, Leben bei Überdosierungen zu retten. Die NY Times berichtete am 8. Januar 2022: New York plant, ‚Verkaufsautomaten' mit Anti-Überdosis-Medikamenten aufzustellen. New York City kündigte an, bis Ende 2022 damit zu beginnen, die Geräte in ausgewählten Stadtteilen zu installieren. Rettungswagen und Notaufnahmen führen routinemäßig Naloxon, insbesondere in der cleveren Darreichungsform, die das Medikament in die Nase des Patienten sprüht—unverzichtbar, wenn der Patient bewusstlos ist.

Behandlungsexperten stimmen außerdem darin überein, dass Abhängige eine langfristige Betreuung benötigen, sei es Gruppentherapie oder Einzeltherapie, aber alle Patienten müssen reden. Menschliche Interaktion ist das beste Heilmittel gegen Isolation.

Wir alle müssen reden! Lassen Sie uns weiterhin über Opioide, ihre angemessene Rolle in der Gesellschaft sowie die angemessene Rolle und Verantwortung der Gesellschaft für deren Regulierung sprechen. National leisten wir eine gute Arbeit bei der Regulierung von Sprengstoffen, dem Verkauf von Pistolen, der Altersfreigabe von Filmen und der Datierung von Milch, aber wir müssen unsere öffentliche Verantwortung wahrnehmen und im 21. Jahrhundert ankommen, indem wir eine bessere Regulierung von Opioiden umsetzen. Wir alle müssen mithelfen.

Wir streiten immer noch über Verhaltensweisen, die wir bei unseren Kindern nicht tolerieren. Ich habe ein gutes Beispiel gefunden.

Der Ausschuss für Aufsicht und Reformen des US-Repräsentantenhauses veröffentlichte am 5. November 2021 eine Pressemitteilung mit dem Titel: Oversight Committee Launches Investigation into McKinsey & Company's Consulting Practices, Conflicts of Interest. Am selben Tag veröffentlichten die NY-Times-Reporter Walt Bogdanich und Michael Forsythe einen Artikel mit dem Titel: Congress is Investigating McKinsey

Over Its Role in the Opioid Crisis. Das Datum ihres Artikels legt nahe, dass sie die Pressemitteilung am selben Tag erhalten haben.

Ich habe beide Veröffentlichungen meiner wachsenden Referenzliste hinzugefügt und anschließend nach „Interessenkonflikt" gegoogelt.

Google definierte Interessenkonflikt als: „eine Situation, in der die Anliegen oder Ziele zweier verschiedener Parteien unvereinbar sind." Google lieferte auch eine zweite Definition: „eine Situation, in der eine Person in der Lage ist, persönlichen Nutzen aus Handlungen oder Entscheidungen zu ziehen, die sie in ihrer offiziellen Funktion getroffen hat."

Wie geriet McKinsey, ein global agierendes Beratungsunternehmen, ins Visier des Kongresses und wurde in eine Rolle in der Opioidkrise verwickelt?

Sie berieten die FDA und gleichzeitig Purdue Pharma, das Unternehmen, dem vorgeworfen wird, die Opioidabhängigkeits-Epidemie angeheizt zu haben. Hinzu kommt dieser offensichtliche Interessenkonflikt: McKinsey verwaltet einen Hedgefonds namens McKinsey Investment Office Partners (MIO), dessen Ziel es ist, die Ersparnisse der McKinsey-Mitarbeiter zu vermehren… indem sie in genau die Unternehmen investieren, für die McKinsey beratend tätig ist.

Ups. Das klingt ungefähr so, als würde ein Sportteam gleichzeitig in der Offensive und Defensive spielen, oder schlimmer noch, als würde der Vater einem Kind sagen: „Es ist Mamas Schuld, sie hat dich falsch erzogen," während die Mutter gleichzeitig sagt: „Hör nicht auf deinen Vater, er hat nicht dein Bestes im Sinn."

Dieses Beispiel, gleichzeitig die FDA und Purdue Pharma zu beraten, führt nicht nur zu einem Interessenkonflikt, sondern verstößt auch gegen Googles obige Definition, die besagt, dass „die Ziele zweier Parteien unvereinbar sind."

Das ist auch ein weiterer Grund, warum ich nach zwei gescheiterten Ehen immer noch Single bin.

Es ist für mich unvorstellbar, dass McKinsey die FDA und Purdue Pharma gleichzeitig beraten kann. Nicht nur sind "die Ziele der beiden Parteien unvereinbar," sie stehen sich diametral gegenüber. Die Aufgabe der FDA ist es, die Pharmaindustrie zu regulieren und damit die öffentliche Gesundheit zu schützen. Diese Aufgabe ist ihr von unserer Regierung aufgetragen worden. Die Aufgabe von Purdue Pharma hingegen ist es, Medikamente herzustellen und mit Gewinn zu verkaufen. Moral und Ethik scheinen offenbar die Verantwortung anderer zu sein.

Darüber hinaus sind McKinsey-Mitarbeiter darauf angewiesen, dass ihr interner Investmentfonds MIO ihr Geld vermehrt, indem er unter anderem in die Pharmaindustrie investiert.

Die Pressemitteilung des House Committee on Oversight and Reform führte weiter aus: „Sogar heute könnte McKinsey von seiner $573-Millionen-Einigung mit den Bundesstaaten über seine Rolle in der Opioidkrise profitieren, da MIO indirekte Beteiligungen an Unternehmen hält, die Behandlungen für Substanzgebrauchsstörungen anbieten."

Die Vorsitzende des Ausschusses, Abgeordnete Carolyn B. Maloney, schrieb in der Pressemitteilung die folgende vernichtende Zusammenfassung:

„Die undurchsichtigen Finanzbeteiligungen von MIO werfen die Frage auf, ob ein Beratungsunternehmen Unternehmen, Regierungen und Einzelpersonen beraten darf, während es einen Hedgefonds mit finanziellen Interessen an diesen Beratungen betreibt, ohne potenzielle Interessenkonflikte offenzulegen."

Die Pressemitteilung des House Committee forderte: „McKinsey muss bis zum 19. November 2021 Dokumente und Informationen zu all diesen Themen vorlegen."

Die Ausschussanhörungen zu McKinsey begannen fünf Monate später, im April 2022.

Ich hätte vorhersagen können, dass McKinsey & Co Managing Partner Bob Sternfels aussagen würde, „dass sein Beratungsunternehmen keinen Interessenkonflikt hatte, als es sowohl dem OxyContin-Hersteller Purdue Pharma als auch der [FDA] Ratschläge gab." Diese Aussage erschien in einer Pressemitteilung von Reuters am 27. April 2022. Die Veröffentlichung zitierte auch Rep. Katie Porter aus Kalifornien, die folgerte: „Ihr Plan hat wirklich gut funktioniert. McKinsey erhielt Verträge, Purdue wurde reich, und Amerika wurde süchtig." Harte, aber verdiente Kritik.

McKinsey zahlte 573 Millionen Dollar an die Generalstaatsanwälte der Bundesstaaten, um nicht strafrechtlich verfolgt zu werden, während gleichzeitig jede Schuld bestritten wurde. Es ist ein weiteres Beispiel für: „Hier ist ein großer Scheck für Sie, aber ich habe wirklich nichts falsch gemacht."

In einem Artikel der NY Times von Michael Forsythe, Walt Bogdanich und Chris Hamby, der am selben Tag wie die Reuters-Pressemitteilung veröffentlicht wurde, äußerte sich auch Rep. Ayanna Presseley aus Massachusetts ähnlich: „Ihre Entschuldigungen fühlen sich leer und unaufrichtig an."

Offensichtlich hat der US-Kongress Bob Sternfels Argument, dass es keinen Interessenkonflikt gebe, nicht abgekauft.

Das Ergebnis der Anhörungen? Die FDA erklärt, dass sie keine neuen Verträge mit McKinsey abschließen wird, bis die Untersuchungen abgeschlossen sind.

Das ist alles nachträglich. Reaktiv, nicht proaktiv.

Während Purdue behauptete, ihr OxyContin sei sicher, stiegen die Todesfälle durch Opioid-Überdosierungen in den USA Jahr für Jahr über ein Jahrzehnt weiter an.

Es fällt mir schwer zu glauben, dass niemand in der Regierung es bemerkte oder öffentlich fragte: „Was läuft hier falsch?"

Als Gesellschaft müssen wir uns mindestens genauso stark auf Ethik und Moral konzentrieren wie auf Einkommensgleichheit, den Zugang zu Gesundheitsversorgung oder Bildung… oder Politik.

Soziale Verbindungen

Während ich schreibe, befinden wir uns fast zwei Jahre in einer Coronavirus-Pandemie, die das Verfassen eines Buches über Suchtstörungen unpassend erscheinen lässt. Dennoch stieß ich als Akademiker auf eine wissenschaftliche Veröffentlichung in einer Zeitschrift der American Psychological Association. Sie wurde von Molly McCann Pineo und Rebecca M. Schwartz verfasst und trägt den Titel: Commentary on the Coronavirus Pandemic: Anticipating a Fourth Wave in the Opioid Epidemic.

Wie hängen der Opioidkonsum und die Coronavirus-Infektion zusammen?

Überraschenderweise löste die Covid-Pandemie einen Anstieg des Opioidkonsums aus.

Ein Blogeintrag der National Institutes of Health aus dem Jahr 2018 (https://teens.drugabuse.gov/blog/post/addiction-and-importance-social-connections) lautet teilweise: „Eine kürzlich durchgeführte Tierstudie legt nahe, dass positive soziale Verbindungen, wie Freundschaften und gesunde Familienbeziehungen, einige der negativen Auswirkungen des Drogenkonsums aufheben könnten."

Menschen sind soziale Wesen. Wir teilen Emotionen und fühlen uns sicherer, wenn andere Menschen in unserer Nähe sind. Es ist ein altes Konzept, das zuerst von Aristoteles geäußert wurde, der mit den Worten zitiert wird: „Der Mensch ist von Natur aus ein soziales Tier…"

Aber alle Tiere scheinen soziale Interaktion zu suchen. Denken Sie an Büffelherden, Gänsescharen, Hundemeuten und so weiter, bis hinunter zu Ameisenkolonien. In der Sozialisierung liegt Stärke.

Könnte eine gute Beziehung unseren Drogenkonsum reduzieren? Klingt zu gut, um wahr zu sein, oder es deutet zumindest auf eine Möglichkeit hin, Sucht zu behandeln.

Die Coronavirus-Pandemie hat uns gelehrt, dass wir alle soziale Verbindungen brauchen, um optimal zu funktionieren. Niemand von uns hat sich gut gefühlt, eingemauert in unseren Häusern, mit Masken in Reichweite. Während der letzten zwei Monate des Schuljahres besuchte mein damals elfjähriger Sohn seine fünfte Klasse über Zoom. Ich stellte meinen Laptop auf der anderen Seite des Tisches auf, damit wir beide eine gewisse menschliche Interaktion hatten, aber ich bemerkte, dass er öfter vom Bildschirm wegschaute als darauf. Er verabscheute den Fernunterricht, und was er am meisten vermisste, war der Präsenzunterricht mit anderen Schülern—die Sozialisierung, die Schulen von Natur aus bieten.

Aber wie passt das zu Suchtstörungen? Die unwiderlegbare Statistik zeigt, dass der Konsum illegaler Drogen während der Pandemie gestiegen ist. Auf den ersten Blick erscheint das paradox. Wenn Patienten niesen und sich wegen einer Virusinfektion elend fühlen, würden sie dann nicht weniger Drogen nehmen?

Nein, sie nahmen mehr Drogen.

Wenn wir uns auf die Idee konzentrieren, dass Sozialisierung den Drogenkonsum reduziert und die Pandemie uns isoliert hat, ergibt es Sinn, dass der Drogenkonsum während der Pandemie gestiegen ist. Keine sozialen Interaktionen führten dazu, dass Menschen zu Drogen griffen, um die Einsamkeit auszugleichen.

Wofür mussten sie einen Ausgleich schaffen? In einem früheren Kapitel habe ich den Opioidkonsum auf das Verlangen zurückgeführt, ein schlechtes Gefühl loszuwerden. Ich stelle die Theorie auf, dass Einsamkeit das schlechte Gefühl ist, das viele Opioidkonsumenten beseitigen wollen. Die Pandemie hat uns alle einsam gemacht.

Zunächst sollten wir akzeptieren, dass wir uns immer noch mitten in einer Epidemie des Opioidmissbrauchs befinden. Allein für 2017 und 2018 wurden jährlich fast 47.000 Todesfälle durch Opioidüberdosen gemeldet, die Zahl stieg 2022 auf 108.000. Die USA haben etwa 150.000 Menschen durch die Coronavirus-Pandemie verloren, doch wir verlieren so viele Opioidkonsumenten alle zwei Jahre—und das seit Jahrzehnten.

Die Überraschung ist, wie stark soziale Kontakte unsere psychische Gesundheit beeinflussen. Die andere Überraschung ist, wie „fest verdrahtet" wir für soziale Interaktionen sind. Denken Sie einmal darüber nach: Der primäre Weg, wie wir Informationen aus unserer Umgebung aufnehmen, ist unser Sehsinn. Dennoch suchen blinde Menschen nach der gleichen sozialen Interaktion, die wir alle suchen. Sie tun dies nicht über ihren Sehsinn; sie sind dafür „fest verdrahtet".

Der Tod durch eine Überdosis von Opioiden ist ein ebenso großes Problem wie die Pandemie. Es wurde nur überschattet, weil die Todesfälle durch Covid innerhalb von zwei Jahren schnell anstiegen, ihren Höhepunkt erreichten und wieder abnahmen. Die Todesfälle durch Opioidüberdosen hingegen steigen seit einem Jahrzehnt jedes Jahr und zeigen keinerlei Anzeichen einer Abschwächung. Denken Sie daran: Allein im Jahr 2022 verlor die USA 108.000 Menschen an eine Opioidüberdosis.

Lassen Sie uns zusammenkommen, wie es unserer Natur entspricht. Das Bedürfnis nach sozialer Interaktion ist einer der Gründe, warum Genesende nach der Sucht Nachsorge brauchen. Sie brauchen jemanden, der ihnen vielleicht wortlos sagt: „Alles ist in Ordnung." Gehen Sie in Ihre Kirche, Synagoge oder Moschee. Besuchen Sie eine Bürgerversammlung oder ein PTA-Meeting in der Schule Ihres Kindes. Organisieren Sie ein Nachbarschaftstreffen oder eine Versammlung von Bewohnern. Treten Sie einem Bastelclub bei, belegen Sie einen Kurs, hören Sie sich einen Vortrag an oder halten Sie einen. Wenn Sie sich in der Genesung befinden, treffen Sie sich mit Ihrer Gruppe. Tun Sie alles, um mit anderen Menschen zusammen zu sein.

Wenn Sie schreiben, gehen Sie in die Bibliothek.

Primum Non Nocere

H̲ippokrates hatte recht, übersetzt sagte er: „Vor allem, füge keinen Schaden zu."

Eine kürzlich erschienene Schlagzeile lautete: Wie NJ 641 Millionen Dollar aus Opioidvergleichsgeldern verwenden könnte, geschrieben von Journalist Dustin Racioppi und veröffentlicht in einer lokalen Wochenzeitung, die normalerweise auf meiner Einfahrt landet.

Woher hat New Jersey so viel Geld?

Es war Teil eines Vergleichs, der von der Johnson & Johnson Company und drei Arzneimittelvertriebsunternehmen gezahlt wurde.

Warum oder wofür musste der Pflasterhersteller und einige Distributoren einen Vergleich schließen?

Ich habe nachgeforscht und eine Pressemitteilung vom 3. Februar 2022 gefunden, die von einer Organisation namens North Jersey (www.northjersey.com) veröffentlicht wurde. Die Überschrift lautete: New Jersey in line for $641 million from opioids settlement, a lifeline for treatment.

Johnson & Johnson veröffentlichte etwa zwei Wochen später, am 25. Februar 2022, eine eigene Pressemitteilung mit dem Titel: Johnson & Johnson Statement in Nationwide Opioid Settlement Agreement. In der Pressemitteilung des Unternehmens hieß es unter anderem:

„Wie bereits am 21. Juli 2021 angekündigt, wird das Unternehmen bis zu 5 Milliarden Dollar zu dem landesweiten Vergleich beitragen, der darauf ausgelegt ist, staatliche und lokale Bemühungen zur Bewältigung der Opioidkrise in den Vereinigten Staaten direkt zu unterstützen. Diese Vergleichsvereinbarung stellt kein Eingeständnis von Haftung oder Fehlverhalten dar, und das Unternehmen wird weiterhin gegen jegliche Klagen verteidigen, die durch diese endgültige Vergleichsvereinbarung nicht beigelegt werden. Das Unternehmen verkauft keine verschreibungspflichtigen Opioidmedikamente mehr in den Vereinigten Staaten als Teil unserer laufenden Bemühungen, uns auf transformative Innovationen und die Erfüllung ungedeckter medizinischer Bedürfnisse zu konzentrieren."

Wow! Hier sind 5 Milliarden Dollar, aber wir geben nicht zu, dass wir etwas falsch gemacht haben, und: "Übrigens, wir verkaufen keine Opioide mehr."

Verzeihen Sie meinen Zynismus, aber wenn ich einen großen Scheck schreibe, um jemanden davon abzuhalten, mich zu verklagen, ist es sicher anzunehmen, dass ich etwas falsch gemacht habe. Bevor Anwälte auf mich losgehen: Ich verstehe, dass das Nicht-Eingestehen eines Fehlverhaltens verhindert, dass ehemalige Patienten das Unternehmen wegen Fahrlässigkeit verklagen können.

Was hat J&J falsch gemacht?

Sie reihten sich hinter den Wagen ein, der eine Parade anführte, der sich die gesamte Pharmaindustrie anschloss: der Verkauf von verschreibungspflichtigen Opioiden. Und was wird New Jersey mit all diesem Geld machen (ja, ich lebe in New Jersey)? Laut Racioppis Artikel plant New Jersey, „641 Millionen Dollar in den nächsten zwei Jahrzehnten in Schadensminderungsdienste zu investieren und mehr Mittel für Substanzmissbrauchsprogramme bereitzustellen…" Ich hoffe es, denn die Covid-Epidemie hat viele Behandlungszentren geschlossen.

Die Idee der Schadensminderung ist neu in den USA, wird jedoch von Kanada vorangetrieben.

Die Stadt Vancouver, B.C., betreibt eine Website mit dem Titel Harm Reduction—Vancouver Coastal Health, auf der sie das Konzept eines Programms zur Rückgabe gebrauchter Nadeln betonen, einschließlich einer Hotline für deren Abholung.

Bereits 2003 hat Vancouver ein Programm namens Insite eingeführt. Es bietet einen Ort, an dem aktive Drogenkonsumenten sicher konsumieren können. Abhängige werden nicht verhaftet, während sie von der Straße geholt werden und jemand da ist, um ihnen zu helfen, falls sie eine Überdosis nehmen.

Es ist ein herausragendes Beispiel für das, was Vincent Martello als Schadensminderung bezeichnete.

Die USA und Kanada sind sich in Bezug auf Schadensminderung einig.

Der U.S. Surgeon General empfiehlt Amerikanern, Naloxon bei sich zu tragen. Hier gibt es jedoch einen Widerspruch: Naloxon ist in vielen Bundesstaaten immer noch ein verschreibungspflichtiges Medikament.

Vancouvers Schadensminderungsstrategie zeigte so gute Ergebnisse, dass San Francisco, Philadelphia, New York und Seattle Vertreter entsandt haben, um mehr über Vancouvers Einrichtung für überwachten Drogenkonsum zu erfahren.

Die Europäer haben die Idee der Schadensminderung bereits vor Jahren aufgegriffen.

Insite befindet sich in einem Viertel von Vancouver, das historisch das Zentrum des lokalen Drogenhandels war.

Die Platzierung in diesem Viertel machte die Einrichtung für Abhängige zugänglich. Es brachte die Einrichtung zu ihnen, anstatt von ihnen zu verlangen, diese zu finden. Ein Sprecher erklärte: „Das ist ein Teil dessen, worum es bei diesem Ort und Raum geht. Es geht nicht nur darum, Menschen am Leben zu erhalten—das ist das Hauptziel—sondern auch darum, einen Raum zu schaffen, in dem Drogenkonsumenten sich als Menschen fühlen dürfen."

Das passt genau zu der Idee, die ich in meinem ersten Kapitel vorgestellt habe, dass meine Suchttherapie-Studenten wissen wollten, ob ich selbst süchtig war, weil ihnen sonst niemand Beachtung schenkte.

Ein anderer Sprecher sagte über Insite, dass die Zahl der tödlichen Überdosierungen jährlich sowohl in der Einrichtung als auch in der umliegenden Nachbarschaft abnahm, unter anderem weil Abhängige weniger wahrscheinlich Nadeln teilen. Die Überraschung war jedoch, dass Abhängige zunehmend freiwillig Reha- oder Entzugsprogramme suchten, und wie ich betont habe, ist die freiwillige Hilfesuche der Schlüssel zum Erfolg.

Wie konnte Vancouver so weit voraus sein?

Journalist Travis Lupick schrieb: „Vancouvers Engagement für Schadensminderung wurde vollständig von Aktivisten und dieser Gemeinschaft vorangetrieben. Es war ein ganzes Jahrzehnt konzentrierter Anstrengungen und Aktivismus, das letztlich dazu führte, dass die Regierung widerwillig nachzog."

Diese Aktivisten konnten sogar Mittel von der kanadischen Regierung mobilisieren.

Es ist ein weiteres Beispiel für ein gemeindebasiertes Behandlungsprogramm, das funktioniert.

Die Canadian Drug Policy Coalition definiert Schadensminderung als eine Dienstleistung, die „die Fähigkeit von Menschen, die Substanzen konsumieren, stärkt, mehr Kontrolle über ihr Leben und ihre Gesundheit zu erlangen und ihnen ermöglicht, Schutz- und Präventionsmaßnahmen für sich selbst, ihre Familien und ihre Gemeinschaften zu ergreifen."

Das sind alles Schlüssel für eine gute psychische Gesundheit.

Vancouver bietet im Rahmen seiner Schadensminderungsdienste auch Nadeltauschprogramme, überwachte Konsumeinrichtungen sowie Überdosierungsprävention und -intervention an.

Es ist ein vorbildliches System, das viele amerikanische Städte nachahmen könnten.

Tatsächlich haben mehrere amerikanische Städte überwachte Konsumzentren wie Vancouvers „überwachten Konsum" eingeführt.

Es ist jedoch ein kontroverser Schritt, da Teile der US-Bevölkerung der Meinung sind, dass die Regierung keine Dienstleistungen für Drogenabhängige anbieten sollte.

Das ist jedoch kurzsichtig, denn es ist eine Sache zu sagen: „Wir müssen die Ausbreitung von Drogenabhängigkeit verhindern."

Es ist realistischer zu akzeptieren, dass Menschen Drogen missbrauchen werden, und daher Verantwortung für unsere Mitmenschen zu übernehmen und deren Risiko zu minimieren.

Denken Sie an ein Bild: Ritter in glänzender Rüstung beim Turnier. Ihre Rüstung repräsentierte Schadensminderung.

Sie waren weniger gefährdet, von der Lanze oder dem Schwert ihres Gegners verletzt zu werden.

Die Anerkennung, dass Heroinabhängige ihre Droge injizieren werden, und das Bereitstellen eines sicheren Ortes für die Injektion ist ebenfalls Schadensminderung.

Es bedeutet nicht, das Handtuch zu werfen und zuzugeben, dass Präventionsmaßnahmen nicht funktionieren. Es sagt: „Während wir an Präventionsmaßnahmen arbeiten, akzeptieren wir, dass Sie ein medizinisches Problem haben. Wir sorgen für Ihre Sicherheit."

Es ist ein enormer Fortschritt. Es bringt Sicherheitsmaßnahmen direkt zu den Abhängigen, anstatt darauf zu warten, dass einige von ihnen sagen: „Bitte helft mir."

Ich habe Schadensminderung in früheren Kapiteln erwähnt, möchte sie aber noch einmal betonen, da sie überfällig ist und funktioniert.

Nadeltauschprogramme, die Verfügbarkeit von Naloxon, ausgebildete Suchtberater und Schutz vor Verhaftung sind die Merkmale von Schadensminderungsdiensten.

Nadeltauschprogramme bieten Abhängigen, die ihre Drogen injizieren, sterile Nadeln, um die Verwendung von alten, gefundenen oder geteilten Nadeln zu vermeiden.

Naloxon ist ein Lebensretter, wie ich es bereits genannt habe, und Schadensminderungsdienste sind eine zuverlässige Quelle für Naloxon sowie für Personen, die geschult sind, es anzuwenden.

Ausgebildete Berater wissen nicht nur, wie man Naloxon verwendet, sondern erkennen auch, wenn sich Abhängige durch Überdosierung selbst gefährden, und sind darauf vorbereitet zu helfen.

Schutz vor Verhaftung akzeptiert endlich mein Plädoyer, dass Abhängige Opfer eines öffentlichen Gesundheitsproblems und keine Kriminellen sind. Die Polizei wartet nicht außerhalb von Schadensminderungseinrichtungen, um Patienten wegen Drogenkonsums zu verhaften.

New York City eröffnete 2021 eine Schadensminderungseinrichtung. Großartig!

Es gibt eine neue Herangehensweise an die Idee: Schadensminderung zu den Abhängigen bringen. Hausbesuche!

Am anderen Ende von New Yorks Bevölkerungsdichte liegt das kleine Hickory, N.C. Ich las einen Gastbeitrag in der NY Times, geschrieben von

Beth Macy, mit dem Titel Die zwei einfachen Grundsätze erfolgreicher Suchtbehandlung.

Das inspirierte mich, tiefer zu graben, und ich fand eine Website (https://www.integratedcarehickory.com). Ihre Überschrift lautete „Keine Behandlung, sondern Genesung."

Untertitel: „Überwinden Sie Depressionen oder Angstzustände, besiegen Sie die Alkohol- oder Drogensucht… mit unserer Hilfe."

Wie erfrischend und ganz ohne Verurteilung.

> Ich habe ihren Text frei übernommen, weil er so inspirierend war: *Alle Behandlungspläne für Patienten umfassen medikamentöse Therapie in Kombination mit Beratung sowie anderen wirksamen Interventionen. Angesichts der verheerenden Auswirkungen von Drogen und Alkohol in unserer Gesellschaft konzentrieren sich unsere Leistungen für Suchterkrankungen auf das Zwölf-Schritte-Beratungsmodell mit medikamentengestützter Behandlung unter Verwendung von buprenorphinhaltigen Medikamenten (Suboxone, Zubsolv usw.). Aber wir sind keine gewöhnliche Drogenrehabilitation oder Behandlungseinrichtung! Wir arbeiten eng mit Ihnen zusammen, um den Fokus auf Ihre Genesung zu legen und schrittweise von Ersatzmedikamenten loszukommen. Unser Ziel ist es, Ihnen zu helfen, Ihr Leben zu organisieren und glücklich, freudig und frei AUSSERHALB unserer Klinik zu leben.*

Schadensminderung in ihrer besten Form. Beachten Sie, dass sie sagen: „Wir arbeiten eng mit Ihnen zusammen…" Genau das erfordert Genesung: kontinuierliche Nachsorge, die Abwesenheit von Verurteilung, Freiheit vor Verhaftung und das Versprechen einer Zukunft.

Nutzen wir die Führungsrolle von New York City und Hickory, NC, als Beispiel, wie wir unseren Kampf gegen die Opioidabhängigkeit richtig organisieren können. Es ist unser Kampf, nicht ihr Kampf.

Es ist unsere Gesellschaft, die von der metaphorischen Infektion der Opioidabhängigkeit befallen ist. Süchtige sind die kranken Mitglieder, und wir anderen müssen helfen.

Lassen Sie uns helfen.

Zurück zu den Unternehmen, die Strafen zahlen müssen: Ein Artikel in der New York Times, verfasst von Jan Hoffman und veröffentlicht am 3. März 2022, besagte teilweise: "Die Sacklers würden bis zu 6 Milliarden Dollar zahlen, um Gemeinden bei der Bewältigung der Schäden durch die Opioidkrise zu unterstützen." Die Familie Sackler kontrollierte Purdue Pharma, das Unternehmen, das für OxyContin verantwortlich ist—das Medikament, das den Opioidmarkt dominierte und den Anstieg der Opioidverkäufe auslöste, der zur Krise wurde.

Blicken wir noch weiter zurück ins Jahr 2021: Teva Pharmaceuticals wurde in einer Klage des Bundesstaates New York für haftbar befunden. Tevas Strafe sollte später festgelegt werden. Zuvor im selben Jahr wurde Allergan ebenfalls vom Bundesstaat New York zu einer Strafe von 200 Millionen Dollar verurteilt. Teva war ein wichtiger Anbieter von generischen Opioid-Pharmazeutika. Um das Ganze noch schlimmer zu machen, hatte Teva die Generika-Linie von Allergan gekauft.

Ein Artikel von Bloomberg aus dem Juli 2022 berichtete: "Teva Pharmaceutical wird über 4 Milliarden Dollar im Opioid-Vergleich zahlen." Der Artikel fügte hinzu: „Der israelische Arzneimittelhersteller erklärte am Dienstag, dass er eine vorläufige Einigung erzielt habe, 3 Milliarden Dollar in bar und 1,2 Milliarden Dollar in Form des gespendeten, gegen Überdosierungen wirkenden Medikaments Narcan zu zahlen, um Ansprüche zu begleichen."

Mehr Macht ihnen, dass sie das Problem anerkennen.

Ich verurteile nicht die Branche, die mich über ein paar Jahrzehnte hinweg so gut unterstützt hat. Ich weise lediglich darauf hin, dass unser Rechtssystem der Pharmaindustrie eine gewisse Verantwortung zugeschrieben hat und die Industrie diese Verantwortung übernommen und gezahlt hat. Ich biete an, dass sie die Verantwortung für die einfache Verfügbarkeit von verschreibungspflichtigen Opioid-Medikamenten übernommen und ihre Geschäfte weitergeführt haben. Vielleicht ist es an der Zeit, dass auch andere Akteure Verantwortung übernehmen und ihre Aufgaben erledigen.

Zum Beispiel habe ich bereits erwähnt, dass die U.S.-FDA strenger hätte sein können. Schließlich ist sie eine Regulierungsbehörde. Wir hätten wahrscheinlich nicht ein Dutzend Opioid-Medikamente in fünf verschiedenen Formulierungen auf dem Markt gebraucht, die von Tabletten bis zu Pflastern und von Kapseln bis zu Injektionen reichen. Leider gibt es kein Schuldeingeständnis der FDA, obwohl sie die Kontrollen aufgrund des Missbrauchs verschärft hat. Ich würde mir wünschen, dass sie proaktiver als reaktiv handelt, und vielleicht ist das ein Thema für zukünftige Debatten oder Führungsinitiativen.

Einige in unserer medizinischen Gemeinschaft ließen sich von den Wünschen der Patienten leiten, anstatt auf ihre medizinische Ausbildung zu vertrauen. Es ist ein bisschen so, wie wenn mein jetzt dreizehnjähriger Sohn zu mir sagt, während er auf dem Stuhl seines Kieferorthopäden liegt: "Papa, ich will keine Zahnspange."

Meine Antwort war: "Das ist mir egal. Es ist eine medizinische Entscheidung, und ich sage, du wirst es akzeptieren."

Ärzte müssen erkennen, wann sie von ihren Patienten manipuliert werden. Wenn Patienten unter Schmerzen leiden, die den Arzt dazu bringen, sie mit Opioiden zu behandeln, sollten die Ärzte auch die Ursache der Schmerzen behandeln, sofern dies medizinisch möglich ist, und nicht nur die Schmerzen selbst.

Es gibt eine scheinbar paradoxe Statistik in Bezug auf Todesfälle durch Opioid-Überdosierungen. Diese sind während der Covid-Epidemie auf über 100.000 pro Jahr angestiegen, als ob das eine das andere verursacht hätte. Und das trotz der enormen Zahlungen von J&J und Purdue Pharma, der verringerten Verfügbarkeit verschreibungspflichtiger Opioide—sowohl aufgrund eingeschränkter Herstellung als auch strengerer Kontrolle über die Verschreibung—und des gestiegenen Bewusstseins in der medizinischen Gemeinschaft. Der Anstieg ist auf illegale Straßen-Drogen zurückzuführen, die in die USA geschmuggelt werden.

Ich kam zu dem Schluss, dass unsere Bevölkerung während der Covid-Krise isoliert war und die Menschen sich aufgrund dieser Isolation Drogen zuwandten. Außerdem griffen sie zu illegalen Drogen, da die neuen Kontrollen die Verfügbarkeit verschreibungspflichtiger Medikamente verringerten und die großen Zahlungen der Industrie erst langsam Wirkung zeigten. Ich habe keine Statistiken, die diese Schlussfolgerung stützen, aber sie erscheint sinnvoll.

Maia Szalavitz fragt in einem Gastbeitrag in der *New York Times*: "Wann habe ich der Versuchung nachgegeben—in einem Anfall von Wut über die Untreue eines Freundes Mitte der 1980er Jahre… Es war eine Erleichterung von meiner Angst und meinem Unbehagen, und ein beruhigendes Gefühl, dass ich sicher, umsorgt und bedingungslos geliebt war." Ihr Essay erschien am 6. Dezember 2021 unter dem Titel, *Opioids Feel Like Love. That's why they're deadly in Tough Times*.

Es ist schwer, dagegen zu argumentieren, dass man sich geliebt und gewollt fühlen möchte.

Ein weiterer Faktor, der den Anstieg der Todesfälle durch Überdosierungen antreibt, ist die zunehmende Präsenz von Fentanyl und seinen hochwirksamen Derivaten, die zunächst die Heroinversorgung kontaminierten und inzwischen auf die meisten illegalen Drogen ausgeweitet wurden. Dieses Fentanyl wurde bis nach China zurückverfolgt, und ein Großteil davon stammt noch immer von dort. Es wird weiterhin nach Mexiko und Lateinamerika geschmuggelt, von wo aus es in die USA gelangt. Wir haben es bisher weder geschafft, diesen Schmuggel zu unterbinden, noch China davon zu überzeugen, dass es nicht im besten Interesse der Welt ist, Fentanyl weiterhin zu liefern oder zumindest dessen illegale Herstellung zu unterbinden.

Ein weiterer Artikel in der New York Times vom 23. April 2021 berichtet, dass die Todesrate durch Drogenüberdosierungen im Jahr 2020 die Todesrate durch das Coronavirus überstieg. Die Zahlen sind erschütternd: In San Francisco waren die Todesfälle durch Überdosierungen dreimal so hoch wie die durch die Epidemie.

Dieser Anstieg wurde durch einen Bericht derselben Zeitung vom 14. April 2021 von Shawn McCreesh unterstrichen. Er schrieb, dass er aus Hatboro, PA, stammt, und erklärte: "Während der Highschool war es so einfach, verschreibungspflichtige Pillen zu missbrauchen wie ein Lernführerschein. Unsere Klassentreffen finden am Sarg statt—und oft."

Ähnlich schlossen während der Covid-Epidemie Behandlungszentren, was die Möglichkeiten zur Behandlung weiter einschränkte und den Opioidkonsum sowie Überdosierungen stimulierte.

Die durch die Covid-Epidemie verursachte Isolation, die Menschen dazu brachte, zu Drogen zu greifen, ist konsistent mit der Idee, die ich in meinem Kapitel über unsere endogenen Opioidrezeptoren vorgestellt habe. Ich erklärte, dass soziale Interaktion die Spiegel unserer endogenen Opioide, bekannt als Endorphine, erhöht. Ein Anstieg des Endorphinspiegels ist mit einem Gefühl des Wohlbefindens verbunden. Umgekehrt können sinkende Endorphinspiegel Menschen dazu motivieren, diese Rezeptoren durch die Einnahme von Opioid-Drogen besetzt zu halten. Die Covid-Epidemie führte zu sozialer Isolation, verringerte unsere Endorphinspiegel und stimulierte den Konsum illegaler Drogen.

Erschreckender Gedanke.

Es gibt jedoch eine Kehrseite dieser Geschichte, wie in einem Artikel der *New York Times* ebenfalls von Maia Szalavitz dargelegt, mit dem Titel *What the Opioid Crisis Took From People in Pain* (*Was die Opioid-Krise Menschen mit Schmerzen genommen hat*). Er erschien am 7. März 2022. Sie weist darauf hin, dass durch all die neuen Kontrollen und die verringerte Verfügbarkeit von Opioid-Verschreibungen Patienten mit starken Schmerzen, wie Krebspatienten und Unfallopfern, ein Verlust ihrer Lebensqualität widerfährt, weil ihre Schmerzen unbehandelt bleiben. In ihrem Artikel beschreibt sie einen Patienten, der sich aufgrund seiner unbehandelten Schmerzen das Leben nahm.

Hippokrates wird als Vater der Medizin bezeichnet, und ihm wird der Eid zugeschrieben, den neue Ärzte ablegen sollen. Sein Eid enthält das Konzept von „Vor allem, füge keinen Schaden zu, *Primum non nocere.*"

Einen Patienten mit Schmerzen leiden zu lassen, bedeutet, Schaden zuzufügen. Das lässt uns vor einer Wahl stehen, für die es noch keinen Mittelweg gibt. Diese Wahl lautet: Opioide für Patienten mit Schmerzen verschreiben, sie aber nicht für Menschen zugänglich machen, deren Ziel es ist, diese zu missbrauchen.

Es muss einen Mittelweg geben, aber die medizinische Praxis hat ihn noch nicht gefunden.

Was ist dieser Mittelweg?

Wie ich bereits sagte, brauchen wir nicht so viele Opioide auf dem Markt, wie wir bisher hatten. Das ist ein zukünftiger Verhandlungsgegenstand zwischen der Pharmaindustrie und der US-amerikanischen FDA.

Zweitens brauchen wir nicht so viele Formulierungen, wie wir derzeit haben. Lassen Sie mich vorschlagen, dass wir zwei Opioide für die parenterale Verabreichung (durch Injektion), zwei für die orale Verabreichung, zwei für Pflaster und vielleicht eines für die nasale Verabreichung haben. Das wäre ausreichend.

Drittens schlage ich erneut vor, dass Opioidverschreibungen national und nicht nach Bundesstaaten verfolgt werden. Ob dies durch die FDA, DEA oder NIH geschieht, muss noch geklärt werden. Das würde Ärzten eine dokumentierte Antwort auf die Frage liefern, die Patienten gestellt wird: "Wurde Ihnen dieses Medikament von einem anderen Arzt oder Krankenhaus verschrieben?" Eine zentrale Datenbank würde dies leicht überprüfbar machen.

Letztendlich brauchen Ärzte eine Möglichkeit, die Ernsthaftigkeit der Schmerzen eines Patienten zu beurteilen. Zum Beispiel: Leidet der Patient an Krebs oder einer anderen lebensbedrohlichen Krankheit? Ist der Patient ein Unfallopfer, das versucht, wieder auf die Beine zu kommen? Leidet der Patient an einer altersbedingten Behinderung? Dies sind einige Beispiele für Situationen, die medizinische Fachkräfte untereinander definieren und universelle Leitlinien festlegen müssen.

Diese vier Schritte könnten die Verschreibung von Opioiden strenger regeln, ohne Patienten mit Schmerzen die Möglichkeit zu verwehren, ein normales Leben zu führen. Sie befassen sich jedoch nicht mit dem illegalen Opioidkonsum.

Was dagegen?

Die Eindämmung der illegalen Herstellung und des Schmuggels von Fentanyl. Wenn das illegale Fentanyl tatsächlich aus China stammt, sollte eine totalitäre Regierung wie deren in der Lage sein, dies in den Griff zu bekommen. Es dauert schon viel zu lange an.

Bessere „Schnüffeltechnologie", um Drogen aufzuspüren, die in kommerziellen Sendungen oder einfachen Koffern versteckt sind. Ich behaupte, wenn ich über Technologie verfüge, die mir zeigt, wer an meiner Tür klingelt, dann können wir sicherlich auch Technologie entwickeln, die uns alarmiert, wenn eine Tasche Fentanyl in einer LKW-Ladung Kleidung versteckt ist.

Wir müssen auch mehr soziale Interaktion innerhalb amerikanischer Gemeinschaften fördern. Was wäre so falsch daran, monatliche Treffen mit dem allgemeinen Thema „Vermeidung von Drogenmissbrauch" zu organisieren?

Was ist eine Gemeinschaft gemäß meinem Vorschlag? Es könnte eine Nachbarschaftsorganisation sein, die Bewohner eines Gebäudes oder eines Dorfes. Eine Bürgerversammlung, ein Gottesdienst oder eine Schülerversammlung sind ausgezeichnete Gelegenheiten, die Interaktion zu fördern. Wenn Pfadfindertreffen noch existieren, könnte ein monatliches Treffen diesem Thema gewidmet sein. Wie wäre es mit einem Schulfach zum Thema "Erhaltung der Gesundheit"? Es geht über Händewaschen, regelmäßiges Duschen, das Tragen einer Maske oder eines Kondoms hinaus. Es geht darum, was jemand in seinen oder ihren Körper aufnimmt.

Vor allem, füge keinen Schaden zu!

Ein Blick nach vorn

WÄHREND ES WICHTIG IST, ZURÜCKZUBLICKEN, zu lernen, woher wir kommen, und die überraschenden Entdeckungen und das Zeitalter der Opiate, die Erfindung synthetischer Opioide und ihre Auswirkungen zu studieren, ist es ebenso wichtig, nach vorne zu schauen und einige neue Fragen zu stellen.

Die erste, die mir in den Sinn kommt: "Ist eine Erholung von der Sucht möglich?"

Eine Variation dieser Frage könnte sein: „Wie beginnt ein Süchtiger die Genesung, abgesehen von der Aufnahme ins Krankenhaus durch die Notaufnahme oder einer richterlichen Anordnung?"

Die Frage, die Süchtige quält: „Kann ich nach der Genesung ein erfülltes Leben führen?"

„Welche Rolle spielt die Gemeinschaft bei der Suchtbekämpfung?"

„Ist die US-Regierung in diesem Bereich des öffentlichen Gesundheitswesens aktiv?"

Ich begann dieses Nebenprojekt, indem ich meinen lokalen Kongressabgeordneten kontaktierte, wie ich meinen Lesern immer wieder rate. Ich glaube nicht, dass öffentliche Gesundheit politisch ist, ganz im Gegenteil—sie ist universell.

Er ist Rep. Josh Gottheimer vom fünften Kongressbezirk von New Jersey, dem nördlichen Teil des Staates, der an New York grenzt. Ich schrieb an seinen legislativen Assistenten, Cody Hollerich, der meine Fragen offensichtlich an Rep. Gottheimer weiterleitete.

Rep. Gottheimer antwortete: "Vielen Dank für Ihre Unterstützung für zusätzliche Ressourcen im Kampf gegen Sucht."

Ich hatte nach ausstehender Gesetzgebung zur Bekämpfung von Sucht und Rehabilitation gefragt.

Er fuhr fort: „…Ich bin stolz darauf, ein ursprünglicher Mitinitiator des Excellence in Mental Health and Addiction Treatment Expansion Act zu sein, der die bestehenden Demonstrationsprogramme im fünften Bezirk erweitern und den Zugang zu Gemeinschaftsangeboten für psychische Gesundheit und Suchthilfe verbessern wird."

Während das ein Hauch von frischer Gesetzesluft war, fuhr er fort: "Ich war auch stolz darauf, für das parteiübergreifende SUPPORT for Patients and Communities Act zu stimmen, das am 24. Oktober 2018 in Kraft gesetzt wurde. Diese wichtige Gesetzgebung bekämpft die Opioid-Epidemie, indem sie den Zugang zu Suchtbehandlungen verbessert."

Ich finde es erfrischend und angemessen, dass mein Kongressabgeordneter aktiv an der Gesetzgebung für die bundesstaatliche Unterstützung der Suchtbehandlung beteiligt ist. Aber ich möchte mich von der anstehenden Bundesgesetzgebung abwenden und auf die Frage des öffentlichen Gesundheitswesens konzentrieren, die sich mit der praktischen Frage beschäftigt: Wie initiieren wir die Genesung in der süchtigen Bevölkerung in unserer Gemeinschaft? Was ist eine Gemeinschaft? Kann es ein Universitätscampus, eine Stadt, ein Landkreis oder ein Bundesstaat sein?

Als ich mich bei einem meiner Leser, einem Psychologen, beklagte: „Ich suche nach Inspiration, um die zweite Hälfte meines Buches zu schreiben. Ich möchte meinen Fokus auf die Zukunft verlagern und weg von der Diskussion über Geschichte und Technologie," war seine Antwort unmittelbar.

Er nickte langsam "Ja" und sagte: "Ich denke, ich kann helfen." In der Vergangenheit, nachdem ich ihn gebeten hatte, Teile meiner Arbeit zu lesen, hatte er mich stets ermutigt, weiterzumachen, ohne mein Manuskript zu markieren. Ich wusste nicht, was mich dieses Mal erwarten würde, und er überraschte mich.

Er stand auf, ging zu seinem Schreibtisch, schrieb etwas und kam mit einem kleinen Stück Notizpapier zurück, auf dem eine Telefonnummer stand.

"Ich kenne einen Ex-Süchtigen, der bereit wäre, sich für Ihr Buch interviewen zu lassen," sagte er, als er mir den Zettel überreichte.

Ich war sprachlos, denn ich hatte seit Beginn des Schreibens dieses Buches versucht, Genesende zu interviewen. Ich habe frühere Versuche erwähnt, darunter die Kontaktaufnahme mit Narcotics Anonymous, einigen Krankenhäusern und mehreren Rehabilitationsorganisationen. Dabei habe ich immer betont: "Ich bemühe mich sehr, Identitäten privat zu halten."

Ich hatte nie großen Erfolg, weil man mir immer eine Variante von "Es ist eine Verletzung der Anonymität, einen sich erholenden Süchtigen zu identifizieren" sagte. Narcotics Anonymous riet mir, jemanden in der Rehabilitationsbranche zu kontaktieren. Ich hatte mich auch beim Psychologen über meine fehlende Inspiration beschwert, allerdings nur, um mich zu beklagen, nicht um Hilfe zu suchen.

Ich schaute meinen Psychologenfreund an und fragte: „Er wartet auf meinen Anruf?"

"Ich habe ihm von Ihnen erzählt", antwortete er, "Er freut sich darauf, mit Ihnen zu sprechen."

Ich notierte mir gerne die Kontaktnummer, die mir der Psychologe gegeben hatte, rief sie noch am selben Nachmittag an, hinterließ eine Nachricht und erhielt am selben Tag einen Rückruf. Wir vereinbarten ein Treffen in der darauffolgenden Woche an einem Donnerstagabend bei mir zu Hause. Ich wählte den Donnerstag, weil mein junger Sohn an diesem Tag seine Mutter besucht, was mir mehr Freiheit gibt, mich auf mein Buch zu konzentrieren.

Deshalb schreibe ich dies an einem Freitag, denn gestern Abend, während ich dies schreibe, fand unser Treffen statt. Es klingelte an meiner Tür zur vereinbarten Zeit, und ich begrüßte einen erfolgreichen Mann mittleren Alters, den ich Peter nennen werde, und lud ihn in mein Wohnzimmer ein. Er hatte mich mindestens dreimal angerufen, um unser Treffen zu bestätigen, was darauf hindeutete, dass er genauso gespannt oder begeistert war, mit mir zu sprechen, wie ich erfreut war, mit ihm zu sprechen. Er war etwa 1,80 m groß, lässig gekleidet und hatte graues Haar in einem ähnlichen Farbton wie meines. Allerdings hatte er mehr Pfeffer und weniger Salz als ich, da er keinen Bart trug und mein weißer Bart somit nicht widergespiegelt wurde. Wir verbrachten eine interessante Stunde damit, über Sucht und ihre Auswirkungen zu sprechen.

Peter ist ein ausgezeichnetes Beispiel für das neue Gesicht der Opioidabhängigkeit—ein gebildeter, erfolgreicher Mittelklasse-Arbeiter, der ein gutes Leben vor seiner Abhängigkeit hatte und dieses in der Genesung wieder aufbauen konnte.

Opioidabhängigkeit ist eines der wenigen Muster des modernen Lebens, das sich von benachteiligten Schichten der Gesellschaft zu wohlhabenderen Bevölkerungsgruppen ausbreitet. Andere gesellschaftliche Entwicklungen verlaufen in die entgegengesetzte Richtung—von den oberen und mittleren Schichten hin zu den weniger privilegierten Menschen. Denken Sie an die Verbreitung von Smartphones, obwohl deren Verbreitung—wie auch die der Technologie im Allgemeinen—durch die Kosten begrenzt wird. Ob wir es zugeben wollen oder nicht, unsere Gesellschaft ist in Schichten unterteilt.

Opioidkonsum und -missbrauch zeigen noch größere Unterschiede, wenn wir berücksichtigen, dass diese Praxis vor einem Jahrhundert vor allem bei Frauen der Oberschicht verbreitet war. In jüngerer Zeit war sie in weniger privilegierten Bevölkerungsgruppen weit verbreitet und breitete sich von dort in die Mittel- und Oberschicht aus. Interessanterweise geben die meisten Nutzer auf die Frage, warum sie angefangen haben, dieselbe Antwort: "Ich musste den Stress in meinem Leben loswerden. Ich fühlte mich miserabel."

Bei den weniger privilegierten Menschen ist dieser Stress oft finanzieller Natur. Umgekehrt geben wohlhabendere Personen an, dass Stress durch berufliche oder familiäre Anforderungen entsteht, was zeigt, dass Stress uns unabhängig von unserer Lebenssituation verfolgt—auch wenn wir ihn aus unterschiedlichen Quellen entstehen lassen.

Peter fasste diese Idee zusammen, als ich ihn fragte, wie er mit dem Konsum von Opioiden begonnen hatte. "Ich habe angefangen, um mit all dem Stress in meinem Leben besser zurechtzukommen."

"Stress durch was?" fragte ich.

"Ich meine beruflichen Stress, nicht finanziellen Druck", erklärte er. Ich erfuhr, dass er ein eigenes Unternehmen leitet, einen Geschäftspartner hat und dass auch seine Ehe seine Abhängigkeit überstanden hat.

Ich wiederhole meine Philosophie über Opioidabhängigkeit: Süchtige sind Patienten, keine Kriminellen, und sie brauchen Hilfe, keine Gefängnisstrafe.

"Also, haben Sie mit einem Rezept für eine Verletzung angefangen und festgestellt, dass Sie nicht mehr aufhören konnten?" Ich setzte unser Gespräch mit dem allzu häufigen Grund fort, warum Menschen von Opioiden abhängig werden: Sie beginnen mit der Behandlung von Schmerzen durch Verletzungen, Operationen oder Krankheiten mit einem Rezept und finden sich schließlich in einer Situation wieder, in der sie sagen: "Das Medikament hat mich gepackt, jetzt brauche ich es, um zu funktionieren."

Peter antwortete: "Oh, es war ein Rezept, aber es wurde nicht mir verschrieben. Ich habe meine Drogen von einem Freund gekauft, der mehr verschrieben bekam, als er brauchte. Mein Freund bekam 270

OxyContin-Tabletten pro Monat verschrieben—viel zu viele für jeden—also kaufte ich seine überschüssigen Pillen", erklärte er. "Ich habe auf dem Höhepunkt 200 Dollar pro Tag ausgegeben, über 70.000 Dollar im Jahr."

Das ist ein weiteres Beispiel für übermäßige Verschreibungen von OxyContin und passt zu Berichten über die Geschichte des Medikaments.

"Das sind neun Pillen pro Tag gegen Schmerzen", sagte ich und schüttelte meinen Kopf. "So wurde der Ruf des Herstellers geschädigt. Es wurden einfach zu viele Opioide verschrieben", murmelte ich.

Während ich an diesem Kapitel arbeitete, stieß ich auf eine Website von *Carlisle Medical*, einem landesweiten Anbieter für das Management von medizinischen Leistungen, der mit "Carlisle Medical verfügt über mehr als 40 Jahre Erfahrung als führendes Unternehmen in der Arbeitsunfallversicherung" wirbt. Ihre Website führte mich zu einem Whitepaper mit dem Titel *Fighting the War on Opioids in the Workers' Compensation Industry*. Auf der Online-Titelseite wurden folgende Fragen gestellt: "Ist das zu viel? Braucht ein Antragsteller wirklich so viele Schmerzmittel für so lange Zeit?"

Das passt perfekt zu der Erfahrung von Peters Nachbarn, dem ein Rezept über 270 Opiat-Tabletten pro Monat ausgestellt wurde, und deckt sich mit Berichten in den Nachrichten über exzessive Opioidverschreibungen.

Ich setzte Peters Interview fort und fragte: "Was hat Sie dazu gebracht, weiterzumachen?"

Er antwortete wie aus Reflex: "Wenn ich es nicht nahm, fühlte ich mich krank."

"Entzug", sagte ich leise und nickte verständnisvoll.

"Wahrscheinlich", stimmte er nach kurzem Überlegen zu.

"Können Sie mir beschreiben, was Sie unter ‚sich krank fühlen' verstehen?" Eine wiederkehrende Frage, die mich seit Jahren fasziniert.

"Ich fing an zu schwitzen und schnell zu atmen, und diese Reaktionen hörten einfach nicht auf. Ich konnte mich nicht konzentrieren." Er beschrieb seinen Entzug, als wäre er erst am Tag zuvor passiert. Es schien eine bittere Erinnerung zu sein, die er nah an der Oberfläche trug und die aus ihrem Verlies entkommen wollte.

"Wann haben Sie angefangen, Drogen zu nehmen?" fragte ich.

"Vor ungefähr einem Jahr, vielleicht ein Jahr oder anderthalb. Ich kann mich wirklich nicht erinnern." Er zuckte mit den Schultern.

"Was hat Sie dazu gebracht anzufangen?" fragte ich und formulierte meinen ursprünglichen Gedanken um.

"Stress ließ mich nicht mehr funktionieren", sagte er und verzog das Gesicht, während er die Idee wiederholte.

"Haben Sie außer OxyContin noch etwas anderes genommen?" fragte ich.

"Ja, Fentanyl." Er schaute mich direkt an, aber ohne Emotionen, als wäre es beschämend, den Konsum von Fentanyl zuzugeben.

"Gefährliches Zeug", stellte ich fest. „Sind Sie okay mit der Zeit?" fügte ich hinzu und wechselte kurz das Thema, weil er bei seiner Ankunft erwähnt hatte, dass er nach unserem Gespräch noch einen Termin habe.

"Ich bin gut bis acht", sagte er und warf einen Blick auf seine eigene Uhr. Es war etwa 19:30, wie ich auf meiner eigenen Uhr bemerkte.

"Wie haben Sie sich erholt?" Ich lenkte die Diskussion zurück auf seine Geschichte.

Ohne zu zögern und mit direktem Blick sagte er: „Ich konnte ohne häufiges Blicken auf meine Uhr, um zu sehen, wann ich meine nächste

Dosis nehmen musste, nicht mehr funktionieren. Ich erinnere mich an eine Veranstaltung, die ich mit meiner Frau besucht habe. Ich saß dort und schwitzte, während ich darauf wartete, mich wegschleichen und eine Pille nehmen zu können."

"Wie lange waren Sie in der Genesung?" setzte ich das Thema fort.

"Eine Woche. Sie haben mich auf Suboxone (Buprenorphin und Naloxon) gesetzt, und jetzt gehe ich zweimal die Woche zur Beratung, sowie zur Gruppentherapie und einem Psychologen. Ich nehme immer noch das Suboxone."

Suboxone wird zur Behandlung von Opioidabhängigkeit eingesetzt, da die beiden darin enthaltenen Wirkstoffe, Buprenorphin und Naloxon, so konzipiert sind, dass sie sich an unsere Opioidrezeptoren setzen, aber keine Wirkung erzeugen. Sollten Patienten versuchen, ihre üblichen Missbrauchsdrogen einzunehmen, blockiert Suboxone die Wirkung jedes anderen Opioids, das der Süchtige einnimmt, sodass kein Rausch entsteht. Es verhindert auch Entzugssymptome, da die beiden Substanzen in Suboxone zwar die Opioidrezeptoren besetzen, diese jedoch nicht zur Reaktion anregen.

"Es klingt, als hätten Sie sich vom Griff der Droge befreit. Herzlichen Glückwunsch", sagte ich und fuhr fort: "Haben Sie irgendeine Veränderung in Ihrem Lebensziel festgestellt?"

"Das ist eine interessante Frage", antwortete er und hielt inne, um über seine Antwort nachzudenken. "Ich fühle enorme Dankbarkeit, dass ich nicht überdosiert habe und mich selbst umgebracht habe." Er hielt erneut inne, bevor er hinzufügte: "Das ist eigentlich kein Ziel, oder?"

"Nein, aber es ist ein schönes Gefühl. Sehr positiv."

"Außerdem", fuhr er fort, „versuche ich immer, Menschen zu helfen, die Finger davon zu lassen, aber ich habe gelernt, dass sie nicht zuhören, wenn man ihnen sagt, dass sie aufhören sollen, also habe ich aufgehört, ihnen das zu sagen."

"Aber Sie scheinen eine starke Erinnerung daran zu haben, wie Sie Ihren Tiefpunkt erreicht haben, und jetzt sind Sie auf dem Weg der Besserung. Ihre Genesung wäre ein gutes Modell für andere, dem sie nacheifern könnten. Vielleicht sollte Ihre Botschaft darin bestehen, dass man nach der Genesung ein gutes Leben vor sich hat," verstand ich sein Verlangen, anderen zu helfen, aber auch seine Unsicherheit, wie er das tun sollte. Das ist der Grund, warum ich jetzt schreibe und wie ich in meinem ersten Kapitel beschrieben habe, Süchtigen unterrichtet habe.

Er antwortete nicht, aber sein Gesichtsausdruck zeigte sein Interesse. Damit endete auch unser Interview. Er sah auf seine Uhr und sagte: "Ich muss los. Möchten Sie, dass ich noch einmal vorbeikomme?"

"Auf jeden Fall, danke. Ich muss das erst niederschreiben, dann reden wir weiter."

Ich begleitete ihn nach draußen und bemerkte zufällig etwas. Wir fahren denselben Wagen, allerdings ist meiner blau und seiner silbern.

Zwei Wochen später trafen wir uns erneut, und ich war neugierig auf seine Nachsorge. Ich wollte sie verstehen und bat ihn, sie mir zusammenzufassen.

"Montags habe ich eine Männergruppe, dienstags machen wir Rückfallprävention, mittwochs sehe ich meinen Psychologen, und donnerstags treffe ich meinen Berater."

Seine Nachsorge summierte sich also auf vier Tage in der Woche. Ich fragte: „Haben Sie seit Ihrer Entgiftung versucht, mehr soziale Kontakte zu knüpfen?" Er korrigierte mich, weil das, was ich als Entzug bezeichnete, er Detox nannte.

"Nein, ich verbringe zu viele Stunden am Telefon, um mein Unternehmen zu führen, also habe ich abends weder viel Zeit noch Energie, um neue Leute kennenzulernen."

Ich war neugierig auf sein Sozialleben und fragte: "Haben sich seit der Entgiftung irgendwelche Ihrer Beziehungen verändert?"

Er dachte kurz nach, bevor er antwortete: "Ich habe immer noch das Bedürfnis, anderen zu helfen, aber ich weiß nicht, wie."

Ich fragte auch, ob sich seine Ehe seit der Entgiftung verändert habe.

Er setzte sich aufrecht hin, lächelte und nickte wieder langsam. Mit einem Lächeln sagte er: "Ja, ich verberge nichts mehr vor ihr. Wenn ich durch die Haustür komme, lasse ich mein Ego draußen und konzentriere mich auf sie."

Ich war neugierig, ob er langfristige Pläne machte, und er antwortete: "Ja, wir versuchen, ein Strandhaus zu kaufen, vielleicht ziehen wir eines Tages sogar dorthin. Es ist lustig, als ich noch benutzt habe, habe ich nie über etwas anderes als meine nächste Dosis nachgedacht."

Wir unterhielten uns fast eine Stunde lang, und unser Gespräch berührte neue Emotionen. Er sagte: "Ich habe ständig Hunger, und ich weiß nicht, was diesen Hunger antreibt." Dann fügte er hinzu: "Manchmal, wenn ich die Augen schließe, sehe ich eine Vision von einem Ort. Also öffne ich die Augen, um zu sehen, wo ich bin, und merke, dass es nur eine Vision war. Manchmal ist es beängstigend, und ich frage mich, ob es die Art meines Gehirns ist, auf meine Vergangenheit zu schauen oder mich dazu zu zwingen, sie zu betrachten."

Peter ist auch ein gutes Beispiel dafür, dass das freiwillige Suchen nach Hilfe eher zu einer erfolgreichen Genesung führt, als wenn eine Behandlung durch ein Gerichtsverfahren, die Familie oder eine Zwangsverpflichtung erzwungen wird.

Ich würde sogar so weit gehen zu behaupten, dass eine zivilrechtliche, familiäre oder gerichtliche Zwangsverpflichtung zur Rehabilitation nur ein Schritt davon entfernt ist, Süchtige als Kriminelle zu brandmarken und sie wegen Drogenkonsums ins Gefängnis zu stecken. Eine unfreiwillige Verpflichtung erscheint strafend und nicht als eine freiwillige

Entscheidung, während das freiwillige Suchen nach Rehabilitation nicht strafend ist. Es basiert darauf, dass ein Patient Hilfe für sich selbst sucht, motiviert durch den eigenen Wunsch und nicht durch den gesellschaftlichen Druck, der ihm auferlegt wird. Peter ist ein hervorragendes Beispiel dafür, wie jemand freiwillig Entgiftung sucht und dann erfolgreich in sein soziales, familiäres und berufliches Leben zurückkehrt.

Die USA haben noch einen langen Weg vor sich, bevor allen Patienten die Möglichkeit gegeben wird, freiwillig Hilfe zu suchen. Siebenunddreißig Bundesstaaten haben Gesetze, die Rehabilitation vorschreiben. Obwohl ich gesagt habe, dass vorgeschriebene Rehabilitation ein Schritt weiter ist als die Sucht als kriminelles Verhalten zu brandmarken, gibt es den Süchtigen immer noch nicht die gleiche Wahlfreiheit, die jemandem mit einem verstauchten Knöchel, Bauchschmerzen oder Zahnschmerzen gewährt wird. Wir alle neigen dazu zu sagen: "Mach diesen Anruf und finde jemanden, der hilft."

Aber es erinnert uns auch an unsere wirtschaftliche Realität. Eine unfreiwillige Verpflichtung umfasst häufig, dass der Staat, die Grafschaft oder die lokale Regierung für die Entgiftung oder Rehabilitation bezahlt. Freiwillige Rehabilitation hingegen erfordert in der Regel, dass der Patient die Kosten aus eigener Tasche bezahlt oder seine Versicherung diese als Anspruch übernimmt. Das garantiert fast schon eine unharmonische Trennung zwischen Patienten mit finanziellen Mitteln und benachteiligten Patienten. Benachteiligte Patienten benötigen eine Möglichkeit, ihre Rehabilitation zu finanzieren, und in vielen Bundesstaaten drängt sie das fast zwangsläufig in eine unfreiwillige Verpflichtung.

Ich wende mich nun von der individuellen Genesung zu Gemeinschaftsprogrammen. Ulster County, NY, ist ein Beispiel für eine gemeinschaftsbasierte Initiative, die wirtschaftliche Barrieren für Rehabilitation abbaut, indem sie diese den Einwohnern der Grafschaft kostenlos zur Verfügung stellt. Es ist auch die Grafschaft in New York mit der besten Rehabilitationsbilanz aller anderen Grafschaften des

Bundesstaates und ein gutes soziales oder politisches Modell, dem andere Bundesstaaten, Grafschaften oder Gemeinden folgen könnten.

Die Zahlen sprechen dafür: Im Jahr 2018 verzeichnete die Grafschaft 280 dokumentierte Fälle von Überdosierung, von denen 20 % tödlich waren.

Bis 2021 hatte die Grafschaft ihre Überdosisrate fast halbiert, auf 142 dokumentierte Fälle, obwohl die Todesrate bei Überdosierungen mit 19,2 % ähnlich blieb.

Diese Überdosis-Todesrate ist einer der Gründe, warum New York City, 50 Meilen südlich von Ulster County, sich entschieden hat, Naloxon-Automaten an ausgewählten Orten in der Stadt zu installieren. Es ist eine Einstellung, die die Realität betont: "Wir wissen, dass du Drogen nehmen wirst, aber wir wollen nicht, dass du wegen deiner Sucht stirbst." Aber das ist New York City. Die Stadt hat eine stadtweite Haltung von Akzeptanz, Problemlösung und Fortschritt, alles in vollem Tempo.

Ich traf mich mit dem Direktor für Öffentlichkeitsarbeit im Gesundheitswesen des Ulster County, der nach eigener Aussage „durch die Hintertür in den öffentlichen Gesundheitsdienst gekommen" sei. „Ich war im Bereich der öffentlichen Kommunikation tätig, als ich in dieses Amt kam", erklärte er. Sein Name ist Vincent Martello, ein 70-jähriger Fachmann mit schneeweißem Haar und einer tief resonanten Baritonstimme, die meine Aufmerksamkeit fesselte. Sein Ton war so kraftvoll, dass ich fast erwartete, er würde seine Antwort singen.

Nachdem er mir von den Erfolgen seiner Programme zur Reduzierung von Überdosierungen erzählt hatte, fügte er hinzu: "Der einzige Weg, Überdosierungen erfolgreich zu behandeln, besteht darin, die gesamte Person zu behandeln und nicht nur die Überdosierung."

Ich antwortete: "Freiwillige Rehabilitation ist weitaus erfolgreicher als erzwungene Rehabilitation, sei es durch die Gerichte oder durch die Familie." Ich hatte meine Hausaufgaben gemacht.

Er nickte und beschrieb weiter, was er als Strategischen Rahmen zur Bekämpfung der Opioid-Epidemie bezeichnet. Er sagte: "Es gibt vier Säulen dieses Rahmens: Angebot reduzieren, Nachfrage reduzieren, Schaden reduzieren und das System für Behandlung, Pflege und Genesung verbessern", und er überreichte mir eine Zusammenfassung dieser Säulen in gedruckter Form.

Das Angebot reduzieren umfasst die Bekämpfung des Drogenhandels, die Einbindung von Anbietern, die Aufklärung von Patienten, die Rücknahme und sichere Entsorgung ihrer Medikamente sowie die legale Sicherstellung von Arzneimitteln.

Die Nachfrage reduzieren bedeutet, das Risikobewusstsein zu erhöhen, gefährdete Bevölkerungsgruppen wie Schulen einzubeziehen, den Erstkonsum zu verhindern und präventionsbasierte Kommunikationskampagnen durchzuführen. Ziel ist es, Menschen durch Bildung vom Drogenkonsum abzuhalten. Ein weiterer Schwerpunkt ist die Förderung sozialer Interaktion durch alle möglichen Mittel.

Sein Fokus auf Schadensreduzierung beinhaltet eine schnelle Reaktion auf medizinische Notfälle, einschließlich des breiten Zugangs zu Narcan (Naloxon), einer Rund-um-die-Uhr-Peer-Unterstützung, Fentanyl-Teststreifen und der Identifizierung von Hochrisikopersonen. Ich wusste nicht, dass Fentanyl-Teststreifen eine verfügbare Technologie sind, also begann ich, darüber zu recherchieren.

Sie ähneln pH-Streifen, die die meisten von uns aus dem Chemieunterricht in der Schule kennen. Fentanyl-Teststreifen erkennen Fentanyl in Straßendrogen oder im Urin, und der Test dauert nur fünf Minuten. Pulverförmige Drogen müssen zunächst in Wasser aufgelöst werden, bevor der Teststreifen in die Mischung eingetaucht wird. Die Streifen sind zuverlässig bei der Erkennung von Fentanyl, geben jedoch keine Auskunft über die Menge. Ich stieß sogar auf eine Webseite der Stadt New York mit Anleitungen zur Durchführung des Tests mithilfe der Streifen. Es ist eine realistische Strategie zur Schadensbegrenzung. (https://www1.nyc.gov/assets/doh/downloads/pdf/basas/fentanyl-test-strips-brochure.pdf).

Die letzte Säule von Vincents Rahmenplan schloss mit den Worten: "Ein Team zur Unterstützung von Hochrisikopersonen einrichten, das Betroffene von der Überdosierung bis hin zu einem mehrjährigen Genesungsweg begleitet."

Es ist ein ehrgeiziges Programm, das bereits als Modell für andere Landkreise dient, die Ulster Countys Erfolgsquote beobachten. Er betonte, dass die Genesung mehrere Jahre dauert und wahrscheinlich mehrmals initiiert werden muss, da die Rückfallquote hoch ist. "Das ist zu erwarten", fügte er hinzu.

Einen Monat nach unserem Treffen stand ich elektronisch mit ihm in Kontakt, und Vincent teilte mir seine neuesten Statistiken mit. Im gesamten Landkreis wurden für die zwölf Monate bis Mitte 2022 in Ulster County, New York, 232 Überdosierungen gemeldet, davon fast die Hälfte durch Heroin, mit 20 Todesfällen durch Überdosierung. Das ergibt eine Sterblichkeitsrate von 11,6 % bei Überdosierungen, etwa die Hälfte der zuvor berichteten Rate. Zudem zeigte sich, dass im selben Zeitraum bei 37 % aller Überdosierungen kein Naloxon verabreicht wurde, was bestätigt, dass Naloxon bei Überdosierungen genau das ist, was ich es nenne: ein Lebensretter.

Zusammen bieten Peters Erfahrungen und Vincents Führungsansatz gute Modelle, denen man folgen kann.

Peter trat freiwillig in die Reha ein, hielt seine Ehe aufrecht und kehrte in seine berufliche Laufbahn zurück. Dies bestätigt die Idee, dass Einzelpersonen ihre eigene Genesung vorantreiben können, wenn sie über ein gutes Unterstützungsnetzwerk verfügen.

Das Modell von Ulster County bietet jeder Gemeinschaft einen Rahmen, um der Opioid-Epidemie zu begegnen, und beweist, dass Überdosierungsraten und Todesfälle durch Überdosierungen erfolgreich als öffentliches Gesundheitsmodell verwaltet werden können, das Nachsorge für die gesamte Bevölkerung zugänglich macht. Gemeinschaften können von Ulster Countys Beispiel lernen.

Lasst uns diese Bedrohung der öffentlichen Gesundheit gemeinsam besiegen.

Wie der europäische Journalist Johan Hari treffend festgestellt hat: "Das Gegenteil von Sucht ist nicht Abstinenz; das Gegenteil von Sucht ist menschliche Verbindung."

Lasst uns alle verbinden.

Ist die Zukunft psychedelisch?

IN UNSEREM VERSUCH, EINEN BLICK in die Zukunft zu werfen oder zumindest die Richtung zu erkennen, in die wir uns bewegen, könnte die Behandlung von Sucht mit psychedelischen Substanzen möglich werden, auch wenn diese wissenschaftlich noch unbewiesen und nicht zugelassen sind.

Am Rande bemerkt, bin ich unbeschadet durch die psychedelische Ära der 60er-Jahre gekommen. Ich habe klar gedacht und nie LSD, Psilocybin, Meskalin oder andere Substanzen außer Single Malt Whisky ohne Eis oder ein paar Bier konsumiert. Damals in der Highschool fuhren mein Freund Bob und ich nach Staten Island, um Bier zu kaufen, da in New York damals Alkoholkäufe ab 18 Jahren erlaubt waren, während der Großteil des Landes dies erst ab 21 gestattete. Im Winter versteckten wir das Bier im Schnee, bis meine Eltern an einem Samstagabend ausgingen. Dann feierten wir, wenn auch nach den Standards von New Jersey minderjährig. Nach dem College habe ich gelegentlich zu viel getrunken, aber nie Gras geraucht, geschweige denn LSD genommen.

Doch unsere Zukunft könnte psychedelische Substanzen nicht nur als Freizeitdrogen für gelegentliche Trips am Samstagabend beinhalten, sondern auch als Teil der Suchttherapie.

Zunächst ein wenig Hintergrundwissen:

Das Wort "psychedelisch" wurde 1956 von dem Psychiater Humphry Osmond auf einem Treffen der New York Academy of Sciences geprägt. Osmond definierte "psychedelisch" als "geist-manifestierend", ein Begriff, der der psychedelischen Ära der 60er-Jahre ihren Namen gab. Wir können verstehen, was er mit "geist-manifestierend" meinte, wenn wir uns vorstellen, dass unser Geist unerwartet Bilder oder Klänge darstellt, sie manchmal sogar umkehrt. Wir stellen uns vor, Klänge zu sehen und Farben zu hören. Diese unerwarteten Bilder und Klänge haben wir als Halluzinationen bezeichnet, eines der charakteristischen Merkmale psychedelischer Substanzen.

Im Juni 2017 erschien in der medizinischen Fachzeitschrift *Neurotherapeutics* ein Übersichtsartikel, geschrieben von zwei Ärzten der Johns Hopkins University, Dr. Mathew W. Johnson und Roland R. Griffiths, mit dem Titel *Potential Therapeutic Effects of Psilocybin*.

Psilocybin ist ein Naturprodukt und ein psychedelischer Wirkstoff, der aus dem Peyote-Kaktus gewonnen wird. Diese Quelle wurde bereits von den Ureinwohnern Amerikas vor Generationen entdeckt, was darauf hindeutet, dass sie ihre eigene psychedelische Ära über Jahrhunderte hinweg erlebten. Dieser kleine Kaktus ist im Norden Mexikos heimisch und findet sich auch im Südwesten der Vereinigten Staaten. Tatsächlich scheint das Wort Peyote vom aztekischen Begriff für diesen Kaktus abzuleiten.

LSD ist ein weiteres bekanntes psychedelisches Mittel, das im Gegensatz zu Psilocybin nicht natürlich vorkommt, sondern ein Produkt moderner Chemielabore ist. Psilocybin und LSD scheinen auf ähnliche Weise zu wirken, indem sie an bestimmte Subpopulationen der Serotoninrezeptoren in unserem Gehirn binden. Serotonin ist ein Neurotransmitter, dessen Aufgabe es ist, die Kommunikation unserer Nervenzellen miteinander zu erleichtern—ähnlich wie ich es bereits für Enkephaline beschrieben habe, die unsere Stimmung beeinflussen, und Insulin, das den Blutzuckerspiegel senkt. Sowohl Enkephaline als auch Insulin binden an spezifische Rezeptoren, aktivieren dort einen sogenannten zweiten Botenstoff, der den Zellen signalisiert: "Mach deine Arbeit", also auf die Bindung so zu reagieren, wie es die Evolution vorgesehen hat. Serotonin funktioniert ähnlich, indem es an mehrere Rezeptoren in unserem Gehirn bindet, und die Zellen mit diesen Rezeptoren reagieren entsprechend.

Aber hilft Psilocybin Suchtpatienten (Substance Use Disorder, SUD), ihre Opioidabhängigkeit zu überwinden, indem es an diese Serotoninrezeptoren bindet?

Der Artikel der beiden Johns-Hopkins-Ärzte kam zu dem Schluss: "Psilocybin in der Behandlung von Abhängigkeit befindet sich derzeit in einem frühen Forschungsstadium..." Der Artikel diskutierte, wie der Wirkstoff Menschen zu helfen schien, mit dem Rauchen oder Trinken aufzuhören, beides Beispiele für Sucht. Doch da ich über Opioide schreibe, sagten die Autoren im Wesentlichen: "Es gibt noch nicht genügend Daten."

Also, obwohl es bisher keine eindeutigen Beweise gibt, arbeiten viele Wissenschaftler daran, alte medizinische Literatur zu überprüfen, während sie um Forschungsfinanzierung kämpfen, um Psilocybin mit modernen, ausgewogenen und validen experimentellen Designs zu testen, deren Ergebnisse den Anforderungen der US-amerikanischen FDA oder der Europäischen Arzneimittel-Agentur (EMA) standhalten könnten.

Der wichtigste fehlende Aspekt in bisherigen Studien ist das sogenannte "Blinding", also die Verblindung, bei der weder der Patient noch der Arzt weiß, ob der Patient ein Medikament oder ein Placebo erhält, oder wenn das Medikament verabreicht wurde, in welcher Dosis und Reihenfolge. Dadurch wird "Bias"—die Voreingenommenheit—aus dem Studiendesign entfernt. Bias kann auftreten, wenn Ärzte die Reaktion des Patienten bewerten oder Patienten ihre Reaktionen subjektiv und mit vorgefassten Erwartungen berichten. Verblindete Studien ermöglichen es Patienten, objektiv zu reagieren, da sie nicht wissen, was sie erhalten haben. Diese Reaktionen können dann mit anerkannten statistischen Methoden verglichen werden. Wenn weder der Arzt noch der Patient weiß, was der Patient einnimmt, spricht man von einer "doppelblinden" Studie—dem Goldstandard der medizinischen Forschung.

Dr. Jerry Avorn fasste in seinem hervorragenden Buch *Powerful Medicines: The Benefits, Risks, and Costs of Prescription Drugs* das Problem voreingenommener Medikamentenstudien treffend zusammen: "Das

Problem ist folgendes: Patienten, die ein bestimmtes Medikament einnehmen, können sich in wichtigen und nicht gemessenen Aspekten von denen unterscheiden, die dies nicht tun, selbst wenn sie ansonsten ähnlich erscheinen." Mit anderen Worten: voreingenommene Ergebnisse.

Der Weg, den Dr. Johnson und Dr. Griffiths eingeschlagen haben, führte jedoch zu einem kleinen Triumph: Die Johns Hopkins University wurde die erste Universität in den USA, die eine regulatorische Genehmigung für ein Forschungszentrum erhielt, das sie *Center for Psychedelic and Consciousness Research* nannten—ein Teil ihrer angesehenen medizinischen Fakultät.

Ein Artikel aus dem Jahr 2019 von der Reporterin Barbara Sprunt, veröffentlicht von WAMU, einem öffentlichen Radiosender der American University, betonte, dass in den USA psychedelische Forschung kaum von der Bundesregierung finanziert wird, da psychedelische Substanzen stets als Schedule-1-Drogen klassifiziert wurden. Diese Substanzen können Patienten nicht legal verschrieben werden, da sie als medizinisch nutzlos eingestuft und daher auf Bundesebene illegal sind. Das übertrumpft die Rechte der einzelnen Bundesstaaten und erklärt, warum ich diese Substanzen als "nicht lizenziert" bezeichnet habe. Daher musste das Forschungszentrum auf private Finanzierungen warten, um seine Arbeit aufzunehmen, da es keine Fördergelder der Regierung für die Erforschung von Substanzen beantragen konnte, die von unserer Regierung bereits als gefährlich eingestuft sind. Sie schloss ihren Artikel mit der Aussage: "Das Zentrum an der Johns Hopkins University plant, Psilocybin unter anderem bei Opioidabhängigkeit und anderen psychiatrischen Störungen zu testen."

Und sie taten es. Ich fand ebenfalls einen Artikel aus dem Jahr 2019, veröffentlicht in der medizinischen Fachzeitschrift *Frontiers in Psychiatry*, der von einer Gruppe von sechs Wissenschaftlern verfasst wurde, darunter die bereits erwähnten Drs. Griffith und Johnson. Der neue Artikel kam zu dem Schluss, dass nach einer Online-Umfrage mit retrospektivem Ansatz „die Mehrheit der Befragten angab, vor ihrer psychedelischen Erfahrung die DSM-5-Kriterien [Diagnostisches und Statistisches

Manual] für eine schwere SUD [Substanzgebrauchsstörung] zu erfüllen, während die Mehrheit seit ihrer psychedelischen Erfahrung keine Kriterien mehr für eine SUD erfüllte." Mit anderen Worten schien das Psilocybin gewirkt zu haben, da die Patienten nach ihrer psychedelischen Erfahrung kein suchtartiges Verhalten mehr zeigten.

Wie oben erläutert, gab es jedoch keine Verblindung in dieser Studie. Die Patienten wussten, welches Medikament sie erhielten, und die Ärzte ebenfalls, da retrospektive Studien auf älteren, unverblindeten Daten basieren. Sowohl die Patienten als auch die Ärzte wussten also, was den Patienten verabreicht wurde. Zudem war die Studie retrospektiv, was bedeutet, dass ältere Studien erneut untersucht wurden, obwohl sie ein objektives Maß heranzogen: das *Diagnostische und Statistische Manual*, angewandt mit modernen quantitativen Kriterien.

Während ihre Online-Umfrage nicht den modernen Standards statistischer Validität entspricht, legt sie dennoch nahe, dass Psychedelika nützlich bei der Behandlung von SUD [Substanzgebrauchsstörung] sein könnten—oder zumindest, dass sie weiter erforscht werden müssen, denn der Anschein, dass sie wirken, ist nicht dasselbe wie der Beweis, dass sie tatsächlich wirken. Ich habe eine valide sogenannte "doppelblinde" Studie zu Psilocybin bei Depressionen und Angstzuständen bei Krebspatienten gesehen, wie ich oben erklärt habe. Das legt weiter nahe, dass die Substanz auch vielversprechend für die Behandlung von SUD-Patienten sein könnte. Dennoch müssen wir geduldig sein und auf die richtigen Studien warten.

Ich werde weiterhin nach medizinischen Berichten über die Anwendung bei SUD-Patienten Ausschau halten, aber zum Zeitpunkt des Schreibens ist die Behandlung von Sucht mit Psilocybin noch in einem frühen Stadium. Frühere Daten deuten jedoch darauf hin, dass sie sich als nützlich erweisen könnte.

Bleiben Sie dran, denn der Nachweis ihrer Nützlichkeit wird Millionen von Dollar an Finanzierung erfordern, egal aus welcher Quelle. Wie oben erwähnt, steht jedoch keine Bundesfinanzierung in den USA für die Erforschung von Psychedelika bei der Behandlung von SUD zur Verfügung, da psychedelische Substanzen als Schedule-I-Drogen klassifiziert sind. Daher ist dieses Forschungsgebiet stark auf private, nichtstaatliche Mittel angewiesen, und ich appelliere an diese Quellen, medizinische Forschung in gleichem Umfang zu fördern, wie sie Kunst, Künstler und Fernsehdokumentationen unterstützen.

Es wäre eine gute Gelegenheit für Stiftungen, privates oder unternehmerisches Vermögen erheblich zur öffentlichen Gesundheitsforschung beizutragen, insbesondere für eine Erkrankung, die jährlich 100.000 Amerikaner das Leben kostet.

Es ist ein weiteres Beispiel dafür, dass die Bundesgesetze aufholen müssen, um den Fortschritt in der Suchtforschung anzukurbeln und Leitlinien für die öffentliche Gesundheit zu liefern, indem sie Antworten auf offene Fragen bereitstellen.

Lasst uns auch den Kongress einbeziehen—weniger Politik und mehr öffentliche Gesundheit! Gesundheit ist nicht politisch.

Es gibt noch einige weitere Substanzen in dieser Klasse der Psychedelika. Die erste ist unter dem Namen Ibogain bekannt und stammt ebenfalls aus Pflanzen.

Jedes Mal, wenn wir daran denken, Medikamente aus Pflanzen zu gewinnen, erinnert das an eine frühere Ära, in der Menschen Nüsse und Beeren direkt von Bäumen pflückten. Doch es ist kein Rückblick, denn jedes Mal, wenn ich einen Umschlag des kalorienfreien Süßstoffs Truvia öffne, lese ich darauf: "Kalorienfreier Süßstoff aus dem Stevia-Blatt." Wir konsumieren immer noch Naturprodukte und werden dies weiterhin tun. Während ich dies schreibe, habe ich die wilden Erdbeeren im Garten im Auge, die gerade reifen.

Ibogain wächst in Zentralafrika und wurde vor 120 Jahren von französischen Entdeckern nach Europa gebracht. Es wird gemunkelt, dass der US-Geheimdienst CIA Ibogain in den 1950er-Jahren eingesetzt hat, obwohl es einem fantasievollen Spionageromanautor überlassen bleibt, uns zu erklären, wie und wofür sie es verwendeten.

In den USA ist es nicht als Medikament zugelassen, jedoch in einigen anderen Ländern, darunter Mexiko. Nichtsdestotrotz wird es in den USA, insbesondere in Miami, untersucht, obwohl ich nur wenige Details darüber finden konnte, wie dies ermöglicht wurde.

Es wird vorgeschlagen, dass Ibogain Entzugserscheinungen bei Opioidkonsumenten blockiert, jedoch sind entweder eine staatliche oder unternehmerische Finanzierung für echte klinische Studien notwendig, die das zuvor erwähnte Blinding-Design umfassen.

Wie Ibogain ist auch "Krötengift" oder 5-MeO-DMT ein weiteres psychedelisches Mittel, das sowohl aus der Sonora-Wüstenkröte als auch aus einigen Pflanzen gewonnen wird. Es ist eine weitere Substanz, die einige unserer Serotoninrezeptoren blockiert und darauf wartet, bei genesenden Suchtkranken (SUD-Patienten) untersucht zu werden, da gezeigt wurde, dass sie bei Patienten mit Depressionen und Angststörungen wirksam ist.

In der Region gab es ebenfalls andere Rückgänge. Die Türkei stellte die Opiumproduktion bereits 1972 ein, was die Produktion in Afghanistan ansteigen ließ.

Ebenso verbot der Iran 1979 den Mohnanbau, was die Mohnproduktion ebenfalls nach Afghanistan verlagerte.

Wir müssen weiter nach Osten blicken, in Richtung China.

Und nun wenden wir uns einer weiteren Möglichkeit zu: Könnte Marihuana auch nützlich sein, um eine Abhängigkeit von Opioid-Drogen zu verhindern? Es ist wahrscheinlich nicht bewiesen, aber viele talentierte Wissenschaftler untersuchen es.

Ich fand einen medizinischen Artikel aus dem Jahr 2014 in der akademischen Fachzeitschrift *JAMA Internal Medicine*. Der Hauptautor,

Dr. Marcus A. Bachhuber, ist in Philadelphia tätig, und es gab zwei weitere Wissenschaftler, die als Co-Autoren aufgeführt waren. Ihre These lautete, dass die Todesfälle durch Überdosierung mit Opioiden weiterhin zunehmen, was durch Verschreibungen für chronische Schmerzen angetrieben wird, und da chronische Schmerzen eine Hauptindikation für medizinisches Cannabis sind, könnten Gesetzesänderungen, die den Zugang zu medizinischem Marihuana regeln, die steigende Rate der Todesfälle durch Opioid-Überdosierung umkehren.

Wie ich bereits erklärte, war ihre Untersuchung eine retrospektive Studie über staatliche Cannabiskontrollgesetze und ob sie mit einem Rückgang der Todesfälle durch Opioid-Überdosierung korrelieren.

Dennoch weckten ihre Schlussfolgerungen—sozusagen—ein verstärktes Interesse an der Verwendung von medizinischen Marihuana-Verschreibungen zur Verhinderung des Opioidkonsums. Wie viele retrospektive Studien kamen jedoch auch Dr. Bachhuber und seine Kollegen zu dem Schluss: „Obwohl die vorliegende Studie Beweise dafür liefert, dass Gesetze über medizinisches Cannabis auf Bevölkerungsebene mit einem Rückgang der Sterblichkeit durch opioidhaltige Schmerzmittel in Verbindung stehen, sind die vorgeschlagenen Mechanismen für diesen Zusammenhang spekulativ und beruhen auf indirekten Beweisen."

Mit anderen Worten, Dr. Bachhuber sagte uns erneut, dass Korrelation nicht Kausalität bedeutet.

Ein Artikel, der fünf Jahre später von vier Autoren unter der Leitung von Dr. Chelsea Shover in einer anderen medizinischen Fachzeitschrift, *PNAS* (Proceedings of the National Academy of Sciences), veröffentlicht wurde, begann mit einem hoffnungsvollen Ton: „Medizinisches Cannabis wurde seit Bachhuber als Lösung für die US-Opioid-Überdosis-Krise gepriesen..." Dr. Shover und ihre Kollegen stellten jedoch ohne Vorbehalt fest: "Wir halten es für unwahrscheinlich, dass medizinisches Cannabis—das von etwa 2,5 % der US-Bevölkerung verwendet wird—große widersprüchliche Auswirkungen auf die Sterblichkeitsrate bei Opioid-Überdosierungen hat."

Unter Wiederholung des Prinzips, dass Korrelation nicht Kausalität bedeutet, zeigte sich, dass Cannabis keine Überdosierungen mit Opioiden verhindert. Dr. Shover formulierte es am besten: "Cannabinoide haben nachweislich therapeutische Vorteile, aber die Reduzierung der Sterblichkeitsrate bei Opioid-Überdosierungen auf Bevölkerungsebene scheint nicht dazu zu gehören."

Die Forschungsergebnisse sind verlockend, und Wissenschaftler werden diese Medikamente weiterhin untersuchen.

Schließlich dürfen wir die Droge Ecstasy, formal bekannt als MDMA, nicht vergessen. Ich fand einen Artikel in einer anderen medizinischen Fachzeitschrift (*Current Drug Abuse Reviews*), veröffentlicht im Jahr 2013 von drei Akademikern aus New York mit dem Titel: „Can MDMA Play a Role in the Treatment of Substance Abuse?" Während sie einräumen, dass MDMA durch einen Mechanismus wirkt, der sich von anderen psychedelischen Wirkstoffen unterscheidet, könnte es bei der Behandlung von Substanzmissbrauch nützlich sein, da es bei Patienten mit PTBS (posttraumatische Belastungsstörung) wirksam ist.

Das ist eine gewagte Behauptung, denn obwohl PTBS ein auslösender Faktor für Drogenmissbrauch ist, ist es nicht die einzige Ursache. Nichtsdestotrotz könnten akademische Labore durch die Beschaffung von Forschungsgeldern—sei es von der Regierung, privaten Stiftungen oder anderen Quellen—die Antwort auf die faszinierenden Fragen rund um die psychedelische Behandlung von SUD-Patienten herausfinden.

Strategische Veränderung in einer Welt nach Covid

Maya Angelou sagte: "Wenn dir etwas nicht gefällt, ändere es. Wenn du es nicht ändern kannst, ändere deine Einstellung." Diese Haltung passt perfekt zur Behandlung von Substanzmissbrauch in einer Welt nach Covid.

Es gab den Versuch, die Verbreitung der Opioidabhängigkeit unter Kontrolle zu bringen, der entweder durch die jüngste Covid-Pandemie unterbrochen oder in den Hintergrund gedrängt wurde. Während die Covid-Pandemie nun abklingt, müssen wir unseren Fokus wieder auf Opioide lenken, denn die Sterblichkeitsrate durch Überdosierungen steigt weiterhin an.

Die U.S. Drug Enforcement Administration (DEA), eine Behörde des Justizministeriums, ist dafür zuständig, die Verfügbarkeit von Opioiden zu regulieren. Der Generalinspekteur des Justizministeriums warf der DEA vor, zu langsam auf die wachsende Epidemie der Todesfälle durch Opioidüberdosierungen zu reagieren. Das klingt zunächst nach einer proaktiven Behörde, bis man sich ansieht, wann der Generalinspekteur diese Aussage machte—nämlich bereits im Jahr 2019. Somit war es reaktiv und, wie sich herausstellte, zu spät. Zu diesem Zeitpunkt begann sich Covid gerade zu verbreiten.

Der U.S. Council of the Inspectors General on Integrity and Efficiency veröffentlichte im Oktober 2019 einen Bericht mit dem Titel *Combatting the Opioid Crisis: Role of the Inspector General Community.*

Zwei Monate später, im Dezember 2019, begann das Covid-Virus seine Verbreitung aus China, sodass das Jahr 2020 für immer als das Jahr in Erinnerung bleiben wird, in dem wir aufhörten, in Restaurants zu essen, öffentliche Schulen ihre Schüler online unterrichteten, wir verpflichtet waren, Masken zu tragen, und wir alle zu Hause blieben.

Es ist kaum verwunderlich, dass die Sterblichkeitsrate durch Opioide weiterhin anstieg und über 100.000 Überdosierungstote pro Jahr erreichte, während die U.S.-Regierung ihren Fokus auf den Kampf gegen Covid richtete.

Ich habe neuen Respekt vor den Bemühungen der U.S.-Regierung gewonnen, den Tod durch Opioidüberdosierungen zu bekämpfen. Der Bericht des Generalinspekteurs begann mit der Feststellung: "Die Vereinigten Staaten befinden sich mitten in einer schweren Opioidkrise. Im Jahr 2017 starben mehr als 70.000 Menschen an Drogentodesfällen…"

Der IG-Bericht fuhr fort: "Der Bericht der Präsidentenkommission zur Bekämpfung von Drogenabhängigkeit und der Opioidkrise von 2017 enthielt 56 separate Empfehlungen zur Verbesserung der Reaktion der Regierung auf Opioidmissbrauch…" Ich konnte keine Kopie dieser 56 Empfehlungen erhalten, aber es war beruhigend zu erfahren, dass die U.S.-Bundesregierung den Fokus auf Todesfälle durch Opioidüberdosierungen gelegt hatte. Allerdings wurde sie—wie der Rest der westlichen Kultur—stark von einer akuten Pandemie abgelenkt.

Der medizinische Forscher Hugo Lopez-Pelayo und seine Kollegen schrieben einen Artikel in *BMC Medicine*, der im Juli 2020 unter dem Titel *The post-COVID era: challenges in the treatment of substance use disorder (SUD) after the pandemic* veröffentlicht wurde. Darin erklärte er: "Die COVID-19-Pandemie bietet eine einzigartige Gelegenheit, Suchtbehandlungsnetzwerke neu zu gestalten und zu aktualisieren."

Mein Kongressabgeordneter Josh Gottheimer berichtete 2020: "GOTTHEIMER SCHLÄGT ALARM WEGEN DER VERSCHÄRFTEN OPIOIDKRISE WÄHREND DER COVID-PANDEMIE."

Er betonte seine Beobachtung: "Die COVID-19-Krise verschärft die Opioidkrise weiter, da zusätzlicher wirtschaftlicher Stress, Angstzustände und Depressionen durch das Alleinsein zu einem Anstieg des Substanz- und Alkoholkonsums beitragen."

Mein Dank gilt Cody Hollerich, dem leitenden legislativen Assistenten von Abgeordnetem Gottheimer, für die fortgesetzte Korrespondenz und das Aufrechterhalten unseres Dialogs.

Die Pandemie verringerte die Anzahl der Behandlungsoptionen für Drogenabhängige in den USA, teilweise, weil Covid-Patienten fast anderthalb Jahre lang die Notaufnahmen dominierten. Überraschenderweise schreibt Lopez-Pelayo aus Portugal und schlägt vor, dass moderne SUD-Behandlungen Telemedizin und digitale Lösungen einbeziehen sollten. Das unterstreicht erneut, dass SUD kein rein amerikanisches, sondern ein globales Problem ist. Er erklärt weiter, dass Technologie die Kontinuität der Versorgung sicherstellen kann, indem sie den Bedarf für persönliche Besuche in einer Einrichtung beseitigt. Sie bringt im Wesentlichen die Einrichtung zum Patienten. Natürlich räumt er auch ein, dass digitale Technologien Personengruppen ausschließen können, die keinen Zugang zu diesen Technologien haben, weil sie sie sich nicht leisten können. Und wenn wir etwas aus der Covid-Pandemie lernen, dann, dass wir nicht besonders geschickt im Umgang mit Online-Lernen sind—und es auch nicht mögen. Es ist eine Fähigkeit, die etwas Übung erfordert, bevor wir uns damit wohlfühlen und entspannt umgehen können, sollte der Bedarf in der Zukunft wieder aufkommen. Abgesehen davon, dass ich die Tageszeitung online lese und für dieses Buch recherchiere, lese ich auch nicht gerne online zur Unterhaltung.

Der Artikel in *BMC Medicine* betonte zudem, dass die SUD-Behandlung modernisiert werden sollte, da die letzte Aktualisierung vor vierzig Jahren stattfand. Es ist längst überfällig, obwohl wir genug Erfahrung haben, um zu wissen, was funktioniert hat und was aktualisiert werden muss. Ich bin ein großer Befürworter des Einsatzes von Technologie, um das Problem der verstärkten Kontaktaufnahme zwischen SUD-Patienten und Betreuern zu lösen.

Diese erneuerten Behandlungssysteme sollten auf den im Artikel genannten "sieben Säulen basieren, darunter:

- Telemedizin und digitale Lösungen
- Häusliche Krankenhausbetreuung
- Konsultations-/Liaison-Psychiatrie- und Suchtdienste
- Einrichtungen zur Schadensminderung
- Personenzentrierte Pflege
- Bezahlte Arbeit zur Verbesserung der Lebensqualität von Menschen mit SUD
- Integrierte Suchtbehandlung

Lassen Sie uns diese Säulen einzeln betrachten:

Telemedizin, oder was ich als unsere "Zoom"-Ära bezeichne, wird zwangsläufig zu weniger biologischen Tests wie Blut-, Urin-, Speichel- oder Gewebeproben führen. Gleichzeitig ist es eine kostengünstigere Möglichkeit, mit einer breiteren Bevölkerung in Kontakt zu treten. Das Hauptproblem, auf das ich immer wieder zurückkomme, ist jedoch, dass digitale Kommunikationstechnologien wie Laptops oder persönliche Geräte wie iPads nicht für alle erschwinglich sind. Solange der Zugang zu dieser Technologie nicht universell ist, bleibt ihre Reichweite auf wohlhabendere Menschen beschränkt. Ich bin dagegen, Lösungen zu übernehmen, die unsere Gesellschaft weiter spalten.

Häusliche Krankenhausbetreuung klingt fast widersprüchlich, kann aber als täglicher Kontakt mit einem Betreuer zu Hause interpretiert werden, der größtenteils durch Technologie bereitgestellt wird. Kontinuität des Kontakts ist der Schlüssel in der Suchttherapie.

Krankenhausaufenthalte aufgrund von Substanzmissbrauch sind ein valider Weg, um zu beginnen, aber sie sind nur ein Anfang. Sie helfen Patienten durch den Entzug, bieten jedoch keine Struktur für die fortlaufende Betreuung. Dennoch retten sie Leben. Während der Covid-Pandemie waren wir jedoch von Krankenhausbesuchen abgeschnitten, da Covid-Patienten, wie bereits erwähnt, ein Jahr lang die Notaufnahmen dominierten.

Schadensminderung schließt Abstinenz ein, aber das ist ein Ziel, kein Ausgangspunkt. Ein stabiles Zuhause ist ein guter Ausgangspunkt, insbesondere für Patienten, die obdachlos sind oder keine stabile Lebensumgebung haben. Ich weiß nicht, in welchem Ausmaß die obdachlose Bevölkerung in den USA Opioide missbraucht, aber es ist eine gute Idee, Menschen davon abzuhalten, auf der Straße zu leben. Ein zentraler Aspekt der Schadensminderung ist die Bereitstellung sicherer Orte für Injektionen, die von Experten mit lebensrettenden Fähigkeiten und Naloxon betreut werden. Diese Einrichtungen stoßen jedoch nicht überall auf Akzeptanz. Das "Nicht in meinem Hinterhof"-Denken ist immer noch weit verbreitet.

Mein Kongressabgeordneter Josh Gottheimer veröffentlichte einen weiteren Newsletter, der die Schadensminderung in einer ausgewählten Bevölkerungsgruppe thematisierte. Sein Beitrag trug die Überschrift: "GOTTHEIMER STELLT PARTEIÜBERGREIFENDES, BIKAMERALES GESETZ ZUR BEKÄMPFUNG DER OPIOIDSUCHT BEI STUDIERENDEN-SPORTLERN VOR. EINRICHTUNG EINES BUNDESJUGEND-BILDUNGS- UND TRAININGSPROGRAMMS ZUR PRÄVENTION"

Er erklärte sein Gesetz wie folgt: „…Am 28. März 2022 kündigte der US-Kongressabgeordnete Josh Gottheimer (NJ-5) an, dass er parteiübergreifende, bikamerale Gesetzgebung einführt, bekannt als **Student Athlete Opioid Prevention Act**. Diese Gesetzgebung wird ein bundesweites Zuschussprogramm durch die Substance Abuse and Mental Health Services Administration (SAMHSA), eine Abteilung des US-Gesundheitsministeriums, schaffen, um in Bildungs- und

Trainingsprogramme auf Jugend-, Highschool- und College-Ebene zu investieren. Ziel ist es, den Missbrauch von Opioiden und anderen Substanzen, die häufig in der Schmerztherapie oder bei der Genesung von Verletzungen durch Schüler und Studierende verwendet werden, zu verhindern."

Es ist eine wiederkehrende Geschichte, dass Schmerztherapie zu einem Suchtverhalten führt, das wiederum in Abhängigkeit münden kann.

Es ist für mich ermutigend zu sehen, dass der US-Kongress die Drogenabhängigkeit mit einem rationalen Programm direkt angeht— auch wenn es einen sportlichen Fokus hat –, das auf erprobten Behandlungsmodellen basiert.

Die personenzentrierte Pflege begann zweifellos mit der Anerkennung und Akzeptanz von Substanzabhängigen als Patienten und nicht als Kriminelle und setzte sich mit dem Konzept fort, dass Patienten besser abschneiden, wenn sie sagen: "Ich will clean werden," im Gegensatz zu gerichtlich oder familiär angeordneter Behandlung nach dem Motto "Werde clean, oder sonst…".

Bezahlte Arbeit ist ein Ziel vieler Unternehmen in einer Welt nach Covid. Selbst Lebensmittelgeschäfte öffnen nicht mehr alle Kassen, teilweise, weil sie keine Mitarbeiter finden, die sie besetzen könnten. Wie oft haben wir in unserer Post-Covid-Welt ein Geschäft betreten und verzweifelt nach jemandem gesucht, den wir fragen können: „In welchem Gang finde ich Toilettenpapier?" Der Arbeitskräftemangel ist ein Problem, das unsere Wirtschaft belastet, und möglicherweise bedarf es einer grundlegenden Überarbeitung, wie wir Geschäfte führen. Während ich dies schreibe, erlebten die USA einen Mangel an Babynahrung, der teilweise auf die Monopolisierung der Babynahrungsindustrie zurückgeführt wurde. Es gibt nicht genug Hersteller, sodass der Ausfall des größten Produzenten aufgrund von Lieferketten- oder Qualitätsproblemen einen Mangel verursacht. Was kommt als Nächstes? Werden wir bald alles bei Amazon bestellen, und die Idee, persönlich einzukaufen, wird archaisch?

Integrierte Suchtbehandlung ist sowohl Auslöser als auch Opfer des enormen Anstiegs der Krankenhausbelegungen durch Covid-Infektionen. Für SUD-Patienten (Substanzgebrauchsstörung) müssen wir auf ein integriertes Behandlungsmodell hinarbeiten, das Früherkennung, Intervention und spezialisierte Krankenhauspflege umfasst. Es gibt zwar Einrichtungen, die dies anbieten und angeben, dass Versicherungen akzeptiert werden, aber stationäre Pflege während der Genesung ist immer noch nicht universell verfügbar. Wenn ein Patient keine Versicherung hat, bleiben diese Einrichtungen—ähnlich wie der universelle Zugang zu Technologie—unerreichbar. Es ist das Dilemma der Schichtung: Jemand erfindet eine Maschine oder eine Technik, um eine Bevölkerungsgruppe zu behandeln, aber deren Nutzung ist durch die Verfügbarkeit von Mitteln begrenzt.

Die globale Natur der Todesfälle durch Überdosierung wird auch in Schottland deutlich. Dieses kleine Land hat eine Überdosis-Sterblichkeitsrate, die mit der der USA vergleichbar ist. Ein Artikel der New York Times aus dem Jahr 2019 zitierte Andrew McAuley, Senior Research Fellow für Substanzmissbrauch an der Glasgow Caledonian University: "Ich erinnere mich, als die Schlagzeilen lauteten: ,Jeden Tag ein Drogentoter...' Das scheint wie die guten alten Zeiten. Jetzt haben wir die vierfache Zahl." Es gibt einen kleinen Unterschied zwischen der Sterblichkeitsrate durch Überdosierung in Schottland und den USA: Die Opfer in Schottland tendieren dazu, älter zu sein als in den USA. Wir müssten überlegen, warum das so ist.

Trotz der globalen Natur der Krankheit Opioidabhängigkeit ist es an der Zeit, unsere Behandlungsmethoden zu überdenken. Diese Krankheit tötet jährlich 100.000 Amerikaner und wird dies weiterhin tun, bis wir herausfinden, wie wir die Behandlung universell zugänglich machen, feststellen, was funktioniert und was nicht, und eine gewisse Maßnahme für kontinuierliche Pflege zur Rückfallprävention bieten. Schließlich gehören zu den zwei höchsten Überdosis-Sterblichkeitsraten in den USA West Virginia und der Bronx-Stadtteil von NYC. Und der Hauptschuldige für die Sterblichkeitsrate in NYC: Fentanyl.

Wie Thoreau lange vor Maya Angelou, die uns aufforderte, unsere Einstellung zu ändern, sagte: „Die Dinge ändern sich nicht; wir ändern uns."

Lassen Sie uns gemeinsam Veränderungen herbeiführen. Wenn wir alle auf dasselbe Ziel hinarbeiten, können wir es erreichen. Der Kongress ist endlich dran. Das Justizministerium war es auch, und die Exekutive muss ebenfalls aktiv werden.

Wie geht es uns?

Ich habe bereits gesagt, dass die Zahl der Todesfälle durch Überdosierung im Jahr 2022 108.000 erreichte—eine Sterberate, die mich schlucken lässt! Fast dreihundert Menschen sterben täglich an einer Opioidüberdosierung, in einem Land, das eine Rakete zum Mars schicken kann, nur um zu zeigen, dass es möglich ist, aber gleichzeitig noch kein Programm entwickelt hat, um Drogenmissbrauch zu verhindern.

Machen wir überhaupt Fortschritte?

Unsere Fortschritte sind ungleichmäßig, vor allem, weil die Sterberate weiter steigt und zwischen Bevölkerungsgruppen und ethnischen Gruppen variiert.

Caitlin White, Managing Editor von *Health City* am Boston Medical Center, zitiert Dr. Marc LaRochelle, einen Spezialisten für Sucht am selben Zentrum: "In den letzten drei Jahren scheint es, als hätte die weiße Bevölkerung die Bremse gezogen, aber andere Gruppen steigen weiterhin an."

Wir kämpfen immer noch mit ungleichen Chancen innerhalb der amerikanischen Bevölkerung, wobei jetzt der Zugang zur medizinischen Versorgung der Übeltäter ist. Minderheiten hatten früher keinen Zugang zu gleicher Bildung, viele Schulen waren „Nur für Weiße". Ebenso hatten Minderheiten keinen offenen Zugang zu Wohnraum oder Transportmitteln. Kurz gesagt, ihnen wurden allein aufgrund ihres Aussehens, der Sprache, die sie zu Hause sprachen, oder neuerdings aufgrund ihres erklärten Geschlechts gleiche Lebenschancen verweigert. Heute geht es um den Zugang zu medizinischer Versorgung für ein öffentliches Gesundheitsproblem, nicht mehr um Bildung oder Transport.

White schreibt weiter: "Seit 2016 hat sich die Geschichte jedoch verändert. Während die Sterberate bei Weißen bis 2019 zurückging, nehmen die Todesfälle durch Opioidüberdosierung bei Schwarzen Amerikanern—insbesondere bei Schwarzen Männern—rapide zu." Angesichts der Tatsache, dass sich die Todesfälle durch Opioidüberdosierung im letzten Jahrzehnt fast verdoppelt haben, ist klar, wo diese Rate steigt: unter Schwarzen Amerikanern. Ich behaupte, dass ein Teil davon auf die Zugänglichkeit der Gesundheitsversorgung zurückzuführen ist, obwohl ich eine genetische Grundlage für die Sterberate nicht ausschließen kann.

Sie fährt fort: "US-Experten markieren den Beginn der aktuellen Opioid-Epidemie mit dem Anstieg des nicht-medizinischen Gebrauchs verschreibungspflichtiger opioider Schmerzmittel, insbesondere von OxyContin, in den 1990er Jahren." Sie springt zu der folgenden Schlussfolgerung: „Aber 2013 löste die dritte Welle der Epidemie einen steilen Anstieg der Todesfälle durch synthetische Opioide aus, hauptsächlich aufgrund von Fentanyl."

Das habe ich in früheren Kapiteln behandelt.

Die AMA (American Medical Association) berichtet in ihrem White Paper von 2021 mit dem Titel *Overdose Epidemic, Physicians' Progress Toward Ending the Nation's Overdose Epidemic*: "Opioidverschreibungen gehen im zehnten Jahr in Folge zurück, aber die Todesfälle steigen weiterhin an. Es ist Zeit für eine Kursänderung." Weiter heißt es: "Ärzte und andere Gesundheitsfachkräfte haben die Verschreibung von Opioiden in jedem Bundesstaat zehn Jahre in Folge reduziert. Sie haben die Nutzung staatlicher Überwachungsprogramme für verschreibungspflichtige Medikamente (PDMPs) in jedem Bundesstaat in den letzten fünf Jahren erhöht. Trotz dieser Bemühungen steigt die Sterblichkeit im Zusammenhang mit Drogen weiterhin an."

Die Sterberate in den USA durch Überdosierungen scheint nicht auf den Rückgang der Verschreibungen zu reagieren. Die AMA erkannte dies an und empfahl: "Die Behandlung der Drogenüberdosierungs- und Todesepidemie des Landes erfordert einen weitaus proaktiveren und koordinierten Ansatz, der auf evidenzbasierten Lösungen im Bereich der öffentlichen Gesundheit basiert."

Die Opioidsucht bleibt eine Gesundheitskrise ohne absehbares Ende.

Psychiater haben eine eigene Sichtweise auf die Krise. Die *American Journal of Psychiatry* empfahl in einem akademischen Artikel aus dem Jahr 2017 von Dr. George E. Woody eine weitere Behandlungsmöglichkeit, um genesene Abhängige von Opioiden fernzuhalten. Es handelt sich um ein Medikament namens Naltrexon, über das er schrieb: "Das Interesse an Naltrexon stieg, als Studien zeigten, dass es einen Rückfall in die Alkoholabhängigkeit verhinderte."

Alkoholabhängigkeit ist ein separates Thema von Opioiden, aber Naltrexon wurde als verlängerte Freisetzungsinjektion formuliert und ist im Gegensatz zu Methadon ein Antagonist, kein Agonist. Ebenso ist Buprenorphin ein partieller Agonist, der in der Suchtrehabilitation nützlich ist.

Der Einsatz von Naltrexon muss warten, bis SUD-Patienten frei von ihrem Missbrauchsmedikament sowie von Naloxon oder Buprenorphin sind. Dennoch steigt die Erfolgsquote von Naltrexon, wenn die Regeln eingehalten werden. Es ist entscheidend, dass Patienten frei von ihren Missbrauchsdrogen sind, da Naltrexon als Antagonist Entzugserscheinungen auslöst. Methadon tut dies nicht, da es ein Agonist ist, was jedoch, wie bereits erwähnt, dazu führt, dass Methadon in der Gemeinschaft als Missbrauchsdroge verwendet wird.

Wie also stehen wir da?

Es ist klar, dass die Todesrate durch Überdosierung weiterhin steigt. Das deutet darauf hin, dass wir ein anhaltendes Problem haben. Selbst wenn einige Bundesstaaten weniger Suchtfälle melden, sterben Menschen weiterhin an Opioiden.

Diese erschreckende Todesrate betrifft die US-Bevölkerung ungleichmäßig. Die Opioidabhängigkeit mag in benachteiligten Bevölkerungsgruppen nicht mehr epidemisch sein, doch die Todesrate bleibt dort hoch. Wie gesagt, ein größerer Prozentsatz schwarzer Abhängiger stirbt als weißer Abhängiger.

Wir brauchen Schmerzmittel, die kein Suchtverhalten auslösen. Menschen erleiden weiterhin schwere Verletzungen und erkranken an Krebs, und diese Patienten benötigen eine Behandlung ihrer starken Schmerzen. Derzeit können nur Opioide ihre Schmerzen behandeln. Aber Opioide verursachen Sucht, wenn die Medikamente die Krankenhausumgebung verlassen, die diese Patienten benötigen, und in den Suchtmarkt gelangen.

Krankenversicherungen müssen die Suchttherapie ohne Einschränkungen abdecken. Wenn Süchtige freiwillig in eine Behandlung gehen und versichert sind, sollten die Behandlung einschließlich ihrer Nachsorge übernommen werden. Diese Aussagen bedürfen einer breiten Debatte und entsprechender Gesetzgebung, bevor sie umgesetzt werden können, aber Versicherungen sollten das leisten, was sie versprechen.

Es gibt genügend Beweise dafür, dass die Genesung von Opioidabhängigkeit mit hohen Rückfallraten verbunden ist und dass diese Rückfallraten durch angemessene Nachsorge gesenkt werden können. Wir benötigen staatlich geförderte Nachsorgeprogramme für die Behandlung von Sucht. Es wäre sinnvoll, wenn eine solche Nachsorge einem neuen Modell folgte, bei dem Patienten mit Versicherung oder ausreichenden finanziellen Mitteln ihren fairen Anteil zahlen. Patienten ohne Versicherung oder ausreichende Mittel sollten diese Nachsorge von einer staatlichen Einrichtung erhalten. Eine Möglichkeit wäre, Medicaid als Träger dieser Leistung zu nutzen. Zum Beispiel könnten Unternehmen, die Opioide verkaufen oder vertreiben, eine Steuer auf diese Medikamente zahlen oder eine Lizenzgebühr für deren Herstellung und Verkauf entrichten. Diese Einnahmen könnten in die Nachsorge fließen. Mein Vorschlag bedarf der Expertise eines Ökonomen, um effektiv zu sein, aber Medicaid ist eine bereits bestehende Lösung.

Schließlich müssen wir anerkennen und gesetzlich verankern, dass Opioidabhängige keine Kriminellen sind, sondern Patienten in einem öffentlichen Gesundheitsnotstand. Süchtige, die wegen Drogenkonsums inhaftiert wurden, sollten ihre Verurteilungen aufgehoben oder zumindest erneut geprüft bekommen.

Wir können aus der jüngsten Covid-Pandemie lernen, dass öffentliche Gesundheitsnotstände eine öffentliche Reaktion und Zusammenarbeit erfordern. Wir haben zwei Jahre lang Masken getragen und wissen, dass wir das können. Diese Masken schützten Träger vor einer Ansteckung und verhinderten die Ausbreitung des Virus.

Opioide töten Menschen, zerstören Familien, überlasten unsere Gerichte, verringern die Produktivität und unterbrechen Leben.

Lasst uns alle helfen. Beginnen Sie damit, sich zu informieren, und wenn Ihre Gemeinde plant, eine sichere Injektionsstelle in Ihrer Nähe zu errichten, leisten Sie keinen Widerstand. Patienten betreten diese Harm-Reduction-Einrichtungen, weil sie dort in einer sauberen Umgebung injizieren können und jemand da ist, um sie bei einer Überdosierung zu retten. Diese Erfahrung hat den zusätzlichen Vorteil, dass Patienten mit hoher Wahrscheinlichkeit um Rehabilitation oder Entgiftung bitten. Das wirkt motivierend.

Ist Opium wirklich so einfach anzubauen?

O˚ffenbar nicht, zumindest nicht in meinen Händen.

Unten sehen Sie ein Foto meiner Flasche mit Mohnsamen, die ich in meiner Küche aufbewahre. Ich benutze sie gerne zum Brotbacken und füge sie einigen meiner Teige hinzu. Die Mohnsamen bewahre ich zusammen mit allen anderen Gewürzen in einem Schrank über meinem Herd auf. Es gibt nichts Besonderes an ihnen, und ich habe sie schon seit zwei Jahren, während ich dies schreibe. Ich weiß nicht einmal, ob sie Papaver somniferum, der Schlafmohn, oder eine andere Art sind, da dies nicht auf dem Glas vermerkt ist.

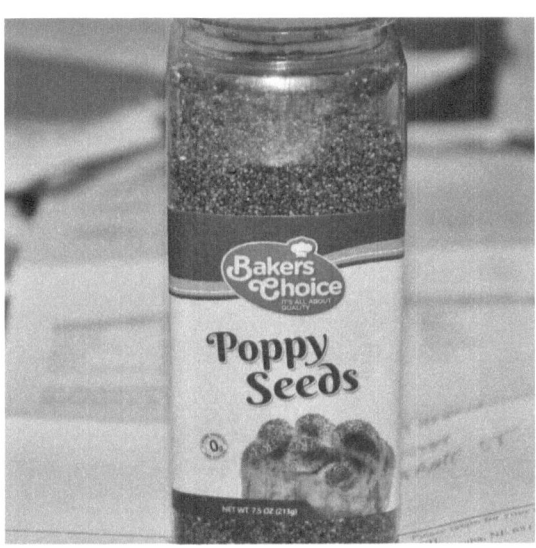

Ich dachte, ich versuche, sie keimen zu lassen. Also pflanzte ich sie in Torftöpfen, die ich mit Blumenerde gefüllt hatte, goss sie regelmäßig, und als ich nach einem Wochenende zurückkam, waren sie gekeimt, wie auf dem unten gezeigten Foto. Ich habe die Töpfe auf die Fensterbank eines nach Westen gerichteten Kellerfensters gestellt. Das Keimen dauerte etwa 10 Tage bis zum abgebildeten Stadium. Ich gieße sie dreimal pro Woche. Die Sprösslinge sind winzig, und ich bin gespannt, wie sie wachsen werden.

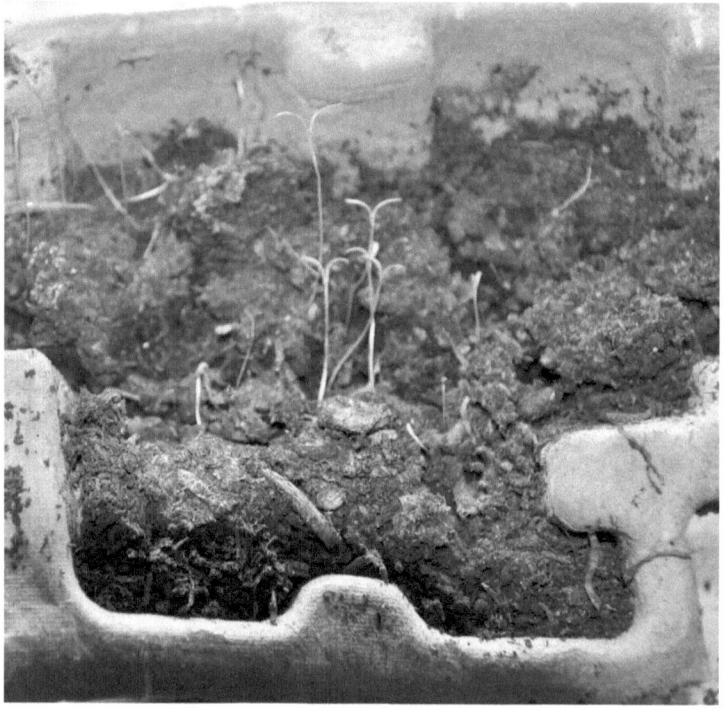

Ich erwähnte dieses Projekt gegenüber Cathey, der Frau, mit der ich seit drei Jahren zusammen bin, aber sie war vorsichtig und teilte nicht meine Begeisterung: „Züchte sie nicht, um rohes Opium zu ernten. Das ist gegen das Gesetz, und du könntest in Schwierigkeiten geraten."

„Deshalb habe ich meine Küchensamen gepflanzt. In den Pflanzen sollte nur sehr wenig Opium enthalten sein", verteidigte ich meine Tätigkeit.

Bleiben Sie dran.

Wir sind Überdosiert

Drei Wochen sind vergangen, und die Keimlinge auf dem oben gezeigten Foto haben mittlerweile zweite und dritte Blätter entwickelt. Die Stängel der Pflanzen sind jedoch immer noch winzig und nicht robust genug, um die Pflanzen zu tragen.

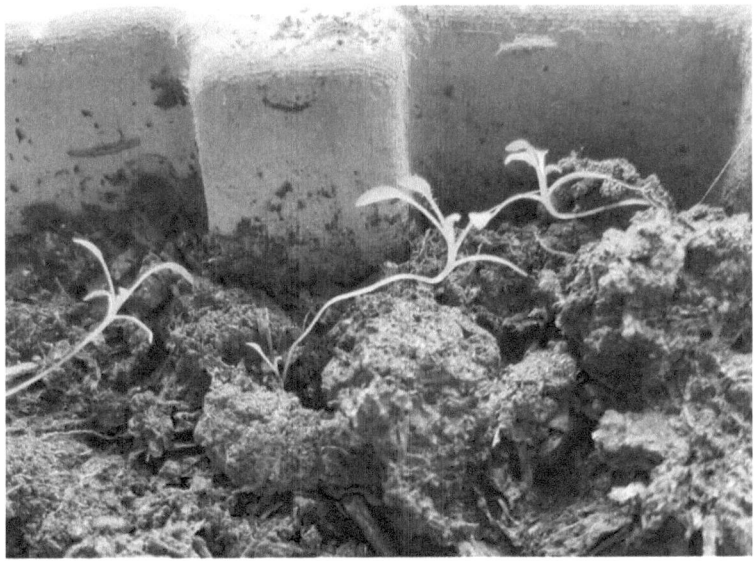

Ich habe einen Außenbereich ausgewählt, den ich in ein paar Wochen von Unkraut befreien möchte, um dort die Mohnsämlinge einzupflanzen.

Leider habe ich die Sämlinge, obwohl sie noch in ihren Torftöpfen waren, nach draußen gestellt. Sie sind eingegangen. Während Mohnsamen leicht keimen, wuchsen sie in meinen Händen nicht über ihre Sekundärblätter hinaus. Na ja!

Da ich nicht leicht aufgebe, kaufte ich Mohnsamen in einem Gartengeschäft und wiederholte das Pflanzen in Torftöpfen, aber dieses Mal ließ ich sie draußen, damit sie Sonne bekommen und täglich gegossen werden konnten. Sie keimten, entwickelten ihre zweiten Blätter, und ich pflanzte die Torftöpfe ein.

Die Sämlinge starben.

Ich gebe auf.

SAMADHI

Vincent Martello, Ulster County, NYs Director für Community Relations, den ich in einem früheren Kapitel vorgestellt habe, kopierte mich in eine E-Mail mit den Worten: „Ich wollte euch beide einfach zusammenbringen." Die andere Kopie ging an David McNamara, was mir Davids E-Mail-Adresse verschaffte. Also schickte ich David eine Nachricht mit dem Betreff: „Vincent Martello meinte, wir sollten uns austauschen."

David antwortete. Er ist Geschäftsführer einer Behandlungseinrichtung in Kingston, NY, mit dem rätselhaften Namen SAMADHI, ein Verweis auf die buddhistische Philosophie.

Wir vereinbarten einen Termin, und er bot mir an, mir seine Einrichtung zu zeigen. Ich fuhr heute Morgen hin und bin gerade zurückgekehrt. Es war eine 140-Meilen-Rundreise, aber es hat sich gelohnt.

David ist ein 58-jähriger engagierter Gegner der Drogensucht. Er hat die gleichen Salz-und-Pfeffer-Haare wie ich, aber sein Bart ist ein grauer Ziegenbart. Er ist so gebaut, wie ich es war, bevor ich 60 Pfund abgenommen habe. Ich gebe zu, als ich 58 war, waren meine Haare noch braun, obwohl ich damals 218 Pfund wog. Jetzt wiege ich 160.

Er gab mir die kurze Führung, die er angeboten hatte, und ich sah ihren Kunstraum, den Gruppentherapieraum, ein paar Büros, und dann zogen wir uns in sein Büro zurück. Er hatte seine Stiefel ausgezogen und lief in Strümpfen herum.

Ich fragte: "Kann ich meine Turnschuhe anlassen?"

"Natürlich", antwortete er, während er mich in sein spärlich möbliertes Büro führte. Über seinem Schreibtisch hing ein Bild von Buddha.

Ich fragte: "Wie sind Sie darauf gekommen, Kunst als Teil Ihres Therapieprogramms zu nutzen?"

"Es scheint zu funktionieren; wir bringen alle in den Raum und sagen ihnen: Zeichnet, was ihr fühlt."

"Vielleicht ist es einfach nur das Angebot eines sozialen Umfelds, das in ihrem Leben gefehlt hat", sagte ich, überrascht von Kunst als Behandlungsansatz.

Er begann zu sprechen, ein weiterer Mensch, der eifrig seine Geschichte teilen wollte. Ich fragte, wie er seine Behandlungseinrichtung gegründet habe.

"Ich habe meine Ersparnisse dafür ausgegeben", begann er. Dann beschrieb er, wie Vincent Martello ihm seinen ersten Vertrag gab, der es SAMADHI ermöglichte, „32 Stipendien zur Ausbildung von Recovery Coaches zu vergeben, von denen viele immer noch bei uns sind."

"Ah, Sie arbeiten also mit Vincent zusammen", murmelte ich und fuhr fort: "Wie ist SAMADHI strukturiert?"

"Wir sind eine gemeinnützige Organisation", sagte er.

Dann fügte er hinzu: "Ich kam aus der Filmbranche, wo ich Dokumentarfilme und Werbespots produziert habe. Dabei begegnete ich auch Gabor Maté und der Robin Hood Foundation."

Eines der Bücher, die ich im Rahmen meiner Recherche gelesen hatte, war Matés In the Realm of Hungry Ghosts. Ich sagte: "Ich habe meinem Agenten erwähnt, dass mein Buchthema eine gute Dokumentation abgeben würde."

Er sah mich an und antwortete: "Ich habe den Film noch nicht fertiggestellt." Hmmm!

Die Robin Hood Foundation ist eine in New York ansässige Wohltätigkeitsorganisation, die sich mit den Problemen der Armut auseinandersetzt.

David beschrieb auch, wie seine Organisation SAMADHI mit Gefängnissen in Ulster County, NY, zusammenarbeitet, nicht weit von Vincents Büro entfernt. Er besucht Gefängnisse, spricht mit Insassen und fügte hinzu: "Viele von ihnen kommen zu uns, wenn sie entlassen werden, weil wir das einzige freundliche Gesicht waren, das sie während ihrer Inhaftierung gesehen haben. Wir bieten ihnen an, sich zu Beratern ausbilden zu lassen."

Ich kehrte zurück, um zu fragen, wie er sich der östlichen Philosophie zugewandt habe, und seine Antwort überraschte mich. "Ich begann mit Kampfkünsten, speziell japanischem Karate. Von dort aus habe ich den Buddhismus in seiner reineren Form angenommen." Seine Erklärung deutete für mich darauf hin, dass der Kampfgeist, mit dem er sich gegen die Sucht stellt, aus demselben Geist stammt, der ihn dazu trieb, japanisches Karate zu studieren.

Unser Treffen dauerte nur eine Stunde, da ich nach Hause musste, um Mittagessen für meinen Jüngsten zuzubereiten. Alleinerziehend zu sein, besonders in meinen Siebzigern, bestimmt meinen Zeitplan. Ich würde es jedoch nicht anders haben wollen.

Oh, und für diejenigen unter uns, die wenig Erfahrung mit asiatischer Philosophie haben: SAMADHI bedeutet unter anderem „die letzte Stufe des direkten Wissens durch Identifikation".

Es scheint eindeutig zu helfen, Süchtige zu rehabilitieren.

Das Treffen mit David löste auch eine Frage aus, die in meinem Kopf herumspukte, also schrieb ich Vincent: "Ich bin heute Morgen hochgefahren und habe mich etwa eine Stunde lang mit David getroffen.

Kannst du mich auf den neuesten Stand bringen, inwieweit du mit David für die Nachsorge zusammenarbeitest? Es ist eine interessante öffentliche/private Vereinbarung, die andernorts als Modell dienen könnte."

Vincents Antwort kam innerhalb weniger Minuten: „Großartig. Ich freue mich, dass ihr euch treffen konntet. Im Laufe der Jahre haben wir Samadhis Aktivitäten durch eine Reihe von Zuschüssen unterstützt, darunter Opioid Data to Action (CDC über NYSDOH), die Healing Communities Study der Columbia University und einige andere kleinere. Der durchschnittliche Zuschuss beträgt etwa 100.000 USD und stammt aus Bundesmitteln, die an staatliche Gesundheitsbehörden und dann an die Landkreise weitergegeben werden. Samadhi erhielt auch erhebliche private Mittel von der Novo Foundation (Peter Buffet, der in UC [Ulster County] lebt)." NYSDOH steht für das Gesundheitsministerium des Bundesstaates New York.

Es ist in der Tat eine interessante öffentliche/private Vereinbarung, die kopiert werden könnte, und ich freue mich, sie meinen Lesern mitteilen zu können.

Wer ist verantwortlich?

Ich habe vorgeschlagen, die Verschreibung von Opioiden auf Bundesebene zu zentralisieren, um es einfacher zu machen, diese Verschreibungen zu begrenzen und zu verfolgen. Dadurch könnte auch die Duplizierung vermieden werden, die in unserem derzeitigen, von den Bundesstaaten betriebenen System auftritt, sowie die Ausgabe zu vieler Dosen an einen einzigen Patienten, wie ich es für Peters Nachbarn beschrieben habe, der neun Dosen pro Tag verschrieben bekam.

Wer würde das System, das ich vorgeschlagen habe, verwalten?

Die USA haben nicht viel Erfahrung mit zentralem Gesundheitsmanagement. Abgesehen von der Veteran's Administration (VA), dem Indian Health Service (IHS), Medicaid und der Militärmedizin neigen die USA dazu, die Verantwortung für die Verwaltung der medizinischen Versorgung an die Bundesstaaten zu delegieren.

Das lässt die Frage offen, wer die US-Behörden, die in unserem derzeitigen System für die Regulierung von Arzneimitteln zuständig sind, verwaltet oder koordiniert. Wir bieten weiterhin Gesundheitsversorgung als privates Unternehmen an, obwohl wir beginnen, Fusionen von Gemeinschaftspraxen, die Bildung von Konglomeraten und den Kauf von Praxen durch Amazon zu sehen.

Die US-Managementbehörden umfassen auf der Regulierungsseite die Drug Enforcement Administration (DEA), das National Institute on Drug Abuse (NIDA), die Food and Drug Administration (FDA), die

Substance Abuse and Mental Health Services Administration (SAMHSA) und die Centers for Disease Prevention and Control (CDC).

Diese haben nicht nur unterschiedliche Aufgaben und getrennte Managementstrukturen, sondern sie werden auch von verschiedenen Kabinettsmitgliedern geleitet.

Wenn ich ein Managementkonzept aus meinen Erfahrungen im Teammanagement aus der Zeit, als ich in der Industrie gearbeitet habe, übernehme, ist es wichtig, Menschen mit unterschiedlichem Fachwissen zusammenzubringen, sofern eine Führungsebene vorhanden ist. Selbst wenn die einzige sichtbare Aufgabe der Führung darin besteht, die Anweisungen des Vorstands an die Mitarbeiter weiterzugeben und die Ideen und Anliegen der Mitarbeiter an das obere Management zurückzutragen. Teammanagement mit unterschiedlichen Disziplinen hat sich als effektiv erwiesen.

Das NIDA (National Institute on Drug Abuse) ist beispielsweise Teil der National Institutes of Health (NIH) und für Grundlagenforschung zuständig. Auf ihrer Website beschreiben sie ihr Mandat wie folgt: „Unsere Aufgabe ist es, die Wissenschaft über die Ursachen und Folgen von Drogenkonsum und -abhängigkeit voranzutreiben und dieses Wissen anzuwenden, um die individuelle und öffentliche Gesundheit zu verbessern." Das NIH hat sich als führende Institution in der Welt der Wissenschaft etabliert, sowohl in Bezug auf Produktivität als auch als Zielort für fortgeschrittene Ausbildungen in den medizinischen Wissenschaften. Es ist eine bedeutende, zukunftsorientierte Ressource in unserem Kampf gegen den Missbrauch von Opioiden.

Die DEA (Drug Enforcement Administration) hingegen ist eine Strafverfolgungsbehörde. Ihre Aufgabe wird auf ihrer Website beschrieben als: „Durchsetzung der Gesetze und Vorschriften zu kontrollierten Substanzen in den Vereinigten Staaten. Dies umfasst die Untersuchung von Kriminellen und Drogenbanden, die illegale Drogen vertreiben." Die DEA ist eine Behörde des Justizministeriums und hat die Befugnis, Untersuchungen durchzuführen, sich in kriminelle

Netzwerke einzuschleusen und Verdächtige zu verhaften. Als ich ihre Website aufrief, fand ich eine Pressemitteilung vom Juni 2022: „Zehn Festnahmen in Massachusetts wegen Fentanyl-Handels. 14,9 Kilogramm mutmaßliches Fentanyl beschlagnahmt."

Die DEA erfüllt ihre Aufgaben sehr effektiv. Wenn dennoch illegale Drogen durch unsere Sicherheitsvorkehrungen gelangen, liegt das nicht daran, dass die DEA untätig ist, sondern daran, dass sie auf der globalen Bühne zahlenmäßig unterlegen ist und mehr technologische Unterstützung benötigt.

Die FDA (Food and Drug Administration) definiert ihre Mission wie folgt: „Schutz der öffentlichen Gesundheit, indem sichergestellt wird, dass Lebensmittel (mit Ausnahme von Fleisch, Geflügel und einigen Eiprodukten, die vom Landwirtschaftsministerium reguliert werden) sicher, gesund, hygienisch und ordnungsgemäß gekennzeichnet sind; sowie dass Medikamente für Menschen und Tiere, Impfstoffe und andere biologische Produkte sowie medizinische Geräte für den menschlichen Gebrauch sicher und wirksam sind." Ihr europäisches Pendant ist die Europäische Arzneimittel-Agentur (EMA). Ohne eine Lizenz von der FDA (oder EMA) können pharmazeutische Unternehmen keine neuen Medikamente oder Impfstoffe auf den Markt bringen. Um eine Lizenz zu beantragen, müssen Unternehmen klinische Studien durchführen, die zeigen, dass ihre Produkte wirksam und sicher sind. Darüber hinaus müssen ihre Herstellungspraktiken genehmigt und ihre Kennzeichnung überprüft werden.

Die Substance Abuse and Mental Health Services Administration (SAMHSA) definiert ihre Mission mit der Aussage: "Wir leiten die Bemühungen im Bereich der öffentlichen Gesundheit, um die Verhaltensgesundheit der Nation voranzutreiben." Ihre Arbeit ist von entscheidender Bedeutung, insbesondere im Hinblick auf meine Diskussion über die häufige Komorbidität von psychischen Erkrankungen und Opioidkonsum. Ich habe wiederholt betont, dass ich den Missbrauch von Opioiden und psychische Gesundheit als Teil eines Kontinuums betrachte.

Wir sind Überdosiert

Die Centers for Medicare and Medicaid Services (CMS) sind ein Programm, das von der Bundesregierung und den Bundesstaaten unterstützt wird. Medicaid übernimmt einige Gesundheitsleistungen für einkommensschwache Bürger, während Medicare bestimmte Gesundheitsleistungen für Bürger über 65 Jahre abdeckt. Einige ältere Bürger erhalten Leistungen sowohl von Medicare als auch von Medicaid. Diese Programme sind ein Schritt in Richtung einer sozialisierten Medizin, bei der Bund und Länder teilweise für die Gesundheitsversorgung zahlen, auch wenn die Gesundheitsversorgung in den USA weiterhin privat in Anspruch genommen und erbracht wird. Es ist unwahrscheinlich, dass die USA jemals eine vollständige Sozialisierung der medizinischen Versorgung für die gesamte Bevölkerung einführen werden, aber einzelne Einrichtungen wie Medicare und Medicaid, der Indian Health Service, die Militärmedizin und die VA (Veterans Administration) greifen stark auf die zentrale Kontrolle der Regierung zurück und beginnen, einer sozialisierten Struktur zu ähneln.

Zuletzt stellt sich die Frage, wer internationale Probleme angeht, während Strafverfolgungsbehörden weiterhin gegen Drogenschmuggel kämpfen. Ein Teil davon fällt in die Zuständigkeit der DEA, aber der Schmuggel betrifft auch die Grenzschutz- und Zollbehörde (U.S. Customs and Border Patrol). Diese Strafverfolgungsbehörden werden durch ein gemeinsames Programm namens U.S. Customs and Border Patrol verwaltet. Da die meisten illegalen Drogen, die in die USA gelangen, aus Mexiko kommen, ihre Quellen jedoch in China und anderen asiatischen Ländern liegen, bleibt dies eine internationale Herausforderung.

Die meisten heutigen Drogenbeschlagnahmungen betreffen Substanzen, die in Hohlräumen von Autokarosserien versteckt oder auf Sattelanhängern transportiert werden, deren Hauptladung landwirtschaftliche Produkte oder Industriegüter sind. Angesichts der Potenz von Heroin und Fentanyl sind die geschmuggelten Mengen in jeder Ladung gering. Wie ich in meinen Berechnungen gezeigt habe, reicht jedoch bereits eine geringe Menge aus, da die Dosierungen sehr klein sind. Hier betone ich erneut, dass Technologie helfen kann.

Ich habe bereits meine Idee erläutert, Technologie einzusetzen, um Drogen aufzuspüren, die in anderen Lieferungen versteckt sind. Ich bin kein Technologe, aber wie ich sagte: Wenn mein Handy E-Mails empfangen kann, die von der Software meines Autos gesendet werden, sollte es auch möglich sein, eine Maschine zu entwickeln, die versteckte Drogen findet.

Ich schlage vor, dass die USA eine zentrale Führungsposition zur Bekämpfung der Suchtproblematik schaffen müssen.

Was ist eine solche Führungsposition? Ich habe darüber nachgedacht, sie als eine Präsidentenkommission zu gestalten, die üblicherweise als von der Regierung eingesetzte Arbeitsgruppe definiert wird, die mit der Untersuchung eines bestimmten Themas beauftragt ist. Obwohl sie die Macht hätte, den Prozess zu leiten, erscheint mir dies nicht als die geeignete Struktur, um ein neu organisiertes System zur Verwaltung von Verschreibungen und zur Bekämpfung illegaler Opioide zu führen.

Daher schlage ich vor, dass die USA eine Position auf Kabinettsebene einrichten, deren Aufgabe es ist, die Aktivitäten zwischen den fünf oben genannten Behörden zu koordinieren, die von mir vorgeschlagene Datenbank für Opioid-Verschreibungen zu verwalten, mit dem Büro der Vereinten Nationen für Drogen- und Verbrechensbekämpfung (UNODC) zusammenzuarbeiten und mit der Europäischen Arzneimittel-Agentur zu interagieren.

Es handelt sich um eine große Aufgabe, die jedoch weitgehend eine Reorganisation darstellt, die nichts weiter als Büroräume für das neue Management und Rechenleistung zur Umstrukturierung der Verfolgung und Speicherung von Opioid-Verschreibungen in den USA erfordert. Dieses System muss von Grund auf neu geschaffen werden, nachdem das Gesetz so umgestaltet wurde, dass die Zuständigkeit für Opioid-Verschreibungen von den Bundesstaaten auf die nationale Ebene übertragen wird.

Ich bin kein Politiker, aber mir ist bewusst, dass diese Aufgabe eine politische Herausforderung darstellt. Ich wiederhole mein Mantra:

Gesundheit sollte keine politische Angelegenheit sein, sie muss universell sein.

Mein vorgeschlagener Umbau löst weder das Problem illegaler oder auf der Straße gehandelter Drogen noch die Notwendigkeit einer umfassenden Nachsorge für die gesamte Bevölkerung. Aber es ist ein Anfang.

Die fünf Agenturen, die derzeit unterschiedlichen Ministerien auf Kabinettsebene unterstellt sind, könnten unter einem Dach—metaphorisch gesprochen—zusammengeführt werden. Drogenbekämpfung, Zulassung und Forschung, die sich alle auf Opioide konzentrieren, würden dadurch sicherlich besser kommunizieren, einander über ihre Programme informieren, voneinander lernen und gemeinsam Änderungen vorschlagen und beschließen können.

Ich habe meine Umstrukturierungsidee Vincent Martello, dem Exekutivdirektor des Ulster County, NY, den ich den Lesern in einem früheren Kapitel vorgestellt habe, und David McNamara, dem Leiter von SAMADHI, der Behandlungsstätte, vorgelegt.

Vincent war nicht begeistert. Er schrieb zurück: „Danke, Barry. Ein Teil des Problems ist, dass die enormen Finanzierungsmöglichkeiten und die Lobbying-Macht der Pharmaunternehmen dazu geführt haben, dass der Kongress die DEA und andere Bundesbehörden untergraben hat. Ich denke, ein Drogenbeauftragter allein ist bestenfalls nur ein Teil der Lösung. Ein Beispiel dafür findet sich in den untenstehenden Links. 60 Minutes und die Washington Post haben gemeinsam untersucht, dass der Kongress die sehr erfolgreiche DEA-Einheit, die für den Kampf gegen schwerwiegenden Missbrauch und kriminelle Praktiken bei der Verteilung von Opioiden verantwortlich war, de facto lahmgelegt hat. Das Problem ist systemisch: Pharmaunternehmen, schwarze Schafe in der Ärzteschaft, medizinische Fakultäten, Distributoren, Pillenfabriken und Apothekenkonzerne—sie alle tragen dazu bei."

Ich finde, seine Kommentare, so entmutigend sie auch sein mögen, stützen meine Idee, dass ein politisch versierter Leiter auf Kabinettsebene wirksam sein könnte. Zudem weist er auf die Einmischung der Pharmaindustrie in die Arbeit der DEA hin. Ich denke, die Milliarden, die von der Industrie für Rehabilitation und Nachsorge eingezogen werden könnten, würden ihre Machtbasis erheblich schwächen. Dies könnte sogar die Aufmerksamkeit der Öffentlichkeit verstärken.

Vincent und David haben eine privat-öffentliche Zusammenarbeit aufgebaut, die gut funktioniert. Ich erinnere die Leser daran, dass Vincent Martello Direktor für Gemeinschaftsbeziehungen im Gesundheitsministerium des Ulster County, NY, ist. David McNamara ist Geschäftsführer von SAMADHI, einer Drogentherapieeinrichtung, die er in Kingston, NY, gegründet hat.

Vincent arbeitet mit SAMADHI zusammen, um Drogensüchtigen im Ulster County Rehabilitationsmöglichkeiten anzubieten. Diese Zusammenarbeit hat einen erheblichen Einfluss auf die Drogenabhängigkeit in dieser Gemeinschaft. Ich ermutige die Leser, die jeweiligen Websites zu besuchen und sich über ihre wegweisenden Strategien zu informieren. Ihr Ziel ist es, eine konstante Nachsorge für entgiftete Süchtige bereitzustellen.

Abschließend lässt sich sagen, dass Drogenabhängigkeit kein gesellschaftliches Gesundheitsproblem ohne Lösung ist. Es gibt Lösungen, aber sie bestehen nicht darin, nichts zu tun, während jährlich hunderttausend Menschen an einer Überdosis sterben und die Zahl weiter steigt. Einige Lösungen stehen uns bereits zur Verfügung, wie beispielsweise die stationäre Drogendetox-Behandlung, die Peter, den ehemaligen Süchtigen, den ich interviewt habe, gereinigt hat. Der Schlüssel zu einer erfolgreichen Entgiftung ist jedoch nicht einfach, die Patienten von den Drogen zu entwöhnen und sie dann freizulassen. Es bedarf einer Nachsorge, die der Öffentlichkeit zugänglich sein muss und nicht nur denjenigen vorbehalten ist, die es sich leisten können.

Denken Sie daran: Süchtige sind Patienten, keine Kriminellen. Sie brauchen Therapie, keine Gefängnisstrafe.

Der Drogenschmuggel muss gestoppt werden. Die Kontrolle ist derzeit zwischen der Zoll- und Grenzschutzbehörde und der DEA zersplittert, was dazu führt, dass der Zustrom illegaler Drogen in die USA nicht aufhört.

Wir sollten das Kabinett des Präsidenten umstrukturieren und einen Ministerposten schaffen, dessen Aufgabe es ist, den gesamten Prozess zu verwalten. Dieser Prozess umfasst die Herstellung und Formulierung von Opioiden, den internationalen Handel, die Verschreibung, Abgabe und die Kontrolle der anderen Seite des Geschäfts: den Schmuggel, Verkauf und Konsum illegaler Drogen.

Schreiben Sie Ihrem Kongressabgeordneten.

Referenzen

__Bücher__

Mate, Gabor
Im Reich der hungrigen Geister: Nahbegegnungen mit Sucht

Mann, Charles C.
1493: Die Entdeckung der Neuen Welt durch Kolumbus und ihre Folgen

Lovell, Julia
Der Opiumkrieg: Drogen, Träume und die Entstehung des modernen China

Chouvy, Pierre-Arnaud
Opium: Die Politik des Schlafmohns enthüllt

Avorn, Jerry
Mächtige Medikamente: Die Vorteile, Risiken und Kosten verschreibungspflichtiger Arzneimittel

Goldstein, Avram: Sucht
Von der Biologie zur Drogenpolitik

Goodman, Louis S. & Gilman, Alfred
Die pharmakologische Grundlage der Therapie (2. Auflage)

Artikel

Eisenstein, Toby K.
Die Rolle von Opioidrezeptoren in der Funktion des Immunsystems, Frontiers in Immunology, Dezember 2019

Sukel, Kayt
Im Einklang: Wie Menschen für soziale Beziehungen „verdrahtet" sind, Dana Foundation, 13. November 2019

Stetka, Bret
Wichtige Verbindung zwischen Gehirn und Immunsystem entdeckt, Scientific American, 21. Juli 2015

Centers for Disease Control and Prevention
Anstieg der Todesfälle durch Überdosierungen, wachsende Ungleichheiten, Zugriff am 21. Juli 2022

Young, Simon N.
Die Neurobiologie menschlichen Sozialverhaltens: ein wichtiges, aber vernachlässigtes Thema, J. Psychiatry & Neuroscience, September 2008

Hutchinson, Mark R. & Watkins, Linda R.
Warum ist Neuroimmunpharmakologie entscheidend für die Zukunft der Suchtforschung? Neuropharmacology, Januar 2014

Butler, Stephen F. et al.
Entwicklung und Validierung des aktuellen Opioid-Missbrauch-Messinstruments, Pain, Juli 2007

Johnson, Mathew W.
Pilotstudie des 5-HT2A R-Agonisten Psilocybin zur Behandlung von Tabakabhängigkeit, J. Psychopharmacology, November 2014

Nolen, Stephanie
Fentanyl von der Regierung? Ein Experiment in Vancouver zielt darauf ab, Überdosierungen zu verhindern, NY Times, 26. Juli 2022

Canadian Drug Policy Coalition
Schadensminderung rettet Leben und verbindet Menschen mit wichtigen sozialen Unterstützungsdiensten und evidenzbasierten Behandlungen, Zugriff am 26. Juli 2022

Vancouver Coastal Health
Schadensminderung, 27. Juli 2022

Gordon, Elana
Lektionen aus Vancouver: US-Städte erwägen überwachte Injektionsstellen, The Pulse, 5. Juli 2018

Feeley, Jef
Teva Pharmaceutical wird über 4 Milliarden US-Dollar im Opioid-Vergleich zahlen, Bloomberg.com, 26. Juli 2022

CDC.gov
NCHS-Daten zu rassischen und ethnischen Ungleichheiten, Zugriff im März 2019

Fridell, Mats et al.
Vorhersage psychiatrischer Komorbidität bei vorzeitigem Tod in einer Kohorte von Patienten mit Substanzstörungen: eine 42-jährige Nachverfolgung, BMC Psychiatry, 15. Mai 2019

Jerome, Lisa, Schuster, Shira und Yazar-Klosinski
Aktuelle Überprüfung des Drogenmissbrauchs, 2013

Council of the Inspectors General on Integrity and Efficiency
Bekämpfung der Opioid-Krise: Rolle der Gemeinschaft der Generalinspektoren, Oktober 2019

www.ingramcontent.com/pod-product-compliance
Lightning Source LLC
Chambersburg PA
CBHW060557080526
44585CB00013B/595